아이를 사랑하고 싶을 때 하는 뇌과학 공부

말랑말랑
청소년의 뇌

EL CEREBRO DEL ADOLESCENTE by David Bueno

© 2022, David Bueno I Torrens
© 2022, Penguin Random House Grupo Editorial, S. A. U.
Travessera de Gràcia, 47-49, 08021 Barcelona
Infografías de Ramón Lanza
All rights reserved.

Korean translation rights © Bulkwang Media(Wonderbox) 2023
Korean translation rights are arranged with Penguin Random House Grupo
Editorial, S.A.U. through AMO Agency, Korea

다비드 부에노

이진아 옮김

아이를
사랑하고
싶을 때 하는
뇌과학 공부

말랑말랑
청소년의 뇌

원더박스

차례

서문

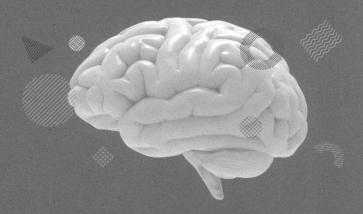

애나벨은 아직도 화가 풀리지 않은 채 침대에서 몸을 일으켰다. 어제 오후 후안과 말다툼을 벌인 기억 때문이다. 학교 동급생인 후안은 애나벨의 가슴을 설렘으로 요동치게 만드는 동시에 짜증이 솟구치게 하는 아이였다. 아침 식사 준비에 한창이던 부모님을 말없이 지나친 애나벨은 문을 쾅 닫고 집을 나섰다. 애나벨의 부모님은 걱정 가득한 얼굴로 서로를 바라보았다. "대체 우리 딸은 왜 저러지? 우리는 애나벨만 신경 쓰는데 저 애는 항상 친구들이랑만 있으려 하고, 공부를 좀 해서 성적을 높일 생각은 도통 하지 않는단 말이지. 철없이 계속 저러면 어쩌지? 요즘 애들은 왜 그럴까? 왜 목표 의식 없이 헤매고만 있을까?"

애나벨은 학교에 도착해 '평생 절친'으로 여기는 로시, 파키타와 만나 인사했다. 여자들과 다니는 게 더 편하다며 늘 셋과 껌딱지처럼 붙어 다니는 라파엘도 있었다. 바로 그때 애나벨은 지나가던 세바스티안이 팔로마를 보고 얼굴을 붉히는 것을 목격했다. 팔로마는 늘 숙제를 완벽히 끝내놓는 모범생 친구였다. 팔로마를 향한 세바스티안의 마음을 눈치 챈 애나벨은 웃음을 터뜨렸다. 그때 애나벨의 귀에서 이어폰이 떨어졌고, 흘러나오는 옛 발라드 음악을 모두가 듣고 말았다. 지금 아이들 사이에서 유행하는 장르는 랩, 힙합인데 말이다. 애나벨은 부끄러움에 어쩔 줄을 모르며, 차라리 오늘 학교에 오지 않았더라면 하고 생각했다.

방금 소개한 이야기와 이야기 속 등장인물은 허구지만, 우리가 '전형적인' 청소년기 아이들의 행동이라 연상하는 모습이 담겨 있다. 청소년기라는 시기의 전형성이 존재한다는 가정하에 말이다. 청소년기만큼 강렬한 기억이 뇌 가득 자리 잡는 시기는 우리 인생에서 그리 많지 않다. 크나큰 기쁨과 깊은 낙담, 승부욕과 공포, 사랑과 분노, 즐거움과 불안, 공감과 반항심 등, 대척점에 있는 양극단의 감정을 오가는 경험을 하는 시기다. 이렇게 대립하는 표현, 단어, 감정으로 우리 인생의 필수불가결하고 단 한 번뿐인 시기인 청소년기를 설명할 수 있다.

우리 모두 청소년기라는 강렬한 시기를 지나온 경험이 있음에도 청소년인 우리 아이들이나 학생들을 이해하기 힘들 때가 있다. 청소년과 청년에 대한 비슷한 불만은 시대를 막론하고 늘 존재했다. '중요한 덕목을 모른다' '어른을 공경하지 않는다' '취향이 가볍다' '충동적이고 쾌락주의에 물들었다' '젊었을 때 우리보다 노력을 덜 한다' '개념이 없다' 등등, 비슷한 종류의 불만 섞인 이야기를 나열해보자면 끝이 없다. 따라서 많은 사람은 어른과 청소년 사이의 대립이 갈수록 심해진다고 생각한다. 많은 어른은 청소년과 청년을 이해하지 못하는 것 같고, 청소년과 청년은 어른들과 소통하지 않으려 안간힘을 쓰는 것 같다.

이러한 인식은 이미 사회적으로 널리 퍼져 있다. 사실 전혀 새로운 경향이 아니고, 역사 속에서 끝없이 되풀이되어온 이야기다. 2,000년도 더 전에 고대 그리스의 위대한 철학자 중 한 명인 아리스토텔레스는 "오늘날의 젊은이들은 절제를 모르며 늘 뾰로통하다. 어른을 공경하지 않고 교육의 의미를 모르며 도덕성을 갖추지 못했다."고 말했다. 한편 다른 고전 철학자 플라톤은 "요즘 젊은이들에게 무슨 일이 일어나고 있는가? 어른을 공경하지 않고 부모님의 말씀을 거스른다. 법도를 무시하고 터무니없는 생각에 가득 차 반항적인 태도를 보인다. 도덕성이 무너지고 있다. 이들을 어찌해야 하는가?"라고 언급했다. 심지어 소크라테스는 "요즘 젊은이들은 (중략) 버릇없고 권위를 깎아내리며 어른을 공경할 줄 모르고 일해야 할 시간에 잡담이나 한다. (중략) 이들은 아버지에게 대들고 사회에서 거들먹거리며, 게걸스럽게 후식을 먹어 치우고, 다리를 꼬며, 스승에게 못되게 대든다."고 말했다. 전부 어디서 들어본 이야기 같지 않은가? 청소년 자녀를 둔 부모나 청소년기 학생을 가르치고 있는 교사들이 하소연하며 나누는 대화라고 해도 믿을 수 있을 것 같다.

이러한 의견은 고대 서양문명에서만 찾아볼 수 있었던 것이 아니다. 중국의 위대한 철학자 공자는 이렇게 말했다. "젊은이와 아이는 가장 다루기 힘든 존재다. 친근하게 대하면 버릇없이 굴고, 거리를 두면 토라진다." 한편 독일의 시인이자 철학자, 문헌학자로, 19세기 중반 저술 활동을 통해 역사는 물론 현대 서양 문화에 커다란 족적을 남긴 프리드리히 니체는 "젊은이들은 오만하다. 자기들끼리 자주 어울리며 스스로 대단하다고 착각한다."고 했다.

청소년기에 대한 이러한 인식은 격렬한 논쟁을 낳기도 한다. 나의 실제 경험을 이야기해보겠다. 약 15년 전부터 나는 신경교육학(혹은

'교육 신경과학'이라 불리기도 한다)에 내 연구와 교수 활동 중 상당 부분을 할애해왔다. 신경교육학의 목적은 신경과학과 인지신경과학(뇌가 무엇이고 어떻게 구성되어 있으며 어떻게 기능하는지를 연구하는 학문)의 지식을 활용해 교육 과정을 조정하고, 이것이 뇌의 형성과 발달에 어떻게 영향을 미치는지를 이해하고자 한다. 즉 신경교육학은 우리가 어떻게 학습하며, 학습 내용과 그 방법이 어떻게 뇌 형성에 영향을 미치는지를 이해하고, 나아가 자기가 누구며 어떻게 자기 자신을 인식하는지 이해하고자 하는 학문이다. 2020년 9월부터 3개월간 나는 학교를 잠시 떠나 유네스코 국제교육국IBE의 어드바이저로 일했다. 그 기간에 나는 열 편이 조금 안 되는 신경교육학 보고서를 작성했다. 또한 당시 국제뇌과학기구IBRO와의 공동 프로그램에도 참여했다. 프로그램의 목적은 신경과학과 교육이라는 두 학문 분야의 교류를 통한 전 세계 아이들과 청소년, 청년들의 권익 신장이었다. 2020년 말미에 나는 유네스코 국제교육국의 한 컨퍼런스에서 내 마지막 보고서를 바탕으로 발표를 했다. 해당 보고서는 당시 COVID-19 팬데믹 대처의 일환으로 이루어진 사회활동 제한과 격리 조치 등이 청소년과 청년에 어떤 영향을 주는가에 관한 것이었다. 나는 당해 7월부터 12월에 전문지에 기고된 50편가량의 학술 논문을 참고해 해당 보고서를 작성했다. 그 학술 논문들에 따르면 전 세계 다양한 문화권과 사회경제적 계층의 청소년과 청년을 조사한 결과, 전반적으로 불안과 스트레스 증가가 나타났고 많은 경우 우려스러운 수준이었으며, 일부에게는 이것이 우울감으로, 또 다른 이들에게는 좌절과 분노로 이어졌다.

앞서 말한 나의 보고서에 기반해 나는 카탈루냐 지역 일간지 〈엘푼트아부이El Punt Avui〉에 기고를 했다. 청소년과 청년의 정서 상태를 주의 깊게 살펴 이들이 불안과 스트레스를 줄일 수 있게 돕자는 내용이었다. 불안과 스트레스는 적절한 뇌 발달을 방해하고 중장기적으로 악영향을 불러일으킬 수 있기 때문이다. 내 기고의 목적은 그저 청소년기의 균형 잡힌 성숙을 위한 정서 상태의 중요성을 고찰해보고자 함이었다. 그런데 이 기사를 본 많은 사람이 다음과 같은 의견을 보내왔다. "힘든 시기를 보내는 것도 피가 되고 살이 됩니다. 젊은이들은 인생이 축제처럼 즐거운 일만 있다고 생각하는데, 그렇지 않다는 사실을 깨달아야죠." "전쟁을 겪은 아이들은 더 바르게 큽니다. 혹독한 시련을 겪으면 단단해지니까요." "아이들을 좀 더 엄하게 다루어야 합니다." "아이들에게 질문하려 하거나 어떤 기분인지 물어도 아무 소용이 없습니다. 우리에게 거짓말하고 속이려는 습성이 있으니까요. 영악한 답변만을 내놓습니다." 큰 틀에서 보았을 때 앞서 내가 인용한 철학자들의 말과 유사하다고 느껴지지 않는가? 이런 비슷한 의견이 많았지만 내가 그보다 더 심각하다고 생각했던 건 이런 평가를 하는 사람들의 글에 쌓여만 가던 '좋아요' 수였다. 우리 어른들은 이토록 청소년과 청년들로부터 멀어져, 그렇게 많은 사람이 서로 뭉치고 청소년을 배척하려 드는가? 우리도 한때 청소년이지 않았는가?

한번 이성적으로 곰곰이 생각해보자. 각 시대의 청소년이 이전 시대의 청소년보다 질이 나쁘다는 이야기는 근본적으로 말이 안 된다. 이 주장이 참이라면 인류는 이미 오래전에 역사 속으로 사라졌어야 했다. 또한 재미있는 사실은 모든 시대의 어른이 자기가 청소년일 때 지금 우리의 아이들 혹은 학생들보다 나았다고 생각한다는 점이다. 정말 그렇다면 우리 인류는 퇴화의 길을 걷다가 멸종했어야 맞다. 하지만 그렇지 않기에 우리 인류는 늘 같은 이야기를 반복하며 여기에 있다.

따라서 모든 시대와 모든 사회, 모든 문화의 청소년이 비슷한 행동 양식과 고민거리를 가지고 있었으며 여전히 가지고 있다고 이해할 수 있다. 물론 역사, 사회, 문화적 맥락에 따라 다르게 나타나겠지만 말이다. 그리고 어른들은 청소년에 대해 전반적으로 항상 같은 생각을 해왔다는 것이다. 그렇다면 아마도 청소년은 그저 응당 되어야 하고, 해야 하는 모습을 따라온 것일 수도 있다. 다시 말해 전 시대에 걸쳐 전반적으로 비슷한 양상이 되풀이돼왔다면 어떠한 생물학적 기반으로 인해 모두 청소년기에 정해진 모습을 보이며, 이후 성인기에는 과거 자신의 청소년기 모습을 인정하지 않을 수 있다는 말이다.

사람의 모든 행동과 생각은 우리 몸의 경이롭고 신비로운 기관, 뇌에서 발생한다. 뇌는 유연하고 융통성이 높아 나이를 먹어감에 따라 변하고 점진적으로 발달한다. 행동과 생각이 뇌 활동을 통해 생성되고 처리된다면, 뇌 구조가 시간에 따라 변하고 성숙한다면, 청소년기와 그 시기의 모든 모순은 자연스럽고 피할 수 없는 삶의 과정이라고 생각하는 게 논리적이지 않을까? 역사적으로 모든 시기의 어른이 사춘기 청소년과 청년에 대해 가졌던 인식 또한 그런 것이지 않을까?

조금 더 멀리 가보자. 방금 던진 질문에 대한 답이 '그렇다'라면(미리 말하자면 이게 정답이다), 청소년기가 왜 필요하며 인간 삶에서 어떤 역할을 하고, 인류 진화 과정에서 무슨 기능을 수행했는지 질문을 던져보아야 한다. 이게 바로 이 책의 핵심 주제다. 우선 청소년의 뇌가 어떠하며 어떻게 성숙하는지, 그리고 이 과정을 통해 우리 인생 각 시기의 행동과 관심사가 어떻게 발달하는지 이해해볼 것이다. 또한 왜 어른들은 "우리 청소년기가 더 나았지."라고 생각하는지 고찰하고, 인류가 청소년기라는 시기를 지나야 하는 결정적 이유를 이야기해보자. 그리고 이 시기를 아이들이 생산적으로 보내 이후 건강하고 존엄하며 고귀한 성년기를 맞이하려면 우리가 무엇을 할 수 있을지 살펴보겠다. 사실 이 내용은 바르셀로나 대학의 세계 최초 신경교육학 교수진 연구팀 UB-EDU의 모토인 '균형 잡히고 목적성 있는 삶을 위하여'와도 일맥상통한다.

생물학자이자 유전학과 신경과학 및 해당 학문과 학습 사이의 관계를 연구하는 전문가로서, 나는 생물학, 신경과학, 유전학, 진화학의 최신 과학 지식에 기반해 이 책을 집필했다. 이 외에도 많은 사회학, 심리학, 교육학적 접근을 소개할 텐데, 앞서 말한 내 전문 분야와 함께 시너지를 발휘할 수 있는 분야들이기 때문이다. 여러 학문의 지식이 한데 모일 때 더 혁신적이고 유용한 아이디어가 나오는 법이다.

하지만 청소년기가 무엇이고 왜 중요한지 알기 위해서는 그 이면의 생물학적 이유를 이해할 필요가 있다. 그 모든 이유는 어떤 식으로든 뇌와 관련이 있다. 따라서 우리는 태아가 잉태되는 순간부터 성인기에 도달할 때까지 뇌의 발달 모습을 다루며, 특히 청소년기 뇌에 어떤일이 일어나는지 주목해볼 것이다. 우리가 살펴볼 내용은 많다. 뉴런과 뉴런 연결망, 뇌의 가소성과 뉴런의 가지치기가 무엇인지 알아보고,유전자가 행동에 미치는 영향과 '후성유전 표지epigenetic mark'를 포함한유전자와 환경의 관계를 이야기할 것이다. 또한 감정과 감정의 의식적 조절에 대해 얘기하고, 뇌의 집행 기능이 어떻게 과제와 보상을 처리하는지 알아본 후, 진화를 통해 어떻게 과거가 현재에 영향을 미치며 또 현재를 통해 청소년이 어떻게 미래를 만들어가는지 설명해보겠다. 그리고 왜 어른들은 청소년을 이해하는 데 그리도 어려움을 겪으며, 어른의 뇌에서 과거 청소년기의 모습을 어떻게 바꾸어 믿는지 이야기할 것이다. 또한 청소년기의 전후 시기인 유년기와 성인기의 뇌도탐구해보자. 매번 새로운 장을 시작할 때마다 다루고자 하는 주제를담은 허구의 이야기로 문을 열고, 이를 바탕으로 설명을 시작하겠다.

이 책에서 청소년기의 모든 과제를 다루거나 해결할 수는 없다. 청소년은 저마다 다르다. 모든 부모와 교사가 서로 다른 것처럼 말이다.따라서 청소년 모두에게 똑같이 적용되는 단 하나의 해법이란 없다. 내집필 의도는 인류 모두가 지나는 중요하고도 필연적인 청소년 시기에대한 올바른 이해를 돕고자 하는 것이다. 잘 알려져 있듯 청소년기는인간 고유의 시기며 우리를 인간답게 만드는 결정적인 시기다. 이 책으로 청소년과 우리 자신에 대한 이해가 조금이나마 깊어지기를 바란다.

1장

청소년기의 이유

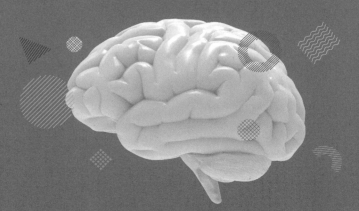

청소년기는 인간이 처음으로 미래를 진지하게 그려보는 중요한 시기로, 다양한 원인에 의해 나타난다. 경쟁력과 지식의 획득, 성인의 권리와 책임을 갖기 위해 필요한 권위 취득, 새로운 것의 탐색, 사회 참여, 올바른 성인기를 위해 필요한 감정의 증폭과 창조적 실험, 생각하고 느끼는 대로 살 수 있게 해주는 자아정체성 탐색과 확립 등과 같은 변화가 그 이유다.

세상에 태어난 후, 한동안 애벌레의 가장 중요한 관심사는 먹는 것이었다. 먹을 것이 있다면 언제든 먹었고 빠른 속도로 자랐다. 처음에는 느리고 매사에 어설펐지만 점차 강해졌으며 움직임도 갈수록 더 정확하고 날렵해졌다. 앞으로 무엇이 자신을 기다리는지 관심 없었고, 저를 둘러싼 세계에 그다지 신경을 쓰지 않았다. 넘치는 자신감으로 그저 '나이 먹기'라는 자신의 최대 과제를 달성하고자 주력했다. 어쩌면, 너무나 천진난만했기에 바깥세상에 어떤 위험이 도사리고 있는지 걱정하지 않았던 것인지도 모른다. 그렇게 본래 몸집의 두 배, 세 배, 네 배, 다섯 배까지 커지며 성장은 계속됐다. 하지만 어느 날 문득 애벌레는 자신에게 무언가 벌어지고 있다는 사실을 깨달았다. 자신 안의 변화를 감지했으며 이와 동시에 세상에 대한 인식도 바뀌기 시작했다. 모든 것에 대해 골똘히 생각했고 머릿속이 자주 어지러웠다. 이전처럼 자신감이 충만하지도 않았다. 그래서 꼭꼭 숨어버리기로 했다. 자신에게 닥쳐온 변화를 끝내기 위해 주변의 모든 것에서 멀어지고 싶었다. 주위에 철옹성 같은 벽을 쌓아 올리고 그 안에 완전히 숨었다. 그 단단한 껍질 속에서 어떤 일이 벌어지고 있는지 알기란 불가능했다. 누군가 억지로 열면 성장이 제대로 이루어지지 않을 테고, 돌이킬 수 없는 실수가 될지도 모르는 일이었기에 믿고 기다리는 수밖에 없었다.

영겁과도 같았던 기다림이 끝나고 마침내 껍질이 열렸다. 고운 명주실로 정성스레 짠 그 누에고치 안에는 아름다운 나비가 있었다.

애벌레의 모습은 완전히 자취를 감추었다. 새로운 삶을 시작할 준비를 마친 나비는 날갯짓하며 눈부시게 비상했다. 비단으로 만든 작은 방에 틀어박혀 있는 동안 어릴 적 모습은 온데간데없이 완전한 성체가 됐고, 희뿌연 색의 애벌레에서 빛을 발하는 나비로 탈바꿈하며 환골탈태했다. 날아오를 준비가, 이전과는 완전히 다른 시각으로 세상을 바라볼 준비가 됐다. 모든 것이 바뀌었기에 결코 이전으로 돌아갈 수 없을 것이다.

동물의 생애주기는 여러 단계로 구분되는데, 대개는 출생, 성장, 번식, 사망으로 나뉜다. 다른 접근법으로 살펴보자면, 동물의 생애는 극명한 차이를 보이는 두 단계로 구분할 수 있다. 첫째는 태어나고 자라는 유년기이며 둘째는 번식을 하는 성년기다. 많은 동물은 유체에서 성체가 되기 위해 변태의 과정을 겪는다. 앞서 언급한 나비도 마찬가지다. 변태란 동물이 겪는 급속한 생물학적 변화로, 단기간에 신체 구조가 바뀌고 생리적으로 커다란 변화가 일어나 한 개체가 유체에서 성체로 변모한다. 이러한 변화는 뇌에도 영향을 미치기 때문에 행동 양상이 크게 바뀐다.

변태는 많은 동물의 유전적 특성이라고 여겨진다. 곤충, 연체동물, 갑각류는 물론 양서류를 비롯한 척추동물 등이 이를 겪는다. 예를 들어, 곤충은 성장에 적합한 유충의 형태로 태어나지만, 성체로 살아가기 위한 신체 구조와 장기는 갖추고 있지 않다. 앞서 말한 대로 변화는 급격하게 일어나야 하며 점진적으로 진행될 수 없다. 장시간 환경적 변수와 포식자에 무방비로 노출될 것이기 때문이다. 이로 인해 곤충은 스스로가 만든 누에고치에 들어가고, 단 며칠 안에 몸뿐만 아니라 뇌 신경계까지 바뀐다. 즉, 뇌 연결망의 배선 구조가 개편된다고 비유할 수 있다. 하지만 그렇다고 해서 과거의 경험을 모두 잊는다는 이야기는 아니다. 성충은 자신의 유충 시절을 기억하지만 행동 양상이 급변한다. 어린 애벌레로 들어간 곳에서 완연한 성충으로 변모하는 것이다. 양서류도 비슷한 과정을 겪는데, 다만 곤충과는 달리 자신을 가두지 않고 개방된 공간에서 변태가 진행된다. 양서류인 올챙이들은 점차 모습을 바꿔 개구리나 두꺼비, 도롱뇽 등이 된다. 이 과정에서 양서류 뇌 신경계에는 상당히 큰 변화가 일어난다.

청소년기에 일어나는 행동 변화

이 모든 것이 인간과는 과연 무슨 관련이 있을까? 곤충의 변태는 양서류의 변태와 어떤 점에서 비슷할까? 인간과는 어떤 유사점을 발견할 수 있을까? 개념적으로 유사성은 분명하다. 변태가 일어나는 동안 어린 개체는 모든 면에서 성숙해지고 성체로 거듭난다. 이 과정은 모든 동물에게서 어느 정도 분명하게 관찰된다. 인간의 경우에 이 시기는 지극히 중요하며, 다른 동물과는 달리 이 과정을 변태가 아닌 청소년기라

부른다. 청소년기란 어린아이의 행동 양상과 신체적 특징에서 벗어나 성인의 특성을 획득하는 시기다. 이 시기에 성기가 발달하고 이차성징이 발현된다. 소년의 경우 체모가 많아지고 근육이 발달하며, 소녀들은 가슴이 자라고 출산을 위해 골반이 넓어지는 등의 신체적 변화가 나타난다. 또한 부모의 보호에 강하게 의존하는 것과 같은 어린 행동은 점차 없어지고, 다른 어른들과 동등한 관계를 통해 스스로 삶을 주도하는 자립에 도달하고자 한다. 이는 감정적으로 충분히 성숙해지는 것부터 의사결정을 내리고 그 결과에 책임을 질 수 있게 되는 것까지를 의미한다. 또한 실수를 저지르는 위험을 감수하는 것도 내포하는데 이 밖의 다른 많은 변화 양상에 대해서는 앞으로 이야기하도록 하겠다.

개념적으로 볼 때 청소년기 또한 변태와 마찬가지로 이 기간에 활발한 신경계 재편과 신체적 변화가 이루어진다. 양서류의 경우, 올챙이에 다리가 생겨날 때부터 변태가 시작되고 한동안은 유체와 성체의 특징이 공존한다. 예를 들어, 올챙이는 물고기처럼 아가미를 통해 호흡하지만, 양서류 성체는 우리 인간과 비슷한 허파를 가지고 있다. 변태가 진행되는 동안 아가미가 그대로 유지되고 동시에 허파가 생겨나 점차 발달해가며, 그 이후에야 아가미가 사라진다. 또한 그 기간에 다리가 자라나지만 아직은 올챙이 특유의 형태를 보이고, 몸통에 비해 커다란 머리를 지닌다. 한동안은 올챙이도, 그렇다고 양서류 성체도 아닌 어중간한 모습이다. 이렇듯 우리는 새로운 존재를 유년기나 성년기 어느 한쪽의 척도로 판단해서는 안 되고, 있는 그대로의 상태인 '청소년'으로 바라봐야 한다. 따라서 이 기간에는 변화가 매우 복잡하고 역동적으로 혼재되어 나타나며, 많은 경우 유아적 행동과 성인의 모습이 산발적으로 발현돼 조화롭지 않은 모습을 보인다. 두 가지 모습 중 하나가 먼저 완성되고 이질적인 조합이 나타나는데, 성숙한 사고를 하고도 그 결과로 유아적 답변을 한다든지, 성숙한 태도를 보이다가 불현듯 유아적 행동이 드러나는 등 부조화가 강하게 드러난다.

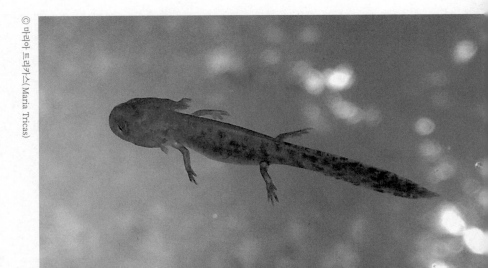

© 마리아 트리카스(Maria Tricas)

그림 1 변태 기간의 올챙이 모습. 전형적인 양서류 성체의 다리가 자라나고 있다. 또한 머리 양쪽으로 실 모양의 섬유질 구조가 돋아 있는데, 이는 사라져가고 있는 유체의 아가미다. 성체의 형질을 갖추어나가는 동시에 유체의 모습을 유지하고 있다.

지금 이 글을 읽는 당신은 분명히 "그래, 개념적으로야 비슷하겠지."라고 생각할 것이다. 하지만 생물학적 유사성 또한 생각보다 크다. 여기서 말하는 유사성은 비유 같은 개념적 차원을 넘어선다. 청소년에게 나타나는 모습은 유전적, 분자생물학적으로 다른 생물의 변태에 상응한다. 청소년기의 격변은 말 그대로 진정한 변태라고 할 수 있다. 바르셀로나 진화생물학연구소Instituto de Biologia Evoluntiva de Barcelona는 2019년 곤충의 변태를 야기하는 유전자에 관한 연구를 진행했다. 연구에 따르면 애벌레의 신체와 뇌에 급격한 변화가 일어나도록 처음 신호를 주는 유전자가 인간의 청소년기를 촉진하는 유전자와 동일하다(물론 양서류의 경우도 마찬가지다. 표 1). 유전자에 대해서는 이후에 다시 말하겠지만, 아주 중요한 요소다. 청소년기는 문화적 요소가 아닌 유전적 요소에 의해 시작된다. 곤충의 변태를 촉진하는 유전자의 이름은 E93이고, 인간의 청소년기를 촉진하는 유전자는 LCOR이라고 불린다. 이름은 다르지만 상동한 유전자다. 둘은 유전자 구조 배열이 유사하고 같은 기원과 진화학적 과거를 공유한다. 청소년기라는 삶의 단계는 우리가 만들어낸 것이 아니다. 미국의 심리학자인 로버트 엡스타인Robert Epstein이 주장한 것처럼 특정 사회에서 젊은이를 아이 취급하느라 생겨난 것도 아니다. 엡스타인은 사춘기란 20세기에 인위적으로 유아기를 연장하여 만들어낸 것이라고 말했다. 물론 생물학적 관점 기준으로 필요한 기간이 지났음에도 문화적 요소가 청소년의 성숙을 저해할 수 있고, 또 반면에 어린아이가 청소년의 행동을 모방하지만 실제로는 유아기를 벗어나지 못했을 수 있다. 이 모든 것은 문화에 따른 차이다. 그러나 실질적인 삶의 단계로써 청소년기는 분명한 유전적 뿌리를 지닌다.

　이로써 청소년기의 근본적 발현 원인을 알게 되었다. 청소년기란 우리를 청소년기에서 벗어나게 하고 성인으로 이끄는 필연적이고 필수적인 삶의 한 단계다. 하지만 앞으로 살펴볼 것처럼, 이것 말고도 청소년기가 나타나는 이유는 많다.

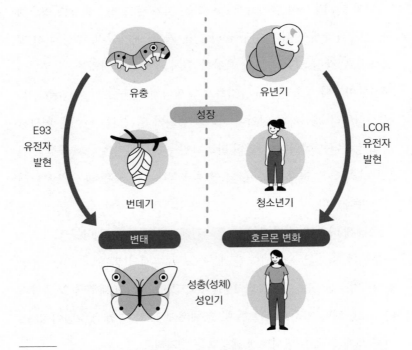

표 1 곤충의 변태와 인간이 겪는 청소년기의 비교. 두 과정을 유발하는 유전자가 명시되어 있다.
출처: https://ellipse.prbb.org/ca/hem-redefinit-el-proces-de-la-metamorfosi/

유년기와 성인기 사이 중간 단계

청소년기가 정확히 언제 시작해 언제 끝나는지 명확한 구분선을 긋기란 쉽지 않다. 유네스코는 "유년기와 성인기 사이의 전환기"라고 청소년기를 정의한다. 아동 연구와 인지발달 과정 이론(개인의 인지능력은 그 사람이 처한 환경과 밀접한 연관이 있다는 이론)으로 세계적으로 저명한 스위스의 심리학자이자 생물학자, 철학자인 장 피아제Jean Piaget는 "개인의 인지능력이 완벽하게 성숙하는 시기"라고 청소년기를 정의했다. 신경과학계의 최근 연구에 따르면, 계획, 메타인지, 추상적 사고, 심사숙고, 감정조절 등 가장 복잡한 인지 과정을 관장하는 뇌 부위인 전전두피질이 청소년기에 급격하게 바뀌어 '배선 구조'가 변경된다. 물론 사람마다 개인차가 있기에 이러한 변화가 일어나는 나이를 명확하게 규정하기는 어렵다. 간단히 말하자면 전전두피질은 마치 공항의 컨트롤타워 같은 역할을 하며, 뇌 안에서 일어나는 모든 과정을 모니터하고 통제한다.

유엔에 따르면 각 단계가 조금씩 겹치긴 하지만 조금 더 구체적으로 구분한다. 유엔은 유년기를 출생부터 18세까지의 생애 단계라고 규정한다. 청소년기는 10세부터 19세까지, 청년기는 15세부터 24세까지다(표 2). 해당 기준으로는 현재 전 세계에 12억 명의 청소년이 있고, 이는 세계 인구 16퍼센트에 해당하는 숫자다.

2016년 유엔아동권리협약Convention on the Rights of the Child 운영위

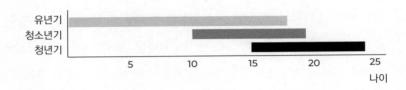

유년기
청소년기
청년기

5   10   15   20   25
나이

표 2 유엔의 구분에 따른 유년기, 청소년기, 청년기 지속 나이. 성숙의 개인차와 문화적 차이로 인해 각 시기가 겹치는 모습이 보인다.

원회는 청소년기 동안의 아동 권리 이행에 관한 보고서를 발표했는데, 해당 보고서는 청소년기를 "삶의 단계 중 하나"로 명시적으로 인정하고 있다. 보고서에 따르면 청소년기는 "그 자체로 귀중한 유년기의 한 단계 (중략) 결정적인 시기로 중요한 선택을 더 좋은 방향으로 내릴 기회"라고 설명한다. 나는 여기서 두 단어를 특히 강조하고 싶은데, 바로 '결정적'과 '기회'다. 해당 보고서는 유엔 회원국이 "청소년의 권리 실현을 높이고, 긍정적이고 진보적인 사회 변화에 대한 청소년의 잠재적 기여를 강화하고, 청소년들이 유년기와 성인기 사이 전환기에서 겪는 도전과제를 극복할 수 있도록" 회원국들의 관심을 촉구했다.

이뿐만 아니라 보고서는 "청소년기의 특징은 기회와 역량, 열망, 에너지, 창의력의 성장이지만, 한편으로는 상당한 취약성을 보인다."고 하며, "청소년은 변화의 주체이자 가족, 공동체, 국가에 긍정적으로 기여할 잠재력을 가지고 있는 핵심 자산이다. (중략) 성적인 성숙은 소년과 소녀들에게 저마다 다른 나이에 찾아오고, 뇌의 성숙도 개인마다 진행 시점이 다르다. 유년에서 성인으로의 전환 과정 또한 마찬가지로 처한 환경에 영향을 받는다. (중략) 10대를 지나는 동안 아이들은 가정과 문화적 배경과의 복잡한 상호작용을 바탕으로 자신의 개인적, 사회적 정체성을 탐구하고 다듬어나간다. 또한 자신의 감성에서 발현된 창작을 하기도 하는데, 홀로 또는 자신과 비슷한 이들과 함께 언어, 예술, 문화로써 이를 표현한다."고 설명하고 있다. 여기서 또 첫 부분에 나오는 두 단어를 강조하고 싶다. '(기회와 역량, 열망, 에너지, 창의력의)성장'과 '취약성'이다.

또한 '청소년들은 점진적으로 경쟁력을 높이고, 책임을 지고 자신의 권리를 행사하기 위해 필요한 역량을 높인다'고 설명한다. 청소년기는 유년기와 마찬가지로 모든 사람의 인생에서 아주 중요한 시기이며 충만한 성장을 위한 기회다. 따라서 우리는 청소년기라는 이 시기를 가볍게 여겨서는 안 된다. 여기서 말하는 책임감을 느끼게 하고 권리를 행사할 수 있도록 하는 경쟁력과 지식, 능력의 획득은 청소년기가 꼭 필요한 또 다른 이유다. 지금까지 우리는 청소년기의 이유 두 가지를 알게 되었다. 하지만 이유는 아직 더 많다.

우리를 인간답게 하는 시기, 청소년기

청소년기는 혼란스럽고도 중요한 인생의 시기다. 모든 문화권에서는 청소년기로 인해 청소년 본인은 물론 청소년 주변의 어른들도 많은 어려움을 겪는다고 생각한다. 전통적으로 많은 문화권에서는 이 기간에 통과의례를 실시해 유아기에서 성인기로 넘어가는 시기를 사회적으로 구분하도록 했다. 예를 들어 일부 아프리카와 호주 부족은 청소년들을 며칠간 혼자 두어 이들이 도움 없이도 혼자 생존할 수 있는 능력을 갖추었음을 증명하도록 했다.

약 25년 전, 20대 청년이었던 아내와 나는 통과의례를 치르고 있던 아프리카 청소년들을 보았던 적이 있다. 당시 우리는 케냐와 탄자니아로 배낭여행을 떠나 있었다. 우리는 현지인들과 가까이 교류하고 싶은 마음에 가능한 한 대중교통을 이용해 이동했다. 잠시 본론에서 벗어나 당시 재미있었던 경험을 공유해보겠다. 케냐의 나이로비와 탄자니아 남부 아루샤 사이를 만원 버스를 타고 이동하던 중 한 정거장에 정차했을 때, 창과 방패를 든(과장이 아니다) 마사이족 두 명이 인근 시장에서 구매한 것으로 보이는 살아 있는 닭 두 마리가 든 철장을 들고 승차했던 일이다. 또 하루는 우리가 케냐산 중턱에 있는 한 호텔에서 묵고 있었는데, 그 호텔은 케냐 중상류층 사이에 인기 있는 호텔이었고, 우리가 거의 유일한 서양 투숙객이었다. 그곳에서 세 살쯤으로 보이는 아이가 내가 문을 열고 들어서는 것을 보더니 자지러지게 울며 엄마의 치마폭으로 숨었다. 그러자 아이의 삼촌이라고 말한 사람이 나타나 내게 아이가 운 이유를 말해줬다. 자기 고향 마을에서는 어린아이들이 말을 안 들으면 '흰 피부에 금발인 남자가 나타나 아이들을 잡

© 마리아 트라카소

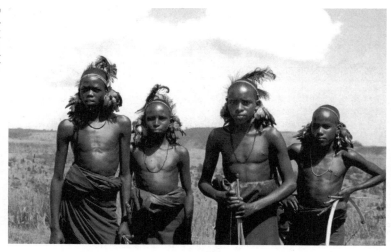

그림 2 성인으로 넘어가기 위한 의식을 치르고 있는 케냐의 한 부족 청소년들. 이 사진은 내 아내와 내가 1994년 아프리카로 떠났던 여행 중에 찍었다.

아간다'고 한다는 것이었다. 당시 내 외양과 맞아떨어지는 모습이었다 (지금도 그때처럼 피부는 매우 희지만, 머리칼은 잿빛이 되었다). 아이는 내 가 '망태 할아버지' 같은 존재라고 생각했던 모양이다. 나와 달리 내 아 내는 어두운 피부에 검은 머리칼을 가졌기에 아이가 겁먹지 않았다.

내가 보았다고 말한 통과의례는 일주일간 몇 명의 청소년끼리 생활 하게 하고 그들이 자력으로 생존할 수 있는지 증명하게끔 하는 것이었 다. 직접 만든 활과 화살을 가지고 청소년들은 서로를 도우며 살아남 아야 했다. 물론 자신들이 있던 곳을 지나가는 일부 관광객들에게 아이들은 자신들이 치르는 의식을 설명하고 사진을 찍게 해주고는 그 대가로 돈을 받아 음식을 사기도 했다. 시대는 변하고 아이들은 그 변화에 적응한다. 당연한 이치다.

반면 아메리카 인디언을 비롯한 다른 문화권에서는 다른 부족과의 전투에 처음으로 나가 싸우면 비로소 성인이 된다고 생각했다. 일부 문화권은 환각성 약물을 청소년들에게 복용하게 했는데, 그로 인해 아이들이 꿈(혹은 보는 관점에 따라 악몽)을 꾸게 되면 이를 통해 그 아이들의 미래를 볼 수 있다고 믿었기 때문이다. 일부 서양 국가에서는 사회적 교류와 '성인식'이 성인기로의 이행을 상징한다. 또한 할례를 비롯한 일부 종교의식 또한 고대 성인식에 뿌리를 두는 것으로 여겨진다.

청소년기 동안 정신세계에서는 기억, 사유, 의사결정 방식이 변할 뿐 아니라 스스로와의 관계, 타인과 어울리는 방식이 변한다. 뇌의 변화와 결합해 이루어지는 이 모든 변화에는 청소년기를 특징하고 청소년기의 다른 이유를 설명하는 네 가지 대표적 변화가 있다. 바로 변화 추구, 사회적 교류, 풍부한 감수성, 창조적 탐색이다. 이 네 가지는 모두 성숙한 성인이 되기 위해 필수적이다. 지금까지 설명한 청소년기의 이유를 잘 복기해보도록 하자. 다음 장들에서는 지금까지의 내용을 심화하고 어떻게 이를 다루어야 할지 방법을 알아보도록 하겠다.

청소년이 변화를 추구하는 이유는 동기부여를 촉진하는 뇌의 회로에서 만족감을 얻으려는 욕구가 증가함에 따라 새로운 것을 시도하고 삶에서 더 많은 경험을 얻고 싶어 하기 때문이다. 이 과정에서 청소년은 유년기의 틀에서 벗어나 더 많은 것을 알아가고, 기존의 사고에 더해 새로운 관점을 가지게 된다. 이로써 자아는 성숙해지고 세계관이 확장된다. 동시에 자기 삶에 더 큰 책임감을 느끼게 되면서 중요한 목표를 세우거나 재설정한다. 또한 이로써 충동성과 감정적 반응이 커지게되며, 불필요한 위험을 감수하거나 새로운 것이라면 마약과 같은 부적절한 것을 포함해 무엇이든 경험해보려는 경향성이 자라나기도 한다.

한편 사회참여는 공감 능력을 함양하는 동시에 역설적으로 타인의 감정 상태를 알아차리는 능력을 떨어뜨리기도 한다. 사회참여로써 청소년들은 자신과 마찬가지로 미래 사회를 건설하게 될 친구들과 새로운 관계를 구축하고, 어른들의 세계에서 자신의 자리를 탐색한다. 또한 상호지지 관계가 형성되는데, 이를 통해 마음의 평화와 행복이 증가한다고 밝혀진 바 있다. 이러한 점은 앞서 언급한 케냐 일부 부족이 통과의례를 실시함으로써 추구하려는 방향으로, 청소년들이 같은 목표를 위해 서로에게 의지하고 돕도록 강제한다. 이때 나타날 수 있는 부정적 측면은 주변 관계 변화로 인해 어른들을 거부하고 또래 환경에 지나치게 몰입하면서 건강한 성인기의 긍정적 본보기를 충분히 학습하지 못하는 것이다.

다음으로 풍부한 감수성은 청소년들에게 삶의 활력과 열정을 주며, 주변의 위험 요인으로부터 자신을 보호하도록 한다. 이후에 더 살펴보겠지만 감정이란 위협이 될 수 있는 상황을 마주했을 때 즉각적인 대처와 반응을 이끌어내며, 성인의 세계에서의 경험 부족을 일부 상쇄하는 요인으로 작용한다.

    마지막으로 네 번째 창조적 탐색으로 사유와 추상적 사고의 능력이 깊어져 현상 유지에 의문을 품게 하고, 기존의 틀에서 벗어나 새로운 의견을 내고 혁신을 추구하게 된다. 달리 말하자면 청소년기란 인간의 사회적, 문화적 진화의 첫 번째 동력이 생겨나는 시기다. 이 시기를 기반으로 청년기와 성인기 전반에서 개인의 진보가 이루어진다. 한편 창조적 탐색으로 나타날 수 있는 부정적 측면은 삶의 의미를 찾는 과정에서 정체성 혼란을 느낄 수 있고, 삶의 방향과 목적을 잃을 수 있으며, 또래와 어른들의 압박으로 느끼는 취약성이 더 커질 수 있다는 점이다. 서문에서 언급했던 위대한 고대 철학자들의 당대 청소년 묘사를 다시 한번 상기해보자. 지금 우리가 살펴본 네 가지 커다란 변화와의 연결고리를 틀림없이 느낄 수 있을 것이다. "오늘날의 젊은이들은 절제를 모르며 늘 뾰로통하다."(아리스토텔레스) "법도를 무시하고 터무니없는 생각에 가득 차 반항적인 태도를 보인다."(플라톤) "아버지에게 대들고 사회에서 거들먹거린다."(소크라테스) 요약해보자면 청소년기는 그 시기의 모든 결과로써 우리를 인간답게 만든다.

정체성 탐색

청소년기의 가장 기본적인 정신 활동은 정체성 탐색이다. 이로써 스스로 삶의 주인공뿐만 아니라(우리는 모두 자기 삶의 주인이며 누구도 이 권리를 앗아갈 수 없다), 삶의 감독까지 되고자 한다. 유년기 아이들의 정체성 형성의 상당 부분은 주변 환경, 가족의 전반적 성향, 사회에 달려 있다. 하지만 이후 성인기에 이르렀을 때 각 개인은 처한 환경 내에서 자기만의 고유한 정체성을 형성해놓았어야 한다. 이러한 발견 없이 한 개인은 제 삶의 감독이 되지 못한다. 자신을 지휘하기 위해서는 자기 자신을 알아야 하기 때문이다. 영화감독을 떠올려보자. 한 영화를 연출하기 위해서 감독은 줄거리와 각본을 숙지해야 하며, 각 장면을 기획하고 필요한 기술과 인력을 계산하고, 예상치 못한 변수에 대비해 유연한 사고를 해야 한다. 이 모두는 성공적으로 영화제작을 할 수 있기 위함이다.

청소년들은 무엇보다 자신의 정체성을 찾는 것이 중요하다. 청소년의 뇌는 수많은 질문으로 가득하지만, 그중에서도 '나는 누구인가?' '내 주변과의 관계에서 나는 어떤 사람인가?'와 같은 질문이 가장 중요하다. 정체성은 타인과 다른 존재로서의 나에 대한 인식을 확립하는 것이고, 이 과정에서 청소년들은 많은 동일시 과정을 반복한다. 다양한 주변 사람들과 자신을 동일시해보는 것이다. 이러한 동일시 과정은 청소년들에게 비교적 안정감을 주지만 궁극적으로 정체성이란 결코 이 모든 과정에서 얻은 합이 아니며 그래서도 안 된다. 새로운 개인으로서의 정체성이어야 하고, 이는 대개 예측할 수 없는 모습이다. 잠시 곤충의 변태 비유로 돌아가 보자. 애벌레가 변태를 위해 번데기 안에 자신을 가둘 때, 애벌레를 구성하는 대부분의 신체 조직은 퇴화한다. 온전한 애벌레의 형태가 서서히 성체의 모습으로 변해가는 것이 아니다. 말 그대로 애벌레 신체 조직이 분해되어 사라진다. 이 과정을 과학 용어로는 '자가분해'라고 부르는데, 애벌레는 이로써 변태에 필요한 모든 에너지를 획득하게 된다. 불필요한 모든 것을 없애 새로운 형태로 재탄생하는 것이다. 은유적으로 말하면 유체로서의 존재는 소멸하고 그 자리를 성체에 내준다. 하지만 변화는 이미 애벌레 안의 일부 세포 그룹에 내재하여 숨죽이고 때가 오기를 기다리고 있었다.

마찬가지로 청소년기는 유년기의 소멸과 성인으로의 이행을 가능하게 한다. 하지만 이러한 변화의 씨앗은 유년기에 이미 싹튼다. 유년기는 청소년기의 기반을 다진다는 점에서 청소년기를 위해 필요한 시기다. 성인이 되기 위해 청소년기가 필수적이라는 것과 마찬가지다. 이에 대해서도 앞으로 이야기해보겠다. 다시 비유적으로 설명해보자면 청소년은 애벌레 안에 숨어 있는 나비, 즉 아이 안에 잠들어 있는 어른을 깨우려 한다. 하지만 충만한 삶을 누리고 자유롭게 날아가기 위해서는 진정한 어른의 모습을 찾아야 한다. 정체성을 탐색하고 단련하는 것만이 아니라 스스로 만족감을 느끼는 자신에 대한 새로운 관점을 찾고 가꾸어야 한다. 또한 고정된 정체성 대신에 일관된 자기 모습 안에서 유연하고 융통성 있는 정체성을 갖추어야 한다.

정체성을 정의하기란 쉽지 않다. 정체성은 한 개인을 다른 이들과 차별화하는 고유한 특징의 총합이다. 따라서 한 사람이 자기 스스로가 되어 타인과 다르다고 느끼는 자아 인식과 모든 개인의 고유한 속성을 의미한다. 또한 연속성과 나다움을 느끼는 것이기도 한데, 이는 시간의 흐름에 따른 변화에도 고유의 모습을 간직하는 것이다. 이 글을 읽는 독자 모두가 몇 년 전과의 자신과 다를 것이고, 세계와 자신을 바라보는 시선도 예전과 같지는 않을 것이다. 하지만 우리는 여전히 같은 사람이다. 이것이 바로 전 단락에서 말한 '일관적인 자기 모습 안에서 유연하고 융통성 있는 정체성'을 유지하는 것이다. 우리는 시간의 흐름에 따라 변한다. 우리는 새로운 것을 배우고, 경험을 통해 세상을 바라보고 세상과 관계 맺는 방식을 바꾸어간다. 심지어 스스로에 대한 인식도 변한다. 하지만 언제나 연속성의 관점은 유지한다. 우리가 살아가고 경험하는 동안에 많은 것들이 바뀌었지만, 태어난 이후 첫 기억의 시점부터 현재까지 우리는 자신이 같은 사람이라고 인식한다. 비록 같은 모습은 아니지만, 성인은 자신이 한때 청소년이었음을 인식하고, 마찬가지로 청소년도 많이 변했지만 몇 년 전의 어린아이와 자신이 동일 인물임을 알아야 한다. 몇 년 전 막 청년기에 접어들고 있던 나의 아이와 함께 아이의 어릴 적 사진을 보고 있을 때, 아이가 내게 이렇게 물은 적이 있다. "아빠? 내가 이랬어? 이 사진 속 순간은 기억나는데, 이게 나인 것 같지 않아." 사진을 찍을 당시 우리는 멋진 경치를 자랑하는 먼 타국에서 손을 잡은 채로 푸른 호수 옆, 오래된 나룻배가 매어 있는 선착장 끝 너머로 보이는 웅장한 폭포를 바라보고 있었다.

정체성 확립을 위해서 청소년들은 자신만의 가치체계를 정립해 옳고 그름을 판별하고, 자신의 이익을 충족시키기 위한 행동이 어디까지 윤리적인지 가늠할 줄 알아야 한다. 또한 부모님과 주변인들과는 다른 자신만의 의견과 관심사를 만들어야 한다. 그 누구도 다른 이의 단순한 복제가 되는 것을 원하지 않는다. 청소년들은 자신이 무엇을 할 수 있고 어디까지 도달할 수 있는지 발견해서 틀을 부수고 자신이 그리는 이상향을 좇아야 한다. 그리고 무엇보다 자신의 성취를 통해 긍지를 느끼고자 한다. 이 때문에 시도와 실패를 반복하며 거듭 좌절을 느끼기도 한다. 있는 그대로의 모습대로 존중받고 싶어 하지만 먼저 자신이 누구인지 파악하고 정체성을 만들어가며 내면의 일관성을 분석해야 한다.

정체성 탐색 및 확립의 과정을 통해 청소년은 점차 자기가 자란 가정환경을 이상화하는 것을 버린다. 그 대신 다른 삶의 관점을 가르쳐줄 수 있는 타인과 관계를 맺고, 삶을 더 충만하게 하는 환경에서 새로운 관계를 맺는다. 특히 이 새로운 환경은 자신의 또래 위주가 되며, 이들과 신뢰 관계를 형성한다. 청소년 시기에 친구란 크나큰 중요성을 가진다. 분명히 우리 모두에게는 청소년 시기 기억 한구석에 아주 특별한 자리를 차지하고 있는 친구가 몇 있을 것이다. 하지만 이 정체성 탐색과 확립은 엄청난 정신노동을 수반한다. 기존의 확신과 믿음을 반문하고, 부모님과 가족을 통해 자연스럽게 체득해온 삶의 방식을 포함해 지금까지 배운 모든 것에 의문을 품고, 모든 일상적 경험을 재평가해야 하기 때문이다. 이에 따라 청소년은 때때로(어쩌면 지나치게 자주) 어른들은 이해할 수 없는 행동을 벌이기도 한다. 사실 어른들도 그 시기를 지나왔지만, 기억이 희미해진 것이다. 이 망각의 이유를 우리는 책의 후반부에 파헤쳐볼 것인데, 그 기저에는 성인기에도 멈추지 않고 계속되는 자아 탐색과 정체성 확립이 있다. 내면의 일관성을 유지하려는 경향으로 인해 우리는 우리가 될 뻔했으나 결국에는 되지 않았던 존재를 잊기 마련이고, 이러한 망각은 우리가 자아를 확립하는 과정에서 연속성을 느끼게 하는 기제다. 다시 말하면 우리는 현재 상황에 따라 청소년기를 포함한 과거를 재해석하고는 현실과 충돌하는 요소를 지워버린다.

이렇듯 시행착오를 거치며 청소년들은 일상생활을 재해석하고 자신의 감정이나 제게 일어나는 일들이 일반적인지 자문하며, 이 과정은 정신적 측면만이 아닌 신체에도 일어난다. 이차성징 발현과 함께 자신의 섹슈얼리티(성 지향성)에 눈을 뜨는데, 이는 자아정체성을 구성하는 요소다. 생물학적·진화적 관점에서 성은 매우 중요하다. 성행위를 통해 생물은 대가 끊기지 않고 계속 살아남는다. 하지만 성은 이뿐만 아니라 개인적, 사회적 유대를 형성하는 가장 강력한 동인으로써도 중요성이 크다. 성 정체성은 단순히 개인의 생리적 성별 및 여성기와 남성기로 구분되는 형태적 성별만으로 정의되지 않는다. 신체 형태에 따른 성별과 부합할 수도 혹은 그렇지 않을 수도 있는 성별 소속감, 동성 혹은 이성의 사람에게 끌리는 성적 취향 등이 중요한 요소다. 성 지향성과 관련해 이 세 요소를 고려하는 것은 자아확립과 자아 인식에 필수적이다. 또한 섹슈얼리티를 존중해야만 건강한 자아확립이 가능하고 이로써 자아에 대한 일관성을 유지하며 성인기에 도달할 수 있다.

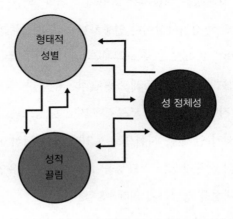

표 3 인간의 섹슈얼리티는 복잡하다. 형태적 성별(남성 혹은 여성), 성별 소속감(남성, 여성, 무성), 타인에 대한 성적 끌림(이성애자, 동성애자, 양성애자 등)의 요소를 고려해야 한다.

청소년은 자신을 끊임없이 관찰하고 평가한다. 또래나 어른들에게 자신의 관점과 의견, 세상을 인지하고 해석하는 고유의 방식을 공유한다. 이로써 청소년은 자기 정체성의 본질을 형성하는 가치와 신념 체계를 발전시켜 나간다. 또한 다양한 관점과 믿음, 가치를 실험하며 단기간에 완전히 다른 대척점 사이를 움직이고, 계속해서 성장에 필요한 오류를 범한다. 어른들이 청소년과의 관계에서 반드시 염두에 두어야 할 점이 바로 여기에 있다. 청소년은 자신의 오류를 발견하기 위해 다양한 관점을 탐구해야 하고, 우리 어른들은 청소년이 정체성을 찾아나가는 과정에서 범하는 오류를 새로운 배움의 기회로 인식할 수 있도록 도와야 한다. 시행착오를 겪은 아이에게 낙인을 찍는 것은 아이의 유연한 변화 가능성을 제한하는 최악의 행위다. 예를 들어 일부 청소년은 한때 극단적 정치사상이나 인종차별주의, 계급주의 등에 심취한다. 하지만 그렇다고 해도 그중 대부분은 머지않아 성숙해지며 제 생각이 그릇되었다는 것을 깨닫고 새로운 관점을 취한다. 청소년은 자기 자신이 되고 싶지만, 그 방법을 모르기에 가끔은 청소년이 하는 시도를 가족이나 사회가 안 좋은 시선으로 보거나 잘못 해석하고는 한다. 하지만 아이들의 시행착오는 일관성을 유지하면서도 유연하고 융통성 있는 자아정체성을 형성하기 위해 꼭 필요하다.

그러니 모든 충돌과 모순에도 불구하고 청소년기가 필수불가결한 삶의 단계로 여겨지는 다른 이유는 바로 본인의 능력과 욕망에 부합하는 정체성 탐색과 확립이다. 철학자 마리나 가르세스Marina Garces와 주디스 버틀러Judith Butler가 정의하듯, '살 만한 삶을 살게끔'하는 정체성을 만들어가는 것이다. 즉 개인과 사회의 차원에서 존엄성을 유지하며 생각하고 느끼는 대로 살아야지, 사는 대로 생각하지 않는 것이다. 나는 이게 매우 중요하다고 생각한다. 사는 대로 생각하고 느끼는 대신, 우리가 생각하고 느끼는 대로 살아야 한다. 청소년기는 어떻게 삶을 이끌어갈지 알아가는 시기지, 주어진 역할을 그대로 연기하는 배우와 같은 모습에 만족하며 살아도 되는 시기가 아니다.

청소년기 모험의 시작 : 성적 성숙기

주변 환경과의 끊임없는 상호작용으로 이루어지는 뇌의 성숙은 사춘기 청소년의 발달과 성인기에 걸맞은 행동 양상 확립을 촉진한다. 이 과 정은 우리가 다음 장에서 이야기할 것처럼 분명한 유전학적 결과이지 만, 동시에 가족, 주변 사회와의 공존과 경험으로 생기는 환경적 영향 도 상당하다. 이렇게 주변 환경이 청소년에게 미치는 영향은 출생 혹 은 그 이전의 배아, 태아 단계부터 시작된다. 사실 다음 장에서 살펴볼 내용처럼 부모의 청소년기 모습도 청소년들에게 일정 수준 영향을 줄 수 있다. 말 그대로다. 우리 어른들의 청소년기 모습 중 일부는 우리 부 모님의 청소년기에 형성되었다. 따라서 자녀들이 청소년기에 보이는 특징 중 일부는 우리가 어릴 적 그 시기를 지나고 있을 때 형성되기 시 작한 것이다. 마찬가지로 오늘날의 아이들이 어떻게 청소년기를 보내 는지가 미래에 아이들이 낳을 자녀의 청소년기에 영향을 미칠 것이다.

이런 복잡성으로 인해 청소년기를 이해하려면 마찬가지로 복잡하 고 다층적인 접근법을 택해야 한다. 유전학에서 사회학, 신경과학, 심 리학, 생물학, 철학, 행동생물학, 교육학까지 다양한 학문 영역을 탐구 하면서 말이다. 각각의 과학, 학문 분야는 나름의 실험 체계를 갖추고 있어 학문 간 상호보완적이며 시너지를 발휘한다. 하지만 서로 어긋나고 대립하는 접근법도 자주 보인다. 이것은 내 독단적인 의견이 아니다. 신경교육학 전문가이자 다양한 학술, 과학 논문 저자이며 대중을 상대로 다양한 집필 활동을 해온 사람으로서, 나는 인간의 위대한 진보는 다양한 학문의 경계에서 이루어져 왔다고 확신한다. 우리는 여러 학문의 경계를 분명한 방식으로 넘나들어 왔다. 이 과정에서 사춘기 청소년이 왜 그렇게 행동하는지, 왜 그렇게 말하는지, 또 왜 어른들이 청소년을 이해하기란 그리 어려운지에 대한 의문을 조금이나마 해소할 수 있다. 청소년기의 이해라는 중요한 문제의 해결을 위해 우리는 학문의 '경계'에 주목한다. 생태학자들은 어디에 생물 다양성이 가장 풍부한지 아주 잘 안다. 보통 여러 환경 조건을 갖춘 지역이 접하는 곳에 생물 다양성이 관찰된다. 마찬가지로 여러 학문의 경계에서 풍부한 아이디어를 발견할 수 있다.

이제 본론으로 돌아가 보자. 청소년기의 가장 주요한 사건은 첫 번째로 성적 성숙이다. 이번 장의 주제인 청소년기의 이유를 이해하기 위해서 성적 성숙기에 무엇이 일어나는지 다루어야 한다. 성적 성숙기puberty와 청소년기adolescence는 동의어가 아니다. 성적 성숙기는 생식 능력의 발달을 야기하는 생물학적, 신체적, 호르몬 변화가 나타나는 시기다. 한편 청소년기는 행동과 기분, 자아 인식 변화는 물론 정체성 형성이 이루어지는 시기로, 물론 청소년기 많은 양상이 성적 성숙기의 생물학적 변화로 야기된다.

성적 성숙기는 유년기 후반과 청소년기 초반을 아우른다. 성적 성숙기가 청소년기의 초반이라고만 생각하는 사람들도 있지만, 유년기 일부도 이 시기에 포함되어야 한다. 성적 성숙기는 유관한 신경계 및 호르몬이 함께 작용하여 촉진된다. 성적 성숙의 일부는 갑작스럽고 분명하게 나타난다. 예를 들어 여아의 초경이나 남아의 첫 사정, 갑자기 목소리가 굵어지는 변성기 등이 있다. 하지만 다른 변화는 점진적으로 진행되기 때문에 조금 더 늦게 알아차리는데, 남자아이의 근육 발달이나 여자아이의 골반이 넓어지는 현상이 그 예다. 모든 성적 성숙은 일부 호르몬 분비가 시작되며 이루어지는데, 생식샘 자극 호르몬인 고나도트로핀이 대표적이다. 고나도트로핀은 뇌 시상하부의 일부 신경세포에서 분비된다. 시상하부는 호르몬 분비 말고도 감정의 생리학적 표현, 갈증 조절, 음식 섭취, 체온, 생체 리듬 조절 등 다양한 기능을 수행한다. 지금까지 말한 내용을 간단히 말하자면, 성적 성숙의 생리적 시작은 바로 뇌에서 일어난다.

한편 고나도트로핀은 성적 성숙기에 신체 형태와 생리적 변화를 일으키는 다른 호르몬을 활성화한다. 그중 여성의 월경 주기를 관장하는 황체형성 호르몬, 성별마다 성적 변화를 촉진하는 에스트로젠과 테스토스테론 같은 성호르몬이 있다.

역설적이지만 무엇이 처음 고나도트로핀의 분비를 촉진하는지는 아직 알려지지 않았다. 즉 아이들을 청소년기로 이끄는 성적 성숙의 시작점이 무엇으로 촉진되는지 아직 알지 못하는 것이다. 단일 요인이

아닌 다양한 요소의 상호작용으로 보이고, 이에 따라 청소년기를 여러
학문 분야에서 함께 탐구해야 할 중요성이 대두된다. 여기에 개입하
는 요인 중 첫 번째는 대사 작용이다. 성적 성숙은 청소년기에 일어나
는 모든 변화의 동력으로 '에너지 비축'이 일정 수준 신체에 이루어진
상태에서 시작되는 것으로 보인다. 여기서 말하는 변화에는 점진적으
로 행동의 독립성을 쟁취해나가는 것(또한 동시에 더 많은 도전과제와 위
험을 감수하는 것)도 포함된다. 에너지 비축은 유년기에서 성적 성숙기
로의 이행을 유발하는 '승인 요건'이다. 많은 사회에서 성적 성숙의 시
작점이 조금씩 앞당겨진 이유를 이것으로 설명할 수 있다. 영양과 위
생이 나아지면서 '에너지 문턱'을 전보다 더 일찍 넘을 수 있게 된 것이

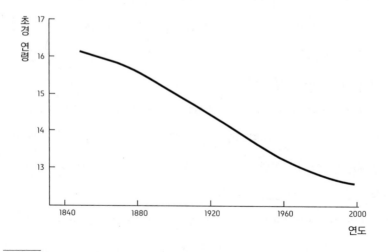

표 4 19세기 중반부터 초경 연령의 감소

출처: 『교육을 위한 신경과학Neurociencia aplicada a la educacion』 (2019), 다비드 부에노David Bueno 저

다. 지난 160년 동안 초경이 점차 빨라진 것도 같은 맥락에서 설명할 수 있다. 1840년대 중반에는 평균 16세였던 초경 연령이 2000년에는 13세로 빨라졌다(표 4 참조).

하지만 이게 유일한 승인 요건은 아니다. 유전적 요소도 작용한다고 알려져 있다. 그중에는 입맞춤을 뜻하는 단어 kiss에서 착안해 이름을 붙인 Kiss1이라는 유전자가 있는데, 특정 연령대에 도달하면 활성화된다. 또한 식습관(첫 번째 승인 요건인 에너지와 연관된다)뿐만 아니라 청소년기에 대한 사회적 인식을 포함하는 사회심리학 요소도 발견되었다. 여러 연구에 따르면 많은 서구권 국가처럼 패션 등 청소년기 미의 요소를 크게 강조하는 곳에서는 성적 성숙이 아직 오지 않은 아이들이 이를 모방함으로써 성적 성숙이 앞당겨진다.

성적 성숙이 시작되는 나이가 정해져 있지는 않다. 하지만 이를 위한 호르몬 변화는 많은 사람의 생각보다 이른 6세에서 8세 무렵 시작된다. 이 나이 대에 성적 성숙을 위한 초기 호르몬이 분비되지만, 외형이나 행동의 변화는 수년이 지난 후에 시작된다. '성중 발생adrenarche'이라 불리는 준비 기간이 오면 호르몬 분비샘은 성적 성숙과 관련된 호르몬의 기능을 시험해보기 시작한다. 성적 성숙의 특징적인 변화는 '생식샘 기능 개시gonadarche'와 함께 나타난다. 이 시기에 여아는 초경을, 남아는 첫 사정을 경험한다. 생식샘 기능 개시가 언제 시작되는지 정해진 연령은 없으나 대개 여아에게 먼저 나타나고, 10~14세쯤 발현되는데, 개인차가 있다.

이때 뇌 구조 안에서는 행동에 영향을 미치는 초기 변화가 나타나기 시작한다. 우선 시상하부에서 분비되는 호르몬들이 기존에는 관찰되지 않던 생식 관련 행위를 유발한다. 또한 뇌 일부 부위 재편이 시작된다. 감각기관을 통해 외부 정보를 해석하는 감각 관장 부위, 모든 정보를 종합해 현실의 일관된 지각을 돕는 취합 부위 등이 그 예다. 다시 말해 주위 환경을 지각하고 해석하는 방식이 변한다. 또한 감정을 조절하는 편도체와 감정 행동 및 기억을 담당하는 해마, 동기부여에 관여하는 뇌의 보상회로, 계획 수립과 고차원적 사고, 감정 조절 등 다양한 인지 기능을 주관하는 전전두피질 등에 변화가 일어난다. 즉 성적 성숙기에는 신체와 행동뿐만 아니라 세계에 대한 인식도 크게 변한다. 청소년들은 자기 자신과 어른들이 형성해놓은 환경을 새롭게 인식하는 격변의 시기를 잘 헤쳐 나가야 한다. 하지만 이는 어려운 숙제다. 어른들이 청소년을 쉽게 이해하지 못하는 이유가 그 때문이다. 또한 이런 뇌의 변화는 여자아이와 남자아이에게 다소 다르게 나타난다. 전부 앞으로 살펴볼 내용이다.

이번 장을 마치기 전 재미있는 사실을 하나 공유하겠다. 우리는 청소년기가 인간의 특징적인 시기라고 생각하지만, 지속 시기는 더 짧고 발현 강도는 약하더라도 청소년기와 비슷한 단계가 다른 생물 종에서 관찰된다. 예컨대 우리와 게놈이 98% 일치하는 영장류와 95% 일치하는 설치류의 경우에 인간의 청소년기와 비슷한 모습이 짧지만 가볍게 나타난다. 이렇게 유전학적 유사성이 크게 나타나는 이유는 무엇일까?

진화적 관점에서 봤을 때 영장류는 우리에게 형제와 같고(사실 인간 또한 영장류에 속하긴 한다), 놀랍게도 설치류는 영장류 다음으로 우리와 가까운 진화적 사촌이어서다. 거두절미하고 영장류와 설치류는 유체에서 성체로 가는 시기에 또래 개체와 교류하고자 하는 욕망이 커지고, 자신의 부모와 자주 충돌하며, 쾌락을 주는 행위와 새로움을 추구하면서 불필요한 위험을 감수하는 경향성이 자라나는 것이 관찰되었다. 인간 청소년과 비슷한 모습이지만 지속 기간은 짧고 그런 행동이 나타나는 강도도 훨씬 약하다. 변화의 시기인 청소년기는 이렇듯 진화에 근원을 두며, 어떠한 생물 종에서는 변태로, 또 다른 종에서는 행동 양상의 급변으로 나타난다.

정리해보자면 청소년기는 인간이 처음으로 미래를 진지하게 그려보는 중요한 시기로, 다양한 원인에 의해 나타난다. 경쟁력과 지식의 획득, 성인의 권리와 책임을 갖기 위해 필요한 권위 취득, 새로운 것의 탐색, 사회 참여, 올바른 성인기를 위해 필요한 감정의 증폭과 창조적 실험, 생각하고 느끼는 대로 살 수 있게 해주는 자아정체성 탐색과 확립 등과 같은 변화가 그 이유다. 분명 우리가 아는 청소년기가 우리를 인간답게 만든다. 이제 청소년기 자녀를 둔 부모나 청소년을 상대해야 하는 교사가 품고 있는 바로 그 중요한 질문에 답할 차례다. '청소년기는 언제 끝날까?' 생물학적으로 필요한 성숙 과정 외에도 청소년기의 특징적인 행동 양상은 사회적, 문화적 요소와 밀접한 관련이 있다고 보인다. 청소년다운 행동을 멈추고 청년기에 진입하는 시기는 자신이 속한 공동체에서 부모를 포함한 성인들로부터 이제 어른이 되었음을 인정받고, 동등한 권리와 의무를 지니게 되는 시점부터다. 한편, 자녀가 다 크고도 계속 우리와 같이 살면 그들을 어른으로 인정해주는 게 더 어렵게 느껴지기도 한다.

요약

청소년기는 인간의 생에서 필수불가결한 시기로 유년기와 청년기 사이의 결정적인 전환기다. 이 시기에 삶의 중요한 사안에 대해 어떤 결정을 내릴지 다듬어간다. 청소년기의 시작과 끝, 지속 기간에는 개인차가 있으며, 어떤 문화권에서 사는지, 주변에서 아이를 어떻게 대하는지, 또 아이 스스로 어떤 대우를 받았다고 느끼는지에 따라 청소년기 모습이 달라진다. 이 시기 동안 청소년은 자기 삶의 감독이 되는 데 필요한 인지능력을 습득해야 하고, 이를 위해서는 스스로 만족할 수 있는 자기 자신에 대한 새로운 시각을 갖춰야 한다. 이 시각은 일관성 있으면서도 유연하고 융통성을 갖춰야 하므로, 여러 상황을 경험하면서 새롭고 다양한 자기 모습을 알아가야 한다. 청소년기 변화는 성적 성숙기와 함께 시작한다. 그리고 생물학적으로 충분히 성숙하며, 사회적으로 권리와 책임 측면에서 어른들과 동등한 자격을 갖추었다고 이들을 인정할 때 청소년기가 끝난다.

2장

이유 있는 반항 : 지속적인 변화를
야기하는 뇌·뉴런·유전자

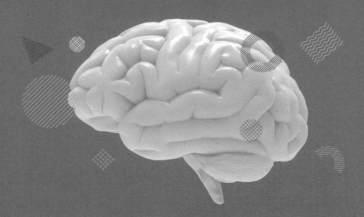

뉴런은 신경계를 구성하는 최소한의 단위다.

인간의 뇌는 수많은 뉴런으로 구성되어 있고 대략 그 수는 860억에서 1000억 개 사이다. 이 뉴런은 이웃 뉴런과 연결을 형성하는데 적게는 몇십 개 많게는 천 개의 이웃 뉴런과 서로 연결된다.

청소년기 동안 뇌는 뉴런 연결을 폭발적으로 늘릴 뿐 아니라 이미 존재하는 연결을 제거한다. 이런 활동을 흔히 뉴런 가지치기라고 부른다.

춥고 습한 밤이 지나 새로운 하루가 시작됐다. 태양은 만물을 잠에서 깨웠다. 초원은 빛을 발하고, 마지막 남은 아침 이슬은 자취를 감추었다. 초원의 서식자 개미들은 기지개를 켰다. 얼른 나가고 싶어 몸이 근질거렸다. 하지만 죽음의 위협을 피하려면 바깥 기온이 적절해질 때까지는 안락한 집에 몸을 숨겨야 한다는 걸 잘 알고 있었다. 마침내 때가 되자 그들은 여느 아침과 마찬가지로 곳간을 채울 음식을 찾기 위해 밖으로 나갔다. 여섯 개의 다리로 재빠르게 움직이며 자연이 뿜어내는 냄새를 맡기 위해 더듬이를 열심히 놀렸다. 수색대 개미들은 줄지어 개미집을 나섰다.

작은 개미들은 우선 탐험가 기질을 살려 초원으로 흩어졌다. 무언가 먹을 것이 있을 만한 장소로 향했다. 개미들의 목표는 최대한 많은 곳을 탐사하는 것이었다. 하지만 일부 개미는 초원을 가로지르는 강어귀에 맞닥뜨리자 걸음을 돌려야만 했다. 개미는 자기를 가로막고 선 강을 건널 수 없었다. 강 너머에 무엇이 있는지 영원히 알 길이 없지만, 별로 괘념치 않았다. 혹시나 위험이 도사리지는 않을까 경호대원 개미들이 긴장을 늦추지 않고 주위를 살피는 사이, 수색대는 정해진 범위 안에서 탐사를 계속했다.

수색대 중 하나가 음식을 찾으면 발견한 음식의 양과 질을 평가한 후 개미집으로 돌아가는 길에 페로몬을 뿜어내며 길을 표시하는 흔적을 남겼다. 페로몬 특유의 냄새를 감지하면 다른 개미들도 이 부지런한 선발대의 행렬에 동참해 짧은 시간 안에 많은 음식을 함께 옮긴다. 발견한 음식의 양이 많을수록, 영양소가 풍부할수록 더 진한 자취를 남기고, 이로써 더 많은 동료를 유인해 운반 과정을 최적화한다. 분산되어 먹이를 찾던 다른 개미도 이 긴 행렬에 동참한다. 물론 그중 일부는 새로운 별미를 찾고자 계속 탐사에 정진한다. 음식을 찾기 위한 탐사는 이렇게 계속된다. 생사가 걸린 문제기 때문이다.

해가 지면 개미는 땅 밑의 안식처가 주는 안락함을 찾아 돌아간다. 고대하던 휴식 시간이 찾아오고, 필요할 때가 올 것을 대비해 음식을 차곡차곡 정리해둔다. 찾은 음식을 조금도 낭비할 수는 없기에 휴식 시간 활용도 밖에 나가 활동하는 시간만큼이나 중요했다. 다음날이 되어 동이 터오면 개미는 다시 음식을 찾아 길을 나섰다.

사회적 곤충인 개미는 아주 체계적이고 구조화된 계급 공동체를 이루며 산다. 계급은 노동자, 군인, 여왕 등으로 나뉘며 각 개체는 자신에게 주어진 임무를 수행한다. 개미 사회의 특징인 분업과 원활한 소통을 통해 개미는 논리적이고 수학적인 복잡한 문제를 함께 해결하여 행동을 조율한다. 예를 들어 개미는 운반해야 하는 음식의 크기나 형태를 고려해 노동자 개미의 출입 흐름을 최적화하고, 접근성이 좋은 곳에 음식을 최대한 효율적으로 보관한다. 쉬워 보일지 몰라도 상당히 복잡한 일이다. 서로 다른 크기와 형태의 상품을 보관하기 위해 공학에서 쓰이는 수학적 알고리즘도 개미가 보여주는 것처럼 효율적이기는 어렵다.

한 개미 공동체는 수백, 수천 마리로 이루어져 있지만 크게 보면 하나의 거대한 유기체처럼 움직인다. 이는 영국의 자연주의자이자 곤충학자인 에드워드 오 윌슨Edward O. Wilson이 처음 제기한 주장이다. 윌슨은 개미를 비롯한 곤충들의 사회적 행동 양식을 처음으로 기술한 사람이자, 어떻게 이 곤충들이 화학적 언어를 통해 서로 소통하고 식량 조달 경로를 만드는지에 대한 해답을 찾은 사람이다. 또한 윌슨은 사회생물학이라는 새로운 학문을 창시해, 인간을 비롯한 동물이 보여주는 사회적 행동의 생물학적 근간을 연구하고자 했다.

대체 개미와 우리 뇌가 무슨 관련이 있냐고 물을지 모르겠다. 이번 장에서는 뇌가 어떻게 생겼고 어떤 기능을 하는지, 또 환경이 어떤 방식으로 우리의 모든 행동을 관장하는 뇌라는 이 기관을 형성하고 재형성하는지 알아볼 것이다. 이 과정은 우리가 태어나기 전부터 죽는 날까지 이루어지고, 청소년기 때도 멈추지 않는다. 앞으로 살펴보겠지만 뉴런이 새로운 연결망을 조직하고 배움과 경험을 강화해 나가는 방법은 이번 장 서두에 소개한 개미 이야기와 같다. 또한 뇌의 각 부위도 주어진 특정 임무를 맡고 함께 끊임없이 소통한다. 물론 뇌는 개미 사회와는 달리 엄격한 계급으로 구성되어 있지는 않지만 말이다. 분명 어느 정도 뇌의 뉴런은 개미 사회와 같은 방식으로 움직이는데, 각 개체의 일보다는 공동 작업이 중요하며, 어떻게 행동을 합치해 공동 목표를 위해 협력하느냐 등이 그러한 사실을 보여준다.

부지런한 일꾼인 개미와 마찬가지로 뉴런이라는 각각의 세포도 서로 아주 잘 협조해 새롭고 복잡한 문제를 해결한다. 개미가 낮에 모은 모든 음식을 밤 동안 잘 정리해두는 것처럼 뇌도 우리가 학습한 내용을 자는 동안 온전히 우리 것으로 만드는 작업을 한다. 참고로 재미있는 사실은 개미들도 잠을 자지만 인간과는 다른 방식으로 잠을 청한다는 것이다. 여왕개미는 하루에 90번가량 잠을 자는데, 1회 수면 시간은 6분 정도라고 한다. 노동자 개미는 하루에 255번까지도 자지만, 한번 자는 시간은 1분 남짓이다. 마치 우리가 졸 때 눈을 감듯이, 개미가 잘 때면 주위를 탐지하는 기관인 더듬이가 축 늘어진다. 하지만 우리 뇌는 먹이를 잘 보관하는 개미처럼 배움을 저장하는 것에 그치지 않고 한발 더 나아간다. 뉴런 연결망에 일상 경험에서 느꼈던 감정 상태까지 집어넣어, 이것이 이후에 어떤 방식으로든 정신 활동에 영향을 미치도록 한다. 여기에 유전적으로 정해진 요소가 더해져 뉴런이 제 기능을 하고 새로운 연결을 구축하여 우리 행동에 영향을 미친다.

뇌의 '개미'와 같은 뉴런 : 우리의 정신 활동을 위한 연결망 구축

뇌는 다양한 종류의 세포로 구성되어 있으며 그중에서도 뉴런이 특징적이다. 뉴런을 통해 우리는 정신활동을 하고 생각과 행동, 감정 표현, 의사결정, 계획 수립뿐만 아니라 인생에서 마주하는 도전과제를 해결한다. 이 외에 일명 '신경아교세포neuroglia, glial cell'라 불리는 세포들은 뉴런을 지지하고 보호하며 돌보는 역할을 하고, 정신활동에 적합한 환경을 조성한다. 뇌의 많은 부위에서 신경세포 뉴런보다 신경아교세포가 훨씬 많이 분포한다는 이유로 '우리는 우리 뇌의 10%밖에 사용하지 못한다'라는 의견이 제기되기도 했다.

　방금 소개한 문장은 아인슈타인을 비롯한 많은 저명한 과학자가 했던 말로 잘못 알려졌으며, 가장 널리 알려진 신경 신화neuromyth 중 하나다. 신경 신화란 뇌에 대한 비과학적 주장들로, 거짓으로 드러났음에도 대중문화와 교육 포럼, 미디어 등에 계속해서 소개된다. 예를 들어 2019년 독일에서 실시된 설문조사에 따르면 과학 교사 57%가 아직도 우리가 뇌의 10%만 활용한다는 이야기를 믿고 있는 것으로 알려졌다. 뇌가 무엇이며 청소년기 뇌에 무슨 일이 일어나는지에 대해 제기된, 널리 알려진 다른 잘못된 속설로는 '뇌는 마치 거대한 저장고처럼 특정 장소에 정보를 저장한다' '우뇌는 창의성, 좌뇌는 논리성을 관장한다' '특정 영역의 지식은 일정 나이를 넘어서면 더는 배울 수 없다' '학습 방법과 능력은 이미 유전자로 인해 정해져 있다' 등이 있다. 앞으로 이 모든 속설을 반박해볼 것이다. '10%'를 말하는 신경 신화를 먼저 이야기해보자면, 우리는 뇌 전부를 사용한다. 뉴런의 활동에만 초점을 맞추며, 다른 기능을 가지는 세포를 고려하지 않아 잘못 생각하는 것뿐이다. 그리고 우리가 항상 모든 뉴런을 사용하지는 않는다. 매 순간 하고자 하는 활동에 필요한 만큼만 활성화된다.

　이제 뉴런에 관해 이야기해보자. 일부 뉴런은 뇌의 양쪽 끝을 횡단

할 수 있을 만큼 길지만, 모두 그렇지는 않다. 많은 뉴런은 전체 길이가 1mm도 되지 않는다. 인간의 뇌는 수많은 뉴런으로 구성되어 있고, 대략 그 수는 860억에서 1,000억 개 사이다. 하지만 정신활동이 반드시 뉴런의 총 숫자에만 좌우되지는 않고, 다양한 요인이 개입한다. 물론 인간처럼 뇌가 기능하기 위한 최소한의 뉴런 수는 있다. 애벌레는 작은 뇌에 고작 8,000개의 뉴런을 가지고 있다. 강의 돌 밑에서 사는 플라나리아도 그런 경우다. 또 애벌레를 언급해 유감이지만 사실 난 애벌레에 무척 큰 애정을 품고 있다. 애벌레 뇌의 유전학적 특징을 연구하며 과학자의 커리어를 시작했기 때문이다. 아무튼 뉴런의 정확한 수가 정신활동(우리의 사고와 어떻게 그것을 관리하는지)에 결정적이지 않다고 할 수 있는 이유는 바로 뉴런 사이의 연결이 더 중요하기 때문이다. 우리 정신활동은 관계에 기반을 둔다. 마치 개미집처럼 말이다.

모든 뉴런은 서로 연결돼 있다. 적게는 몇십 개, 많게는 천 개의 뉴런과 서로 연결이 된다. 신경망이 얼마나 복잡하게 형성될 수 있을지 상상해보라. 하지만 결코 무질서는 아니다. 개미집의 개미들이 서로 질서정연하게 협력하여 하나의 거대유기체처럼 움직이듯, 뇌의 뉴런도 상호연결돼 정보를 교환하고 하나의 개체, 즉 우리로서 행동한다. 우리는 곧 뇌라고 말하는 이들이 있다. 하지만 사실 우리는 그 이상의 존재다. 모든 정신활동은 뇌의 연결로부터 일어나지만, 몸의 다른 부위와 상호작용해야 한다. 또한 우리의 정신활동으로 형성되는 연결망은 변화무쌍하여 시간의 흐름에 따라 변한다. 경험을 쌓아나감에 따라 뇌의 연결망이 형성되며 이후 또 다른 모습으로 재형성된다. 이 때문에 우리의 본질은 뇌에 국한되지 않는다고 말할 수 있다. 인간은 몸과 환경, 살아가는 방식 등이 합쳐진 존재다.

성인의 뇌에는 평균적으로 약 200조에 달하는 연결이 형성되어 있는 것으로 알려져 있다. 무려 100만에 2억을 곱한 숫자(200,000,000,000,000 혹은 2×10의 14승)다. 하지만 뇌가 자극(여기서 말하는 자극은 과도한 자극이 아니다. 과도한 자극의 경우 스트레스로 이어질 수 있고 만성화되면 뇌 기능 저해의 주범이 된다. 이에 대해서는 앞으로 살펴보겠다)을 받고 활성화되며 활발하게 사고하고 즐거움을 느낄 때, 운동하고 친구와 어울릴 때, 배우고 기획할 때, 계획을 세우고 실행할 때 1,000조에 달하는 연결이 생길 수 있고, 더 활발하게 정신활동을 즐길 가능성이 열린다. 여기서 뇌의 차이를 만드는 가장 중요한 요소를 다시 생각해보자. 뉴런의 수가 아닌 뉴런이 형성하는 연결이다. 재미있는 사실은 인간 뇌의 모든 뉴런 연결을 단 하나의 선으로 늘어뜨린다고 가정하면 15만 킬로미터에 달한다는 점이다. 스페인 교통부의 통계자료에 따르면 2018년 12월 31일 기준 스페인 고속도로망은 16만 5천 킬로미터다. 인간 뇌에 분포한 뉴런 연결을 합친 것과 비슷하다(참고로 2022년 기준 우리나라의 고속도로 길이는 민자 고속도로까지 합쳐 약 4,800km다―옮긴이).

뉴런 연결 수만큼이나 중요한 다른 요소는 뇌 어느 부위에 중점적으로 연결이 형성되느냐다. 많은 예시 중 하나만 들자면 뇌의 연결이 두려움에 기반한 반응과 행동을 강화하는 경우와 호기심에 의한 반응을 촉진하는 경우 사이에는 분명 큰 차이가 있다는 점이다. 다시 고속도로의 예시를 들어보겠다. 스페인과 같이 처음에 방사형으로 계획된 도로와 독일이나 네덜란드 같은 격자형 도로는 차이가 있다. 이동성 또한 분명 다를 것이다. 각 나라의 지리와 역사에 따라 도로를 건설하는데, 그렇게 한번 도로망이 구축된 이후에 교통과 이동성은 이미 갖추어진 체계에 맞추어진다. 마찬가지로 뉴런 연결은 유전자와 경험(앞선 비유에서는 지리와 역사)에 달려 있으며, 이것이 이후에 한 사람의 행동에 영향을 미친다.

그렇다면 뉴런 연결은 어떻게 생겨날까? 유전적 영향 외에도 어떠한 뉴런이 서로 연결되느냐는 거주 환경, 교육 방식, 경험과 학습의 축적 등이 많은 부분을 좌우한다. 이는 우리가 들었던 개미의 예와 몹시 유사하다. 동이 트면 개미는 먹이를 찾아 나선다. 처음에는 탐색을 위해 흩어진다. 한편 뇌에서는 뉴런이 적절한 자극을 받으면 말단이 뻗어나가서(개미와 마찬가지로 이는 탐색 방식이다) 연결하려는 다른 뉴런을 찾는다. 이러한 자극의 일정 부분은 유년기, 청소년기 등 삶의 단계에서 발현되는 유전적 특성을 통해 발생한다. 이로써 뇌는 점진적으로 성숙해진다. 한편 생각, 경험, 새로운 학습(즉, 우리 자신 혹은 주변 환경과 관계를 맺는 것)을 곱씹는 정신 능력을 활용하는 것만으로도 이 활동과 관련된 뉴런을 자극해 더 많은 연결이 일어날 수 있다. 비유해보자면 스포츠로 근육을 키우는 것과 마찬가지로 두뇌 사용으로 뉴런 연결이 증가하고 강화된다. 하지만 뉴런 연결이 아무렇게나 이루어지는 건 아니다. 앞선 이야기의 개미가 강을 건널 수 없듯, 뇌에도 뉴런이 도달할 수 없는 부위가 있다. 이 금지구역은 배아기부터 노년까지 인생 전 과정에 걸쳐 중요한 시기에 필요한 뇌 부위 간 연결을 형성해 인지능력과 정신 기능을 성숙하게 한다.

다시 개미 이야기로 돌아가보자. 음식을 찾은 개미는 음식의 양과 영양 가치를 평가한 후 화학물질을 분비해 흔적을 남기며 개미굴로 돌아간다. 이때 화학물질의 강도는 발견한 음식의 양과 질에 따라 다르다. 그러면 나머지 개미는 이를 감지하고 줄지어 행렬에 동참한다. 이는 개미 떼가 개미굴까지 식량을 옮기는 과정을 최적화하는 시스템이다. 한 뉴런 말단이 다른 뉴런의 끝을 맞닥뜨리면 상호 연결되려는 것도, 마치 개미가 기존 행렬에 동참하는 것과 비슷하다. 만약 발견한 뉴런이 활성화되어 있지 않으면, 발견한 뉴런을 무시하고 다른 뉴런을 찾아 나선다. 개미가 먹이를 찾지 못하면 탐색을 계속해나가는 것과 같다. 반면에 활성화된 뉴런을 발견했다면 일시적으로 연결이 형성된다.

하지만 이 연결이 군건하게 지속되려면 유용성을 갖춰야 한다. 개미가 발견한 먹이의 양과 질을 평가하는 것과 마찬가지다. 뉴런 연결의 유용성은 어떻게 평가할까? 적절한 자극을 받아 활성화된 뉴런이 많고 뇌 활동의 보상이 이루어진 경우, 충분한 자극을 받지 못한 뇌에 비해 더 많은 연결이 형성될 것이다. 또한 자극의 종류에 따라 뇌 어느 부위에 연결이 먼저 형성되는지 우선순위가 결정된다. 다르게 말하면, 처벌이나 조롱받을지도 모른다는 두려움이 바탕에 깔린 자극으로 형성된 연결 형태는 상호신뢰와 호기심에 기반한 자극으로 형성된 연결 형태와 분명히 다를 것이다. 예를 하나 들어보자. 지나치게 엄격한 교육은 아이들에게 속수무책, 무방비와 같은 감정을 느끼게 한다. 교육 과정에서 합리적이지 않은 규율과 훈계가 있을 때, 규칙을 준수하지 않은 아이들에게 너무나 엄한 벌을 내릴 때, 이 과정에서 부모의 정서적인 지지가 부재할 때 생기는 일이다. 이런 상황은 뇌의 두 중요 부위에서 뉴런 연결을 교란시킨다. 바로 감정 발생을 관장하는 편도체와 감정 조절 및 심도 있는 사유를 담당하는 전전두피질이다. 그 결과 청소년기의 자기 불신과 반항심이 한층 더 커진다. 또한 자존감과 스트레스 관리 능력이 낮아지는 한편, 불안과 충동성, 우울 경향은 자라난다.

이것이 청소년 뇌를 이해하기 위한 출발점이다. 유년기의 학습과 경험(또한 그 과정과 당시의 감정)을 통해 형성된 모든 뉴런 연결은 이후 청소년기에 아이들이 어떻게 자라나고, 그 시기에 생겨나는 행동반응 behavioural response과 생각을 바탕으로 어떻게 청소년기를 보내는지 결정할 것이다. 우리 가족은 미국 여러 자연공원에서 캠핑을 하며 휴가를 보내고는 했는데, 그중 어느 여름날의 경험이 떠오른다. 어느 날 아침 우리는 계획했던 시간보다 다소 늦게 기상했고, 예정보다 늦게 언덕을 오르려 길을 나섰다. 길을 걷고 얼마 지나지 않아 우리는 퓨마가 있으니 주의하라는 경고문을 보았다. 사실 어른들에게 퓨마는 큰 위협이 아닌데, 아이들이 어른과 떨어져 혼자 있을 때는 상당히 위험할 수도 있다. 당시에 우리 아이들은 각각 일곱 살, 다섯 살이었다. 갑자기

둘째 아이는 묘한 표정으로 잠시 차로 돌아가자고 청했다. 이미 예정보다 늦어지고 있었지만, 아이의 말을 듣고 차로 돌아갔다. 대체 무슨 생각을 하고 있는지 알고 싶었기 때문이다. 차가 있는 곳에 도착하자 아이는 차 문을 열어달라고 하더니 안으로 들어가 호루라기를 들고나왔다. 그 모습을 보고 그제야 기억나는 게 있었다. 캠핑 몇 주 전, 집에서 여행을 준비하고 있을 때였다. 우리 부부는 아이들에게 우리가 갈 자연공원 중 몇 곳은 퓨마와 곰이 나올 수 있으니 우리에게서 떨어지지 말라고 말해두었다. 우리가 아이들과 읽고 있던 안내 책자에는 퓨마를 쫓아내기 위한 최고의 방법은 있는 힘껏 호루라기를 부는 것이라는 내용이 있었다. 둘째는 그걸 기억하고는 우리에게 아무 말도 없이 집에서 호루라기를 챙겨 가져온 것이다. 아이는 의기양양한 모습으로 차에서 나와 말했다. "퓨마가 나타나면, 호루라기를 불어서 쫓아낼 거예요." 자신감과 자기 신뢰로 가득 찬 표정이었다. 그때부터였을까. 아이의 자존감과 자기 신뢰는 하늘 높은 줄 모르고 높아져 갔다. 청소년기는 분명 인간 삶의 결정적 시기지만, 개인의 성장과 성숙은 이미 그 한참 이전인 유아기 초기에 이미 진행되어간다.

뉴런 이야기로 돌아가자. 뉴런 연결의 형성에서 '유용성'이란 무엇인가? 신체 수의운동(隨意運動, 자신의 의지에 따라 할 수 있는 근육의 운동-옮긴이)을 조절하는 운동뉴런을 생각해보자. 운동뉴런의 유용성이란 사람이 적절한 움직임을 통해 정상적인 활동을 하게끔 하는 것이다. 다리가 서로 꼬이지 않고 똑바로 걷는 것처럼 말이다. 따라서 아이들이 걷기 시작할 무렵, 안정적인 보행을 위한 뉴런 연결이 형성되어 간다. 여하간 인지 단계에서 관찰된 사실은 모든 학습과 경험의 과정에서 새롭게 습득한 것이 주변인의 인정을 받을 때 느끼는 만족감을 바탕으로 뇌는 유용성을 평가한다는 것이다. 우리 뇌는 한편으로는 타인의 인정으로부터 발생하는 사회적 보상을, 또 동시에 학습을 통해 느끼는 내면의 보상을 가장 유용한 것으로 판단한다. 또한 뇌는 감정 및 정서와 연관되는 모든 종류의 학습이 유의미하다고 여긴다. 이러한 유용성 평가를 통해 뉴런 연결은 끈끈해지고 지속된다.

이렇게 뇌는 평생에 걸쳐 뉴런 연결과 네트워크를 구성하고 바꾸며, 이 재편 과정에서 정신활동도 활발히 이루어진다. 과거는 우리의 현실 인식에 영향을 미친다. 마찬가지로, 현재의 경험이 우리가 미래에 자신과 타인, 주변 환경과 어떤 관계를 맺을지를 결정한다. 청소년에게 일어나는 변화도 그러하다. 유년기는 청소년기에 영향을 주고, 청소년이 어떤 사춘기를 겪었는지에 따라 성인기의 모습이 달라진다. 직관적이고 충동적인 사고와 행동을 권장하는 사회가 있다고 가정해보자. 그런 환경에서 아이들의 충동성은 커지고 신중한 태도가 적은 경향이 있을 것이다. 아이들이 처한 환경에서 더 '유용'하다고 여기는 뉴런 연결은 충동적 행동이기 때문이다. 따라서 청소년기는 성인기를 위한 효율적 뉴런 연결을 형성하기 위한 기회다. 그렇기에 그 기회를 충분히 활용해야 한다.

어떻게 하면 청소년기라는 기회를 잘 활용할 수 있을까? 답은 간단하다. 근육 강화를 원하면 운동으로 근육을 단련해야 하는 것처럼, 청소년기 아이들이나 학생들이 실수나 잘못된 행동을 한 후 자성하는 능력을 갖추기를 바란다면, 성찰을 권장하는 환경을 조성해야 한다. 스트레스가 없고 상호신뢰가 있어야 한다.

뇌는 어떻게 구성되는가(정보 파악을 위해 수많은 뉴런 연결이 하는 일)

상호 연결된 뉴런은 정보를 주고받는다. 한 뉴런이 다른 뉴런에 메시지를 발송하면 가장 먼저 작은 전류가 발생한다. 하지만 일반적으로 이 신경 자극은 뉴런 사이에 있는 물리적 틈으로 인해 전달되지 못한다. 경계를 넘기 위해 뉴런 말단 부위는 '신경전달물질'이라 불리는 화학물질을 분비한다. 신경전달물질의 종류는 다양하고, 각각은 특정 정보 전달에 특화돼 있다. 또한 신경전달물질에 따라 활성화되는 뇌 부위가 다르며, 서로 다른 신경전달물질이 함께 작용하기도 한다. 그중 청소년기와 특히 유관한 몇 가지를 소개하겠다.

신경전달물질 중 하나인 도파민은 주의 집중과 문제 해결 능력, 동기부여에서 성취감과 기쁨으로 이어지는 보상체계, 새로운 것의 탐색과 낙관주의 등을 관장한다. 따라서 지금 언급한 모든 정신 작용은 서로 관련이 있고, 하나가 일어나면 다음으로 자연스레 이어진다. 의욕은 기쁨으로, 기쁨은 낙관으로, 낙관은 문제 해결 능력의 향상 등으로 말이다. 마찬가지로 이 중 하나가 없으면 다음과 같은 연쇄작용이 일어날 수 있다. 의욕 부진은 마음의 평정을 앗아가고 비관주의를 일깨우며 새로운 것을 찾거나 문제를 해결하는 능력을 감소시킨다.

다음으로 소개할 신경전달물질은 세로토닌이다. 세로토닌은 청소년의 몇몇 행동에 지대한 영향을 미친다. 세로토닌은 감정 상태, 평정심, 기분 등을 주관한다. 감정 상태란 우리 생활에서 상당 시간 지속되는 태도나 경향성으로, 인지 활동이나 정신 활동에도 영향을 미친다. 따라서 대개 긍정적 감정 상태일 때 만족감, 평정심, 행복을 드러낸다. 세로토닌은 뇌 안의 이 모든 감정 활동과 유관하다. 한편 부정적 감정 상태는 불만족, 불안, 슬픔, 우울을 자아낸다. 신경전달물질에 대한 설명은 다음에 다시 언급하겠다.

청소년기 변화와 직결되는 부위에 집중하여 뇌의 해부학적 구조를 간단히 설명해보고자 한다. 뇌는 '뇌량'이라고 불리는 굵은 신경섬유 다발로 연결된 두 개의 반구로 구성된다. 뇌 표면은 주름지고 패어 있어 호두와 비슷해 보인다. 뇌에는 좌반구와 우반구에 각각 하나씩 같은 조직이 있다. 단 솔방울샘은 하나뿐이다. 솔방울샘은 수면에 관여하는 멜라토닌 등 다양한 호르몬을 분비하는 내분비기관이다. 이 외에 모든 기관은 두 개씩이지만, 편의상 단수로 지칭한다. 예를 들어 감정을 관장하는 편도체는 총 두 개로, 좌우에 하나씩 자리한다.

뇌의 양쪽에 같은 기능을 가진 조직이 하나씩 있으므로, 모든 정신 작용은 좌우 반구가 함께 참여한다. 따라서 흔히 말하는 '우뇌는 창의적이고 좌뇌는 논리적이다'라는 이야기는 사실이 아니다. 이 또한 널리 알려진 신경 신화 중 하나일 뿐이다. 좌우 반구 양쪽 모두 논리적인 동시에 창의적이다. 사실 우리 정신 활동을 이루는 모든 행동을 조율하기 위해 뇌 좌우 반구는 계속해서 소통한다. 소통은 양 반구 사이의 굵은 신경섬유 다발, 즉 뇌량을 통해 이루어진다. 물론 각각 특화를 보이는 부분이 있긴 하다. 일부 과제를 수행할 때 한쪽 반구가 조금 더 활성화되는 모습이 나타나기 때문이다. 하지만 이러한 차이는 대개 개인차와 뇌의 발달 양상에 따라 나타난다. 예를 들어 발화와 청취 같은 구어 소통의 경우 편재화(Lateralization, 대뇌에서 특정한 기능이 좌우 반구 중 어느 한쪽에 치우쳐 나타나는 것 - 옮긴이)가 나타난다고 알려져 있다. 오른손잡이 중 90%는 말을 하거나 상대방의 이야기를 들을 때 좌반구가 더 강하게 활성화되고, 나머지 10%는 좌우 반구가 같은 정도로 활성화되거나 우반구가 더 활성화된다. 한편 왼손잡이의 50%는 우반구가 더 많이 활성화되고, 나머지 50%는 좌우 반구가 같은 정도로 혹은 좌반구가 더 활성화된다. 구어 소통 외에도 다른 예시가 있지만, 그 차이는 보통 알려진 것보다 미미하다. 모든 사람의 뇌는 저마다 다르다. 이 책을 읽는 동안 이 사실을 잊지 말자. 두 명의 뇌가 완벽하게 같을 수 없는 것처럼, 다양한 청소년을 이해하고 이들과 관계를 형성하기 위한 단 하나의 왕도는 없다. 내가 가장 중요하다고 생각하는 것은 깊은 사유다. 흔히 말하는 해법이나 왕도는 우리가 동일한 과제를 몇 번이고 반복하게만 할 뿐이다. 우리는 사유를 통해 각기 다른 상황에 적응할 수 있다. 청소년의 뇌는 변화를 멈추지 않기에 우리는 이들을 이해하기에 걸맞은 적응 능력을 갖추어야 한다.

뇌의 각 부위는 서로 다른 정신 작용에 특화되어 있으면서, 상호 연결돼 있다. 뇌를 아주 단순하게 나누면 대뇌반구 바깥층인 대뇌피질과 내부의 변연계로 구분할 수 있다. 물론 설명을 위해 매우 단순화했으므로 만약 이 책을 전문가가 보게 된다면 너른 양해의 말씀을 구한다. 이 두 부분은 청소년 뇌의 특이성을 이해하기 위해 가장 중요한 부위다.

대뇌피질부터 살펴보자. 대뇌피질은 가장 복잡하고 정교한 행동을 관장하는 몇 겹의 뉴런 층으로 구성된다(표 5). 언어, 지각 내용의 처리와 통합, 움직임 조절, 공감 능력 등 부위마다 관여하는 기능이 다르다. 대뇌피질의 모든 부위는 유년기부터 청소년기를 지나면서 점진적으로 성숙해져 간다. 타고난 유전 정보와 환경 요인, 경험 등이 이 과정에 영향을 미친다.

대뇌피질 중에서도 전두엽에 주목해보자. 전두엽은 이마 바로 뒤, 뇌 전방에 위치한다. 청소년기에 성숙 과정을 거치는 일련의 인지 과정을 관장한다. 일명 '집행 기능executive function'이라 불리며 행동을 조절하는 데 꼭 필요한 기능이다. 주의력 통제, 감정 조절, 작업 기억, 인지적 유연성, 계획 수립 능력, 추론, 메타인지 등의 기본적 정신 활동이 여기에 해당한다. 전두엽은 뇌에서 중앙 관제소와 같은 역할을 하며 수립한 목표 달성을 위해 필요한 행동을 선별하고 통제한다.

주의력 통제란 모든 방해 요소를 제쳐두고 특정 목표나 목적, 활동에

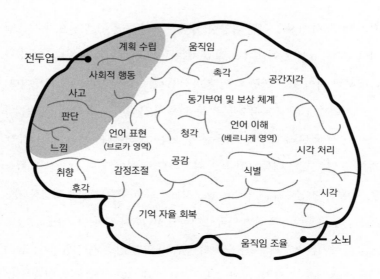

전두엽

계획 수립
움직임
사회적 행동
촉각
공간지각
사고
동기부여 및 보상 체계
판단
언어 이해
언어 표현
청각
(베르니케 영역)
느낌
(브로카 영역)
시각 처리
취향
감정조절
공감
식별
후각
시각
기억 자율 회복
움직임 조율
소뇌

표 5 추대뇌피질 주요 부위 중 일부와 그 기능. 집행 기능의 중추인 전두엽이 강조되어 있다.
출처: 다비드 부에노(2019).

몰두할 수 있는 능력이다. 한편 감정 조절은 억제 능력inhibitory control 혹은 행동 억제behavioral inhibition라고도 불린다. 즉각적인 감정 표출처럼 충동적으로 혹은 지각없이 자동화되어 나타나던 반응과 행동을 통제하고 조정하는 것이다. 감정에 대해서는 곧 다음 꼭지에서 다루어볼 것이다. 감정은 청소년의 정신 활동과 성숙을 위해 매우 중요하다.

작업 기억 혹은 단기 기억은 정보를 '현재 진행형'으로 유지하고 관리하는 인지 체계로, 다양한 정보 간 유사점과 차이점을 가려, 항목을 분류, 정렬하고 우선순위를 배정하는 등의 일을 한다. 성찰과 추론, 계획 수립, 의사결정을 위한 다양한 선택지 평가 등을 위해 필요한 시스템이다. 또한 작업 기억은 주의력 통제를 통해 강화되기도 한다. 앞서 언급했듯이 뇌의 모든 활동은 어떤 방식으로든 서로 연관되기 때문이다.

마지막으로 인지적 유연성은 두 선택지 사이에서 생각의 전환을 하거나 동시에 여러 대안을 떠올릴 수 있는 능력이다. 이는 작업 기억, 계획 수립, 성찰, 역동적인 의사결정과도 관련이 있다. 즉 집행 기능은 '유동적 지능(fluid intelligence, 경험을 통한 학습 지능인 결정적 지능 crystalized intelligence과 함께 영국계 미국인 심리학자 레이몬드 카텔Reymond Catell이 제시한 지능의 2요인을 구성-옮긴이)'의 발달을 촉진한다. 유동적 지능이란 상황 분석, 논리적 추론, 겉보기에 무관한 여러 개념을 묶어 추론하는 과정을 통해 새로운 문제를 해결하는 능력을 일컫는다. 이는 창의력과도 유관하다. 창의력은 접점이 없어 보이는 여러 요소를 관련 짓는 능력이라고 정의할 수 있고, 다른 인지 기능과 더불어 청소년기에 결정적으로 발달한다.

청소년의 창의력을 어떻게 발달시킬 수 있을까? 간단히 말하자면 아이들의 창의력을 꺾지 않으면 된다. 물론 창의력을 함양하는 활동도 있다. 예술, 음악, 의견 개진을 통해 추론 능력을 향상하는 간단한 토론 등이다. 여러분은 아마《프란츠 데 코펜하게 교수의 위대한 발명품Los grandes inventos del TBO, por el profesor Franz de Copenhague》을 기억하거나 들어보았을 것이다. 아동, 청소년 대상 만화잡지 〈TBO〉에 고정 연재되던 만화였다. 이후 〈TBO〉와 비슷한 만화잡지를 가리키는

'tebeo'라는 단어도 〈TBO〉 지의 이름에서 파생되었다. 어쨌든 프란
츠 데 코펜하게 교수라는 가상의 인물이 만화 속에서 보여주던 다양한
물건과 발명 과정은 창의력의 좋은 예다. 나는 대학 교수가 되기 전인
1990년대 중반에 바르셀로나의 한 학교에서 12~14세 아이들을 대상
으로 과학을 가르쳤는데, 당시에 앞서 말한 만화에서 아이디어를 얻어
수업에 이를 적용했다. 시험에는 늘 열한 문제를 냈다. 각 1점에 해당
하는 열 문제 외에, '보너스' 문제로 학생들에게 수업에서 배운 것을 기
반으로 상상력을 발휘하여 '발명품' 하나를 그려보라고 했다. 창의력을
함양하는 동시에 시험 시간에 동기부여와 기쁨을 느꼈으면 하는 마음
이었다. 하지만 우리는 우리도 모르는 사이에 자주 아이들의 창의력
을 꺾고 만다. 청소년기 아이가 내놓은 생각이 우리에게는 터무니없게
느껴질 수 있다. 그 이유는 아이의 뇌가 예상치 못한 새로운 연결을 막
해냈기 때문이다. 따라서 아이의 생각이 터무니없으면 아이가 성찰할
수 있도록 도우면 된다. 만약 그 대신에 바로 아이를 비웃거나 꾸짖으
면 아이의 뇌는 "새로운 연결을 해도 쓸모가 없구나, 그냥 하지 말아야
지."라고 생각할 것이다. 우리는 이런 식으로 아이들의 창의력이 꽃피
는 것을 막아버린다.

　실질적으로 집행 기능은 다음과 같은 다양한 인지 능력을 포함한다.
여러 선택지와 미래 대안을 그리며 새롭고 창의적인 계획 수립, 선택
지의 장단점을 가리기 위한 비판적 사고, 이러한 성찰에 기반한 의사
결정 등이다. 이렇게 설정한 목표를 달성하기 위해 우리는 감정과 행

동을 관리한다. 시시각각 상황을 관찰하고 얻은 결과를 고려해 역동적으로 선택을 바꾼다. 쉽게 말하면 집행 기능을 통제하는 사람은 자기 삶의 주인공에 그치지 않고 감독까지 될 수 있다. 청소년기에는 이 과정의 진행과 발달이 매우 가시적으로 드러난다. 청소년 뇌는 다른 장에서 좀 더 심층적으로 다룰 것이다.

집행 기능은 나이가 들면서 점진적으로 발달하는데 그 변곡점이 바로 청소년기다. 모든 가정과 사회, 교육 시스템의 최우선 과제는 각 개인이 집행 기능을 잘 확립한 채로 청년기와 성인기에 도달하도록 돕는 것이다. 다채롭고 진취적이며 자기 자신과 사회 앞에 자율성을 갖춘 사람을 길러내야 한다. 그렇다면 청소년이 이런 능력을 함양할 수 있게끔 돕는 방법은 무엇일까? 자기 능력을 발휘하도록 허용과 장려의 손길을 내미는 것이다. 보디빌더가 근육을 키우려면 고단백 식품 섭취와 더불어 운동을 병행해야 한다. 마찬가지로 우리가 인지 기능을 사용할 때마다 뇌는 새로운 뉴런 연결을 만들고 또 원래 있던 연결을 강화해 인지 효율을 높인다. 반대로 개인의 의사결정 능력을 제한하는 가족, 사회, 교육은 결정 능력이 낮은 사람을 길러낸다. 그러한 환경에서는 해당 기능에 관여하는 뉴런 중 일부가 제대로 성숙하지 못하기 때문이다. 또한 자유로운 의견 개진이나 의견의 다양성을 핍박하는 사회에서 자라는 사람들은 사고력이 저하된다. 우리가 생활 속에서 청소년기의 아이들과 학생들에게 스스로 결정을 내리도록 하거나 자신의 결정에 대해 성찰해보도록 장려할 때, 청소년의 집행 기능은 발달한다.

감정은 무엇이고 어디서 생겨날까?
정서적 지지 부재와 고독감은 어떤 결과를 불러올까?

앞서 우리는 뇌를 둘로 나누어보았다. 이제 두 번째로 변연계를 알아
보자. 변연계는 청소년기 주요 변화와 관련이 있고, 대뇌피질만큼이나
중요하다. 변연계 내의 주요 기관으로는 해마, 시상하부, 시상, 선조체,
편도체(표 6) 등 다섯 개 기관을 들 수 있다.

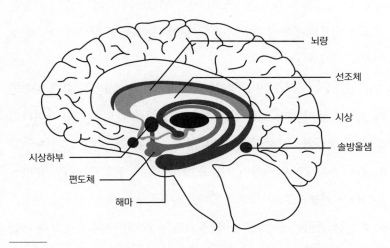

표 6 변연계의 전반적 구조. 기억(해마), 주의력(시상), 감정의 발생(편도체), 보상 감각(선조체) 등의
기능을 담당하는 부위 외에도 이전 장에서 언급된 기관(뇌량, 시상하부, 솔방울샘) 등이 나타나 있다.
출처: 다비드 부에노(2019).

해마는 기억 중추 역할을 한다. 우리의 정신을 풍요롭게 하는 결정
적 경험을 기억으로 고착시킨다. 이러한 경험을 기반으로 우리는 성찰

하고 의사결정을 내린다. 물론 기억이 해마에 직접 저장되는 것은 아니다. 기억은 뇌 전 영역에 분포한 뉴런을 통해 유지된다. 해마는 마치 인터넷 즐겨찾기 목록과 같다. 각 기억이 어디에 있는지 기록해, 의식적으로 기억을 떠올리고 싶거나 무의식적으로 기억을 사용해야 할 때 기억이 위치한 뉴런 연결망을 활성화해 찾아낸다. 이러한 과정은 흔히 무의식적으로 이루어진다. 신체가 성장할수록 해마도 발달하며 결정적 발달 시기는 청소년기 전, 유년기 후반과 청소년기 이전 시기 preadolescence다. 여기서 청소년의 뇌를 이해하기 위해 중요한 사실은 청소년기 경험이 뇌에 기록되는 동시에 이를 유년기 경험과 결합해 성인기를 계획한다는 것이다.

시상하부는 청소년기로 향하는 문턱과도 같은 시기인 성적 성숙기의 초입에 관여한다. 또한 이 시기 사회 교류에 특히 활발히 관여하기도 한다. 시상하부에서 분비되는 다양한 호르몬 중 옥시토신이 매우 중요하다. 옥시토신은 다양한 기능을 수행하는 신경호르몬으로, 분만을 촉진하는 기능으로 잘 알려져 있다. 하지만 그 외에도 사회성, 부성과 모성 등에 관여한다. 예를 들어, 옥시토신 분비 저하가 고독감과 관련이 있음이 관찰되었다. 또한 옥시토신이 제대로 분비되지 않으면 부정적인 상황에 놓였을 때 과대반응을 하고, 불안감을 느끼거나 술, 해로운 약물 복용을 하는 경향이 나타났다. 청소년이 자신의 또래와 함께 어울리는 것이 중요하다. 이러한 활동이 옥시토신 분비를 높여 자신이 혼자가 아님을 느끼고 불안감이 줄어들며 약물 복용의 길로 빠질 가능성이 감소한다. 앞으로 다음 장들에서는 이 모든 주제에 대해 구체적인 예시를 들며 어떻게 청소년의 행동을 해석할 수 있을지 고민해보겠다.

시상은 주의 집중과 의식을 조율한다. 우리의 관심이 필요한 상황이 발생하면 시상이 활성화되어 우리는 그 상황에 집중한다. 바로 이러한 이유로 우리는 일상적이고 평이한 상황보다는 새로운 것에 관심을 기울이고는 한다. 위험이 도사리는 상황이나 그와 정반대로 기회가 될 수 있는 상황이 발생할 때, 이를 감지해 활성화된 시상은 이전 경험을 기반으로 해당 물체 혹은 사건에 대해 주의를 환기한다. 따라서 시상과 해마는 기억을 관장하는 본부로써 계속해서 서로 소통한다.

또한 시상과 해마는 보상 감각에 관여하는 선조체와도 관계가 깊다. 선조체는 보상 감각을 통해 계획 수립과 의사결정 같은 정신 작용을 촉진한다. 즉 우리의 모든 활동에 개인의 만족에 바탕을 둔 주관적 가치를 개입시킨다. 그래서 우리는 예고 없이 무언가 벌어질 때보다 우리가 주체적으로 결정하고 미래를 계획할 때 더 행복을 느끼는 경향이 있다. 물론 늘 그런 것은 아니지만. 가정이나 교육 환경에서 스스로 결정을 내릴 때마다 벌 받은 경험이 있는 사람은 주체적으로 결정해야할 때 공포를 느낄 것이다. 나는 대학에서 상담 지도를 할 때 이런 경우를 목격했다. 약 12년 전부터 나는 생물학 전공 학부 학생 30명가량의 상담을 맡아왔다. 학생들이 입학한 후 4년 동안 전담하고, 이 학생들이 졸업하고 나면 다른 신입생 그룹의 지도를 시작하는 것이다. 학생대부분은 나의 도움을 별달리 필요로 하지 않지만, 일부는 의사결정에 극심한 어려움을 겪고 자기 힘으로 성찰하는 것을 매우 벅차한다. 이러한 이유로, 유년기는 청소년기로의 이행을 위한 결정적 시기다. 유년기의 경험에 따라 이후에 마주한 상황을 해석하는 방법이 달라진다.

또한 선조체는 시상과 더불어 동기부여 회로를 구성한다. 이 회로는 기본 신경전달물질로 도파민을 이용한다. 도파민은 앞서 말했듯 쾌락과 동기부여, 보상 감각, 낙관 등을 조절하는데, 이는 모두 성찰과 의사결정의 연료로 작용한다. 즉, 우리 뇌의 가장 복잡한 기능인 집행 기능과 변연계가 수행하는 가장 자동화되고 원시적인 기능이 서로 불가분의 관계로 상호작용하는 것이다. 동기부여에 대해서는 청소년 뇌의 특성에 대해 깊게 탐구하면서 앞으로 이야기할 기회가 많이 있을 것이다. 이전 꼭지의 집행 기능에 대한 설명과 지금 막 이야기한 감정에 대한 설명을 바탕으로 청소년의 행동과 그 이유를 독자 스스로 한 번 찬찬히 생각해보라.

마지막으로 편도체는 감정이 발생하는 곳으로, 위협을 느낄 때 활성화된다. 우리는 관습적으로 감정을 심장과 결부하는데, 사실 감정은 뇌에서 생겨난다. 심장은 그저 감정 변화에 가장 빠르게 반응하는 신체 기관 중 하나일 뿐이다. 심장 박동이 변하면 우리는 바로 느낄 수 있다. 하지만 감정 상태는 분명 뇌에서 발생한다. 뉴런 차원에서 감정은 무의식적인 반응 패턴으로, 우리가 어떠한 상황에 빠르게 답해야 할 때 생겨난다. 이때 말하는 상황은 위협이나 예상 밖의 것과 같이 외부에 기인하기도, 혼란스럽거나 기쁨을 자아내는 생각처럼 내부에 기인하기도 한다. 이처럼 필요한 상황에 맞게 빠른 답변을 내놓는 것은 뇌의 생물학적 기능이다. 이에 반해 숙고 끝에 내놓는 반응은 당연히 더 느리기에 적절한 타이밍을 놓칠 수 있다. 따라서 감정은 근원적으로 충동적일 수밖에 없다. 하지만 발생 후에 감정을 이성으로 다스리고 집행 기능을 통해 통제할 수 있다.

우리가 가진 다양한 감정 모두는 생존과 직결된다. 예를 들어 두려움은 아주 중요한 감정이다. 위협이나 위험 상황을 맞닥뜨릴 때, 더욱이 급박한 상황이라면, 편도체가 활성화되고 공포를 느끼며 도망치거나 몸을 숨기고자 하는 충동을 느낀다. 한편 위협이 분노를 일으켜 방어적 공격성으로 이어지기도 한다. 따라서 사람의 사고력을 저하시키거나 마비시키기에 가장 효과적인 사회학적 전략 중 하나는 바로 급박하고 지속적인 위험을 느끼게 하는 것이다. 공포와 분노는 인지 능력 저하로 이어지므로 비판적 사고를 함양하는 교육의 가장 큰 적이다. 따라서 청소년들을 위해 두려움과 거리가 먼, 편안한 환경을 조성해야 한다.

이런 이야기를 하는 이유는 뭘까? 우리가 경험하는 학습과 경험이 뉴런 연결에 기록되는 것과 마찬가지로, 감정 반응은 뉴런 연결의 수를 증가시키고 더 원활한 연결을 돕는다. 정서 학습과 집행 기능을 통한 감정 관리 능력은 가소성을 가진 뇌의 유동적인 변화에 결정적 역할을 한다. 이번 장을 시작하며 뉴런 연결의 수도 풍요로운 정신 활동을 위한 중요한 요인이지만, 뇌의 어떤 부위에 뉴런 연결이 형성되는지가 더 중요하다고 강조했다. 공포나 분노에 가득 차 반응하는 것에 익숙한 사람과, 호기심이 넘치는 사람의 정신 활동은 결코 같을 수 없다. 감정 연결은 경험으로 형성되는 다른 모든 연결과 결합해, 자기 인식뿐만 아니라 주변 환경 및 타인과의 관계를 좌우한다. 청소년이 스스로에 대해 가지는 생각과 주변 환경과의 관계를 결정해, 그 결과 청소년이 미래 삶을 어떻게 그려나갈지도 영향을 미친다. 다시 말해 감정 상태는 인간의 성장과 발달 과정에서 차이를 만드는 결정적 요인으로써, 특히나 유년기와 청소년기를 좌우한다. 따라서 어린이와 청소년의 정서 건강을 위해 힘쓰는 게 매우 중요하다.

물론 공포와 분노 외에도 많은 감정이 있다. 다른 기본적인 감정 중에 기쁨과 놀라움 등이 있다. 기쁨은 자기와 타인에 대한 신뢰로 이어지며, 자기 신뢰는 계획 수립, 성찰, 의사결정에 필요하다. 또한 기쁨은 앞서 말했듯 도파민과 밀접한 관련이 있어 동기부여와 낙관을 낳는다. 기쁨, 동기부여, 낙관 등의 결합은 강한 원동력을 발생시키고 매우 긍정적인 작용을 하는데, 앞으로 더 파헤쳐볼 것이다. 이에 대한 맛보기로, 잠시 우리 자신에 대해 생각해보자. 우리가 두 가지 과제를 수행했다고 가정해보자. 하나는 우리를 가슴 뛰게 하지만 그리 좋지 않은 결과를 받은 일이다. 반면 다른 일은 의무적으로 했지만 좋은 성과를 거두었다. 이 둘 중 무엇이 우리를 더 행복하게 하는가? 다른 질문을 해보겠다. 행복해 보이는 사람과 성난 것 같은 사람 중 누구를 더 신뢰할 수 있겠는가? 지금 여러분이 답한 것이 청소년에게도 똑같이 적용된다.

놀라움이라는 감정은 시상을 빠르게 활성화한다. 앞서 설명한 것처

럼 시상은 주의력 중추다. 또한 이 감정은 선조체에서 발생하는 동기
부여와 보상 감각과도 관련이 있다. 놀라움은 원시적 감정 중 하나로,
비판적 사고를 위해서는 놀라움의 촉진이 필요하다. 놀라움을 느끼면
이를 유발한 상황을 분석하기 위해 뇌에 자극이 가기 때문이다. 이를
위해서 우리는 믿음을 가지고, 주의를 기울이고, 적절한 동기부여가 필
요하다. 뇌 안의 모든 활동은 상호 연관되어 있다. 이 같은 상호 연관
성도 청소년기 뇌 성숙의 핵심이다.

상호 작용에 기반한 교육은 이 과정에서 상당히 중요하다. 유년기
에 겪는 경험과, 아이들이 다양한 경험을 할 수 있도록 우리가 어떻게
돕느냐에 따라 청소년기 시작점의 모습이 달라질 것이다. 이와 마찬가
지로 청소년기의 경험과 본보기 제공은 성인기 형성의 핵심이다. 이번
장 시작을 장식한 곤충 개미의 일부 종은 젊은 개체를 교육할 때 상호
작용의 모습을 보여준다. 예를 들어 유럽 일부의 바위틈 사이에 서식
하는 개미의 경우, 숙련된 채집꾼 개미가 아직 미숙한 풋내기 개미들을
먹이가 있는 곳으로 이끌고 간다. 제자 개미가 스승 개미에게 배우는 이
과정은 제자 개미의 학습 진전 속도에 맞추어 유연하게 조절된다. 제
자 개미가 뒤처지면 스승 개미는 속도를 늦추고, 제자 개미가 바짝 따
라붙으면 속도를 높여 계속 전진한다. 자극과 지지, 이것이 핵심이다.

이를 교육과 부모 자식 관계의 본질로 삼아야 한다. 아이가 부모로
부터 자극은 물론 정서적 지지조차 받지 못하는 경우가 있다. 가정환
경에서 부모가 아이와 어울리지 않고 대화를 나누지 않으며 심지어 극

단적인 경우는 아이를 쳐다보지 않거나 학대하기도 한다. 이런 환경에서 자란 아이는 적절한 자극을 받고 정서적 보상감을 느끼는 아이에 비해 뉴런 생성과 뉴런 연결이 제대로 이루어지지 않는다. 또한 자극과 정서적 지지를 받았을 때보다 대뇌피질 두께가 최대 3분의 1 더 얇아진다. 이는 당연히 집행 기능에 부정적인 영향을 미치며, 중요한 경험을 효율적으로 저장하는 기능도 현저히 감소시킨다. 아이의 미래에 영향을 미치는 건 두말할 것도 없다. 극단적인 예시를 들어보겠다. 자식을 자기가 원하는 삶과 직업적 성취를 방해하는 장애물로 여기는 가족이 있다고 해보자. 또한 적절한 정서적 지지 없이 아이에게 학업으로 지나치게 부담을 주는 가족을 생각해보자. 이 모든 경우, 부분적이라도 분명히 어느 정도 뇌 형성에 악영향을 미친다. 미국심리학회APA의 2010년 연구에 따르면 정도에 차이는 있으나 약 20%의 가족이 부지불식간에 앞서 이야기한 두 예시에 속한다.

　유년기와 청소년기 동안 겪는 고독감과 정서적 보호 부재는 뇌 발달을 저해해 인격 형성에 부정적 결과를 초래할 수 있다. 제임스 딘, 나탈리 우드 주연의 고전 영화 〈이유 없는 반항〉(1955)을 처음 보았던 때가 생각난다. 그때 나는 청소년기 소년이었다. 어른이 되는 과정에서 주인공들은 두려움과 불안을 느끼고, 그런 아이들이 커가는 것을 바라보는 부모 또한 불신과 불안을 느낀다. 아이들과 부모는 서로를 이해하지 못하며, 그들 모두 고독감에 사로잡힌다. 어쩌면 나는 그때 두려움을 느끼며 살아가지는 않겠다고 결정했던 것 같다. 또한 언젠가 내가 아이를 가진다면 아이가 결정을 내릴 때 그 곁에서 아이를 지지하겠다고 다짐했다. 아이 대신 결정을 내리는 게 아니라, 아이와 나 우리가 모두 혼자라고 느끼지 않길 원했다. 하지만 청소년기를 담은 영화 중 내가 가장 감명 깊게 보았던 것은 프란시스 포드 코폴라 감독의 〈럼블피쉬〉(1983)였다. 자기 삶을 지휘하지 않고 두려움에 떨기만 하던 사람들의 비통한 초상을 그린 영화다.

사회적으로 중대한 문제인 고독감은 주로 정서적 요인으로 인해 발현된다. 고독감이란 사회적 관계의 양과 질적인 측면에서 타인과 교류가 부족하다고 느끼는 주관적 경험으로 정의할 수 있다. 지난 10년 동안 미국과 여러 유럽 국가에서 실시한 연구에 따르면, 약 21~70%의 청소년이 가끔 고독하다고 느끼며, 3~22%는 지속적인 고독감을 경험하는 것으로 나타났다. 또한 바르셀로나 시가 2021년 중반 실시한 연구에서 바르셀로나 청년 중 26.5%가 가끔 혹은 자주 외롭다고 느낀다고 응답했다. 이는 65세 이상 인구 중 같은 응답을 한 18.7%보다 높은 수치다. 다른 비슷한 연구들에서도 결과는 별반 다르지 않았다. 일반적으로 중년층 이상이 청년보다 더 고독감을 느낀다는 믿음이 지배적이다. 하지만 통계에 따르면 그 반대다. 어쨌든 고독감은 정신 건강뿐만 아니라 신체 건강에도 악영향을 초래한다. 미국심리학회는 한 연구를 통해 고독감으로 인한 신체 악영향이 매일 담배 15개비를 피우는 것과 같다고 밝혔다. 뇌와 정신 측면에서, 유년기와 청소년기에 느끼는 고독감은 자존감을 떨어뜨리고 불안과 우울을 증가시킨다. 이때 주요 위험 요인은 부모 등 가족 및 또래로부터 정서적 지지를 받지 못하는 것이다. 반대로 이들로부터 받는 충분한 정서적 지지는 보호 요인이 된다. 결국 핵심은 자극과 지지에 있다.

유년기 뇌 발달 : 쉼 없는 변화와 폭발적 가소성

나는 이미 여러 차례 청소년기 발달을 위한 유년기의 중요성을 언급했다. 따라서 청소년의 뇌를 이해하려면 우선 간략하게나마 유년기 뇌 형성을 짚고 넘어가야만 한다. 뇌 발달은 아주 복잡한 과정으로 진행된다. 한편으로는 게놈에 내재한 유전적 설계를 따른다(이 유전적 설계에 대해서도 곧 이야기하겠다). 하지만 다른 한편으로, 경험과 환경의 개입도 상당하다. 무언가를 경험하면 뉴런 연결이 구축되며 인격 형성에 영향을 미친다. 이때 개별 경험의 성격뿐만 아니라 경험 당시의 순간이 언제였는지도 중요하다. 즉 유년기에 겪은 경험은 청소년기의 경험과 다른 양상의 족적을 우리 삶에 남긴다. 또한 청소년기에 겪은 경험은 청년기와 성년기에 겪은 경험과 다른 방식으로 우리 삶에 영향을 끼친다. 어떠한 경우든 우리의 경험이 이후 삶의 단계에 영향을 미친다는 사실은 같다.

우리의 근원부터 시작해보자. 발생 단계의 배아와 태아일 때 뇌는 뉴런 생성을 시작한다. 많은 뉴런은 이후 정착해 제 기능을 발휘할 장소에서 떨어진 부위에 먼저 형성되고, 나중에 이동한다. 그런데 태아와 신생아의 뇌는 환경에 특히 민감한 영향을 받아서, 환경에 따라 뉴런 이동이 촉진되기도, 방해받기도 한다. 많은 외부 요인이 태아 뇌 형성과 발달을 교란한다고 알려져 있다. 이를테면 임산부가 음주, 흡연(간접흡연도 포함된다), 기타 약물 복용 등을 할 때다. 이로써 뇌의 많은 부위 크기가 변하거나 뉴런 연결에 혼선이 생겨, 이후 태어난 아이의 행동 양상이나 학습에 지장을 준다. 따라서 건강한 환경에서 임신하는 것이 중요하다. 또한 임산부가 자신의 몸 상태를 고려해 격렬하지 않은 적절한 운동을 하면 뱃속 태아의 뇌 형성뿐만 아니라 생리학적으로 많은 부분에 도움이 될 수 있다.

출산 전 마지막 4~6주 동안에 태아의 뇌는 이미 첫 학습을 시작한다. 특히 어머니의 체험이 뉴런 연결에 각인되어 남는다. 예를 들어, 태아는 모국어의 리듬을 구분하기 시작하고, 신생아는 엄마 뱃속에 있을 때 엄마가 즐겨 듣던 음악을 들으면 이를 인식한다. 한편, 임신 후반기에 이혼으로 인한 트라우마, 실직으로 인한 경제적 어려움, 가까운 사람의 죽음 등의 스트레스를 받는 경우가 있다. 이러한 임산부에게서 태어난 아이는 뇌의 회백질(신경세포가 모여 있는, 회백색을 띠는 부위-옮긴이)이 감소하고 집행 기능의 조절 능력이 저하되며, 전전두피질과 편도체 연결에 이상이 발생하는 것이 관찰되었다. 또한 이런 아이들은 청소년기 동안 스트레스에 관여하는 호르몬이 더 많이 분비되며, 휴식을 취할 때도 이런 경향이 나타난다. 또한 주변으로부터 정서적 지지와 보호(과보호를 말하는 것이 아니다)를 받은 임산부가 낳은 아이는 감정을 관장하는 전전두피질의 뉴런 연결이 더 왕성하게 일어나, 이후 정서적으로 더 윤택한 삶을 살게 된다. 요컨대 청소년기 행동 양상과 뇌의 성숙은 출생 전에 학습된 요소에 영향을 받는다.

신생아 뇌는 성인과 외형이 비슷하지만, 발달을 마치려면 아직 한참 멀었다. 출생 후 만 4~5세까지 새로운 뉴런 생성이 활발하게 이루어지며 뇌 크기를 불려 간다. 또한 활발한 뉴런 이동이 진행되며 뉴런 연결이 빠른 속도로 이루어진다. 그렇게 생성된 뉴런 중 상당수는 이후 '뉴런 가지치기'라 불리는 작업을 통해 소멸한다. 뇌 각 부위의 발달과 새로운 뉴런 형성은 서로 다른 패턴으로, 다른 시기에 이루어진다

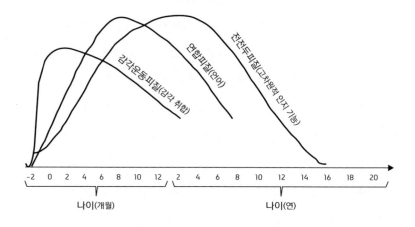

표 7 청소년기 핵심이 되는 다양한 뇌 부위의 성장과 성숙. 표에서 볼 수 있듯, 각 부위마다 성숙 속도가 다르다.

출처: 다비드 부에노(2019).

(표 7). 각 부위는 저마다의 속도로 성장하고 복잡성을 획득한다. 예를 들어 신체 감각 정보를 취합하고 관리하는 감각피질sensorial cortex과 우리의 자율 운동을 관장하는 운동피질motor cortex은 전전두피질보다 훨씬 이전에 발달을 시작한다. 전전두피질은 추상, 계획 수립, 추론, 의사결정, 집행 기능 조절 등 더 복잡한 인지 기능에 관여한다. 여기서 중요한 것은 먼저 발달하는 뇌 부위가 제대로 성숙해야 그 이후에 다른 부위의 발달이 제대로 이루어진다는 사실이다.

따라서 유아기의 감각과 정신적 경험은 이후 계획 수립, 의사결정, 감정 처리 등 청소년의 행동 양상을 관장하는 다른 뇌 부위 발달에 매우 중요하다. 즉 아이는 놀이를 통해 자기 나이에 습득해야 하는 능력을 키워나가고 최대한 조화로운 방식으로 계속 성장해야 한다. 모두 나이에 걸맞은 방식으로 말이다. 아이 능력을 과대평가하는 것은 대체로 해롭다. 아이가 타고난 발달 속도를 따라 커가는 것을 저해하기 때문이다.

예를 들어, 2021년 3월 말에 발표된 한 연구에 따르면, 지나치게 엄격한 유년기 교육은 뇌 일부 부위의 형태와 기능에 영향을 주는 것으로 나타났다. 또한 이러한 변화는 충동, 불안, 우울 등에 기반한 행동을 유발하고, 이런 경향은 성인기까지 이어질 수 있다. 연구 대상은 2~9세의 캐나다 아이 100명이었으며, 매년 추적조사를 실시했다. 가정교육의 엄격성 정도와, 그에 따라 아이들이 느끼는 불안감의 수준을 평가했다. 이후 아이들이 16세가 되었을 때 뇌 구조 검사와 행동 특성 평가가 이루어졌다. 아이들은 대체로 엄격한 교육에 대해 차갑고 거리감

이 느껴진다고 여겼다. 조사 대상 아이 중 신체적, 정신적 학대를 받은
아이는 없었다. 그러한 행위는 이미 예전부터 뇌 형성에 악영향을 미
친다고 잘 알려졌기 때문이다. 여기서 엄격한 교육이란 부모가 권위
적인 규율을 내세우고 아이의 성찰을 허용하지 않으며, 긍정적인 정서
교류 없이 훈계와 처벌을 하는 것이다. 이러한 교육을 받은 아이는 무
력감과 보호받지 못한다는 느낌에 사로잡힌다.

　이로써 가장 즉각적으로 일어나는 반응 중 하나는 불안감 증가다.
일부 아이는 그 영향으로 유년기에 극심한 행동 변화를 보인다. 이외
대부분 아이에게 바로 나타나는 변화는 미미하지만, 그렇다고 해서 장
기적 영향을 무시할 수는 없다. 엄격한 교육을 받은 아이들이 청소년
기에 도달했을 때, 뇌 특정 부위 두 군데가 일반적인 크기보다 작았기
때문이다. 그중 하나는 감정 발생에 관여하는 편도체, 다른 하나는 감
정 처리, 비판적 사고와 관련된 대뇌피질이었다. 이러한 형태의 뇌 발
달은 청소년기 행동 양상의 변화로 이어진다는 사실이 관찰되었다. 자
신감 하락, 반항적 태도, 자존감 하락, 높은 불안, 충동성, 우울, 스트레
스 관리 능력 저하 등이 나타난 것이다. 이렇듯 청소년기의 출발은 유
아기로 거슬러 올라간다는 사실을 다시 한번 확인할 수 있다.

　지금까지의 설명에서 더 나아가 보자면, 출생부터 3세까지 뇌에 작
용하는 유전적 요인은 대뇌피질과 가까운 부위에 뉴런 연결을 촉진한
다. 이 시기 가장 중요한 생물학적 발달 목표는 주변 환경과 사회로부
터 최대한 많은 정보를 흡수하는 것이다. 관찰, 인식, 조작, 경험을 통

해 아이는 최적의 방식으로 자신을 둘러싼 환경에 적응하려 한다. 다시 말해 환경의 영향으로 형성되는 뉴런으로 뇌 물리적 구조가 변하고, 이후 나타날 행동 패턴에도 환경이 작용한다. 환경에 적합하도록 행동하게끔 적응시키는 것이 뇌의 주요 기능임을 명심하자.

　태어난 지 2, 3일밖에 되지 않은 신생아가 본능적으로 가장 먼저 배우려는 것이 뭘까? 바로 감정의 의미다. 아기들은 제 보호자인 부모의 시선에 주목한다. 우리는 눈을 맞추며 감정 상태를 공유하기 때문이다. 부모가 되어본 사람이라면 누구나 자녀가 아기였을 때 애타게 우리와 눈을 맞추고, 오랫동안 시선을 떼지 않던 그때를 애틋하게 기억하고 있을 것이다. 아기들은 눈을 맞추며 감정적, 사회적 교류를 하고자 한다. 감정 상태가 무엇인지 이해해 이를 따라 하고, 다른 사람들이 제 감정 표현을 잘 이해했는지 확인해본다. 즉 타인의 감정을 예측하고, 또 타인이 자신의 감정 표현에 대해 어떤 반응을 보일지 예상하는 것이다. 유년기에 형성된 정서적 유대감은 이후 청소년기 동안 매우 중요하다.

　많은 학자가 뉴런의 가소성에 관여하는 다양한 요소와 그것이 행동 양상에 어떤 영향을 미치는지 연구해왔다. 예를 들어 유아기 초반에 가족 내에서 혹은 사회에서 스트레스를 경험하는 경우, 감정 처리와 연관되는 대뇌피질 여러 부위의 연결에 문제가 생긴다. 이는 충동적 행동으로 이어지며 이후 시간이 지나 우울증을 겪을 확률이 높아진다. 또한 유아기 양육 방식이 청소년기와 성년기의 인지 양상에 많은 영향을 미친다는 사실이 밝혀졌다. 양육이란 아이를 보호하고 교육하며 사회화시키기 위해 부모가 행하는 활동을 총체적으로 가리킨다. 양육 방식을 결정하는 요인은 가족의 구조나 구성이 아니다. 전통적 가정, 한부모 가정, 이혼과 사별을 겪은 두 가족 간의 재혼 가정, 동성혼 가정 등 다양한 유형의 가족이 있는데, 이에 따라서 양육 방식이 결정되는 것은 아니라는 말이다. 가족 구성원 간 소통 방식과 태도가 이를 결정한다. 부정적 양육의 경우 아이에 대한 애착 관계가 적거나 없고, 무관심과 방임, 거부와 적대감에 기초한다. 반대로 긍정적 양육은 신뢰에 바탕을 둔 정서적 교류, 과보호가 아닌 적절한 보호, 보상과 훈계의 일관성 등으로 이루어진다. 이때 훈계를 하더라도 교육적인 성격으로, 아이들에게 제안하는 방식으로 해야 한다. 부정적 훈육은 특정 뉴런 연결 패턴을 강화해, 주변 환경에 대한 호기심을 느끼는 능력을 떨어뜨리고 이후 학습 능력을 저해하는 것이 관찰되었다. 또한 감정 조절 능력을 낮춰, 이후 청소년기와 성인기에 우울 증세를 보일 가능성이 증가하며, 충동 성향과 약물 복용 위험이 커진다. 유년기 초기에 대해서는 이 밖에도 할 이야기가 많지만, 지금까지 설명한 내용으로 이미 유년기가 이후 청소년기 발달 과정에 미칠 수 있는 영향을 엿볼 수 있었으리라 믿는다.

이러한 지식을 바탕으로 유년기 뇌 형성을 계속해서 알아보자. 4~11세, 즉 성적 성숙기에 도달하기 전까지 뇌는 대뇌피질(전두엽 포함)의 연합령association area과 변연계 사이에서 수많은 뉴런 연결을 생성한다. 연합령은 감각기관으로부터 받은 정보 및 주변 환경과 우리의 물리적 교류 등을 통한 지각을 통합하는 곳이다. 한편 변연계는 앞서 봤듯 감정 발생에 관여하는 편도체, 기억을 관장하는 해마, 보상감과 기쁨에 관여하는 선조체로 이루어져 있다. 이러한 뉴런 연결로 개인적 능력, 학문적 역량 등이 크게 신장한다. 전처럼 뇌에서 새로운 뉴런이 많이 발생하지 않는 탓에 뇌 크기는 크게 변하지 않지만, 경험과 학습이 주는 자극으로 아주 많은 뉴런 연결 형성이 끊임없이 일어난다.

유아기 후 아동기에서 나타나는 양상 중 주목해야 할 것 중 하나는 일명 '마음 이론Theory of Mind'이다. 타인의 생각과 의도가 우리와 같을 것이라는 생각 대신, 타인의 입장에서 그의 심리 상태를 고려할 수 있는 인지 능력을 말한다. 이 능력 덕분에 타인의 행동 방식과 대응 방식을 관찰하며 그 사람의 성향을 예측할 수 있다. 이러한 능력은 4세 전후로 형성되기 시작하며 뇌의 다양한 부위가 이에 관여한다. 전전두피질을 비롯한 공감 능력과 관련된 다른 뇌 부위다. 마음 이론에 따른 발달 양상은 사람의 공감 능력에 영향을 주고, 그에 따라 연쇄적으로 주변 환경과 관계를 맺는 모습에도 영향을 미친다. 이러한 모습은 사회적 경험을 통해 점진적으로 형성되며, 유년기를 지나 청소년기 동안에도 마음 이론에서 말하는 능력이 계속 성숙해간다는 것이 관찰됐다. 사회생활을 위해 꼭 필요한 이 능력이 바르게 성숙하기 위한 중요 조건 중 하나는 감정 정보의 취합이다. 유년기와 청소년기에 경험하는 정서적 지지가 자기 경영 능력을 제고한다는 사실이 관찰되었다. 이때 말하는 지지는 과보호 성격이 아닌, 아이가 자기와 주변을 신뢰하게끔 이끄는 것이다. 자기 경영은 매우 중요하므로 지금 이 개념을 조금 더 심화해보도록 하겠다. 이후 실천에 옮겨 활용할 수 있는 유용한 설명이 될 것이다.

자기 경영이란 행동, 감정, 사고를 조절하고 통제할 수 있는 능력이다. 자기 경영의 큰 장점 중 하나는 자기 신뢰로, 우리 자신과 스스로 내린 판단을 믿는 능력을 말한다. 이러한 능력은 우리가 도전과제와 새로운 상황에 직면할 때, 축적된 경험과 지식을 활용하고 새로운 과제를 해결하기 위한 최적의 방법을 생각해내는 것을 돕는다. 잘 들여다보면 방금 내가 말한 내용은 이미 우리가 배운 두 가지 인지 측면을 포함한다. 하나는 기억이고, 다른 하나는 우리가 성찰하고, 계획을 세우고, 결정을 내리고, 두려움 등의 감정에 휩쓸리지 않도록 감정을 조절할 수 있는 능력인 집행 기능이다. 뛰어난 자기 경영은 자기 신뢰가 바탕이 되어야 한다. 또한 자기 신뢰를 위해서는 현실 직시, 낙관, 자각 능력, 스트레스 관리, 책임감이 필요하다. 이제 중요한 질문에 답할 차례다. 어떻게 우리 아이들의 자기 경영 능력을 강화할 수 있을까? 아이들이 자기 경영과 그에 필요한 모든 덕목을 점진적으로 키워갈 수 있도록 우리가 해야 할 역할은 무엇일까?

그 답은 이미 여러 차례 이야기했다. 우선 아이들이 가지고 있는 역량을 활용하도록 놓아두는 것이다. 이로써 아이들은 필요한 뉴런 연결을 형성하고 강화할 수 있다. 둘째, 아이들이 스스로 믿게끔 우리도 아이들을 믿어주는 것이다. 셋째, 스트레스는 누구나 안고 살아가지만 이를 더 증폭시키지 않는 것이다. 넷째, 정서적 지지를 통해 아이들이 스트레스 관리를 배우고 주변을 긍정적으로 바라볼 수 있게 해주는 것이다. 다섯째, 아이가 스스로 결정을 내릴 수 있게 하고, 이후 자신이 내린 결정에 따르는 책임 의식을 느끼도록 돕는 것이다. 당연히 이 모든 과정에서 아이에게 자극을 줄 때 아이 나이에 맞게 진행하고, 과잉 자극은 피해야 한다. 유년기 환경에서 동기부여, 호기심, 기쁨을 경험하며 자란 사람은 이후 청소년기를 포함한 삶의 전반에서도 계속 그러한 태도를 강화해나가는 것으로 밝혀졌다. 반면 주변 환경으로 인해 나태, 두려움, 권태, 환멸을 느끼며 자라면 청소년기가 이런 부정적 감정 상태로 물들게 된다. 유년기 아이가 사는 환경은 어른들이 형성한다는 점을 잊지 말자.

마지막으로, 유년기 뇌 발달이 이루어질 때 뇌의 다양한 부위에서 다양한 순간에 뉴런 연결의 밀도를 선택적으로 줄이는 과정이 이루어지며, 이는 '시냅스 가지치기' 혹은 '뉴런 가지치기'라는 이름으로 알려져 있다. 일견 뇌에 손실이 일어나는 것처럼 보일 수도 있지만, 이러한 연결 제거는 뇌 기능의 능률과 효율을 높이는 과정이다. 개인에게 가장 유용하고 활용도 높은 뉴런 연결 및 회로만을 선별해내는 과정이기 때문이다. 그렇다면 여기서 유용성과 활용도는 무엇을 뜻할까? 뇌는 주변으로부터 가장 많은 자극을 받고 강화된 뉴런 연결을 유용하다고 판단한다. 가장 높은 빈도로 활용하고, 많은 사회적 요소가 개입된 경우다. 따라서 뉴런 가지치기를 통해 개인이 처한 사회문화적 환경에

서 생존에 필요한 능력과 유관한 뉴런 연결의 선별과 보존이 이루어진
다. 이렇게 살아남은 뉴런 연결은 개인의 행동 패턴은 물론 자기 자신
과 주변 환경에 대한 인식에 영향을 미친다. 또한 당연한 이치로 각각
의 청소년기도 이에 영향을 받는다. 그러므로 교육적 맥락에서 예를
들어보면 청소년기 아이들에게 가장 강화해야 하는 요소는 비판적 사
고, 창의성, 사회적 능력, 확신, 끈기 있는 문제 해결, 공감 능력 등이다.
다시 돌아가 이야기해보자면, 현실감각을 가진 자기 신뢰가 필요하다.

하지만 여기서 아주 중요한 사실이 있다. 유년기가 청소년기에 미치
는 영향을 결정론적으로 받아들여서는 안 된다. 이 점을 설명하며 이
번 꼭지를 마치기 위해 이번 장 첫머리에 이야기한 신경 신화 중 하나
를 다시 언급하겠다. '특정 영역의 지식은 일정 나이를 넘어서면 더는
배울 수 없다'. 그러나 뇌는 가소성이 있기에 평생에 걸쳐 형태가 바뀌
며, 청소년기는 그러한 점에서 진정한 두 번째 기회다. 유년기에 학습
된 부적절한 태도, 즉 개인이 동기부여, 호기심, 적극성 등을 잃어 주
변 환경과 어우러져 살지 못하는 등의 태도를 교정할 수 있는 시기다.
물론 다른 시기에 비해 특정한 것을 더 빠르게 배울 수 있는 시기가 있
다는 사실은 자명하다. 일부 태도는 유년기에 더 쉽고 빠르게 습득하
고, 이를 이후 청소년기에 교정하려면 더 큰 노력과 시간을 투입해야
한다. 또 강조하고 싶은 것은 이와 마찬가지로 유아기의 그릇된 학습
내용이 이후 살아가면서 다른 배움을 얻는 과정을 방해할 수도 있다.
예를 들어, 유년기에 두려움을 느끼거나 정서적 지지가 부재한 상태로

습득한 정보 등이 그러하다.

유전자와 생물학적 유산 : '결정'과 '영향'을 가르는 결정적 차이

뇌는 저마다 중요한 기능을 수행하는 수십억 개의 뉴런으로 이루어진 복잡한 기관이다. 또한 역동적으로 뉴런 간 새로운 연결을 형성하고 신경전달물질 및 도파민, 옥시토신 등 신경호르몬을 통해 교류한다. 이 과정은 바르고 역동적이며 유연한 통제 메커니즘이 필요하다. 또한 뇌 구조가 형성되고 성숙하는 등의 발달 과정이 잘 통제되어야 한다. 이 모든 과정은 유전적 통제 하에 있다. 청소년기 뇌에 대한 전반적 이해를 위해 유전자가 무엇이며, 유전자가 청소년기의 전형적 모습을 비롯한 우리의 정신 활동에 어떻게 개입하는지 알아보자. 유전자는 우리 정신 활동에 영향을 주지만 완전한 결정력을 행사하지는 않는다. 자동차를 예로 들겠다. 통행금지 표지(표 8)는 그 자체로 단정적이다. 해당 표지가 있는 곳을 차로 지날 수 없고, 이에 대한 반론의 여지가 없다. 반면 권장 최고 속도 표지의 경우, 예를 들어 시속 70km라고 적혀 있다면 이는 하나의 지침일 뿐이다. 상황에 따라 이보다 더 느리게, 혹은 더 빠르게 차를 몰아 해당 도로의 최대 제한속도까지는 속도를 낼 수 있다. (스페인의 경우 속도제한velocidad máxima permitida와 권장 최고 속도velocidad máxima aconsejable가 따로 있다-옮긴이) 이 표지는 운전에 영향

표 8 좌 : 통행금지 표지 - 결정적이며 반론의 여지없이 해당 표지를 준수해야 한다.
우 : 권장 최고 속도 표지 - 운전에 영향을 주지만 표시된 속도보다 느리거나 빠르게 주행할 수 있다.

은 주지만 절대적 결정은 하지 않는다. 한편 앞서 언급했던 우리가 극
복해야 하는 신경 신화 중 '우리의 학습 방법과 학습 능력은 이미 유전
자로 인해 정해져 있다'도 있었다.

　유전자는 우리의 행동과 성격 전반에 영향을 주지만 절대적으로 결
정하지는 못한다. 예를 들어 어떤 사람은 다른 사람에 비해 비판적 사
고, 창의성, 혹은 뉴런의 유연성을 촉진하는 유전적 특성을 타고났을 수
있다. 하지만 이는 어디까지나 경향성일 뿐 결정하지는 않는다는 사실
을 기억하자. 여기서 더욱 중요한 사실은 이러한 경향성이 환경 영향에
따라 강화 혹은 제거될 수도 있다는 사실이다. 즉 교육, 사회, 문화 등의
요소나 어떤 학습과 경험을 했느냐가 중요하다. 권장 최고 속도 표지의

예와 마찬가지다. 우리가 주변 환경을 어떻게 인식하느냐에 따라서 우리는 조금 더 빨리 갈 수도, 조금 더 느리게 갈 수도 있다. 우리는 부모님으로부터 유전자를 물려받고, 자식에게 유전자를 물려준다. 이는 바꿀 수 없다. 하지만 우리가 아이들과 교류하는 방식, 아이를 교육하고 우리 자신이 학습하는 방식은 충분히 바꿀 수 있다. 이것이 핵심이다.

유전자는 유전학적 유산의 기본 단위로, 신체가 자라고, 성숙하고, 기능하기 위한 정보를 담고 있다. 인간 게놈 내에는 약 2만 300개 정도의 유전자가 있는데, 그중 대부분은 쌍을 이룬다. 한쪽은 어머니로부터, 다른 한쪽은 아버지로부터 받은 유전자다. 이 2만 개가 넘는 유전자 중 약 8,000개는 뇌 안의 뉴런을 비롯한 세포에서 기능한다. 그래서 유전자가 우리 뇌의 형성과 성숙, 기능, 나아가 정신 작용을 비롯한 모든 인지 기능에 영향을 미치는 것이다.

유전자로 인한 영향과 환경 영향을 구분하기 위한 척도로 '유전율 heritability'이라는 것이 있다. 유전율이란 인간의 어떠한 특성에 대한 유전적 영향을 퍼센티지로 정량화한 것을 말한다. 집행 기능을 예로 들어보면 이는 유전율이 28~72%로 나타난다. 집행 기능 중에서도 작업 기억, 성찰, 감정 조절 등 각각이 차이가 있지만 말이다. 또한 청소년기 특유의 충동성 또한 유전자에 영향을 받는 다른 예시로, 33~56%의 유전율을 보인다. 유전은 우리가 누구이며 우리의 아이들과 학생들이 어떤 사람인지에 영향을 준다. 그러나 교육, 사회, 문화가 가장 중요하다. 우리가 성장하고 살아가는 전반적 환경과 교육에 따라 지능과 행동 특성은 유전적으로 정해진 수준보다 강화되기도, 혹은 소거되기도 한다. 성찰 능력과 창의력이 발달할 유전적 경향성이 있는 사람이 자신이 속한 문화권에서 해당 능력을 거세당하면, 유전적으로 그런 경향성은 덜하더라도 해당 능력을 신장하는 교육을 받은 사람에 비해 비판적 능력이 덜 발달할 것이다. 또한 장기간에 걸친 계획 수립보다 즉시성을 더 중시하는 문화에서 자란 사람은 집행 기능 통제 능력이 감소할 수 있다. 각 개인의 유전적 경향과는 별개로, 해당 환경에서는 집행 기능에 큰 가치를 두지 않아 중요성이 높지 않을 것이기 때문이다. 이때 학습을 통해 형성되는 뉴런 연결이 결정적 차이를 만들 것이다. 권장 최고 속도와 마찬가지다. 경향성은 설정하지만 최종 결과를 규정하지는 않는다. 그 누구도 자신의 유전자를 바꿀 수 없고, 어떤 유전자를 아이에게 물려줄지 정할 수 없다는 사실을 기억하자. 우리가 물려준 유전자에 대해 우리도, 우리 자식들도 책임이 없다. 하지만 아이에게 제공하는 교육과 환경 조성, 자극, 정서적 지지 등은 우리의 책임이다.

유전적 영향을 이야기할 때 빠져서는 안 될 요소가 또 있다. 바로 '후생 유전 표지'로, 단순하고도 중요한 개념이다. 유전자 기능을 조절하기 위해, 즉 유전자가 언제 활성화되고 비활성화되며 어떤 강도로 기능하는지를 조절하기 위해 우리 세포가 택하는 방법의 하나는 교통표지처럼 일종의 표지를 세포 위에 붙이는 것이다. 이 같은 표지의 상당 부분은 환경과의 상호작용으로 생성된다. 그리고 분명 이런 상호작용은 어느 정도 우리에게 달려 있다. 또한 이 표지가 한번 형성되면 오랫

동안 유지된다. 실제 예시를 통해 그 중요성을 살펴보자.

2010년에 실시한 쥐 실험 하나를 소개하겠다. 암컷 쥐는 모성애가 아주 강하다. 새끼를 잘 먹이고 따뜻하게 보살필 뿐만 아니라 위생도 신경 쓰고 새끼들과 잘 놀아준다. 먹이를 찾으러 나가야 할 때면 새끼들이 외로워하지 않도록 재빨리 돌아온다. 또한 암컷 쥐는 사회성이 상당히 강하다. 암컷 여러 마리가 있는 철장에 한 마리가 추가되면, 신입에게 환영의 인사라도 하듯 모두 다가와 냄새를 맡곤 한다. 또한 처음 보는 물체를 발견하면 호기심에 이끌려 다가가 관찰한다. 실험 내용은 생후 2주 동안 새끼 쥐를 어미 쥐로부터 매일 두 시간씩 떼어놓는 것이었다. 쥐의 생후 첫 2주는 인간이 태어난 후 처음 3년에 해당한다. 엄마와 떨어진 새끼 쥐에게는 젖병과 온열 담요를 두어 허기, 갈증, 추위 등이 스트레스 유발 요인이 되지 않도록 통제했다. 유일한 변수는 엄마 없이 혼자 남겨진 두 시간 동안 새끼 쥐들이 외로움과 보호받지 못한다는 느낌을 받았다는 것이다. 이 쥐들은 성체가 됐을 때 더욱 공격적인 성향을 보였다. 새 동료가 나타나면 다가가 냄새를 맡는 대신 공격하려는 모습을 보였다. 또한 새로운 물체에 대한 호기심도 상실했다. 고립되려고 하며 두려움에 기반한 반응을 보이는 경향이 드러났고, 우울감에서 비롯된 행동을 보였다.

즉 새끼 쥐가 생후 2주 동안 경험한 방치되었다는 느낌이 이후 성체가 되었을 때의 행동에 영향을 미쳤다. 더 공격적이고, 사회성과 타고난 호기심이 감소했으며 새로운 것을 기피하는 성향이 생겼다. 물론 성체가 될 때까지 학습과 모방 등의 변수가 개입했을 수 있음을 감안해야 한다. 하지만 이 실험을 통해 알게 된 것은 후성 유전 표지의 변화로 일부 유전자가 조금 다른 형태로 기능하게 된다는 것이다. 특히 사회화에 결정적인 신경호르몬 바소프레신과 옥시토신에 영향이 나타났다. 바소프레신은 사회적 관계 맺기와 공포 상황 대처 등을 관장하고, 옥시토신은 모성애, 확신, 공감 능력을 높이며 사회적 두려움은 감소시킨다. 다시 말해 유년기의 사회, 정서적 조건이 뉴런 연결 구조에만 영향을 주는 것이 아니라 후성 유전 표지를 통해 일부 유전자가 기능하는 방식 또한 바꿀 수 있다는 것이다.

그렇다면 쥐 실험에서 본 이 현상이 우리 인간에게는 어느 정도로 비슷하게 나타날까? 만약 유년기에 정서적 괴롭힘이나 신체적, 성적 학대를 경험한다면 후성 유전 표지에 영향이 가고, 이는 충동적 행동과 우울증을 보일 확률을 높이는 것으로 나타났다. 심지어 청소년기, 청년기, 성인기에 자살로 이어지는 비율도 더 높았다. 또한 이번 장에서 이야기한 부정적 양육은 부정적 감정을 유발하는 후성 유전 표지를 만들고, 이로써 불안 경향과 호기심 저하, 스트레스 관리 능력 감소가 나타난다. 이에 관한 이야깃거리는 끝이 없지만 중요한 것은 사회정서적 경험을 비롯한 유년기의 경험이 이후 청소년기에 아주 큰 영향을 미칠 수 있다는 사실이다. 인간이 가진 잠재력을 발달시키기 위해 너무나 중요하고도 필요한 청소년기라는 시기에 말이다. 이는 곧 궁극적으로 청년기와 성인기에 진입하기 위한 인지 능력이 어떻게 성숙하는

지에도 영향을 미치는 것이다.

인류 진화의 필연적 결과로 나타난 청소년기

이전 장에서 언급한 내용에 대한 자세한 설명으로 이번 장을 마칠까 한다. '청소년기는 인간의 필수불가결한 삶의 단계'라는 말을 했었다. 인류 진화에 관한 정보를 통해 이를 설명하겠다. 우리는 생물 종으로 써 오랜 진화의 역사를 거쳤다. 청소년기의 복잡성과 특징을 고려하면 이는 인간의 전유물에 가까운 시기인 것처럼 보인다. 왜 우리는 인생 에서 이런 시기를 거쳐야만 할까?

인류 진화의 역사는 흥미롭고도 몹시 복잡하다. 진화사에는 다양한 주인공이 등장하지만 결국 모든 사람과科의 동물hominid 중 우리 현생 인류만이 유일하게 살아남았다. 우리와 진화적으로 가장 가까운 동물 은 거대 영장류이며 그중에서도 침팬지와 보노보를 들 수 있다. 아주 간단히 설명해보자면, 인류의 기원은 500만 년이 넘는 세월을 거슬러 올라간다. 당시 오스트랄로피테쿠스라는 한 그룹의 영장류가 침팬지 의 조상들과 서로 다른 길로 분화했고, 직립 보행을 시작했다. 약 250 만 년 전쯤에는 사람속Homo에 속하는 다양한 종의 탄생이 시작되었다. 호모 에렉투스Homo erectus, 호모 하빌리스Homo habilis, 호모 하이델베르 겐시스Homo heidelbergensis 등이다. 호모 하이델베르겐시스로부터 유럽의 네안데르탈인과 그의 근연종인 아시아 데니소바인이 갈라져 나왔다. 호모 에렉투스는 사람속 중 처음으로 인류의 기원지인 아프리카를 벗어났다. 우리 호모 사피엔스 또한 약 20만 년 전 아프리카에서 탄생해 오랫동안 그곳에 머물렀다.

10만 년 전쯤 일부 호모 사피엔스는 아프리카를 떠났다. 또한 동기간인 약 10만~8만 년 전 호모 사피엔스에게 해부학적 변화가 일어났다. 외형적으로는 크지 않았지만, 더 정교한 언어 구사가 가능해진 매우 의미 있는 변화였다. 우리의 직계 조상인 8만 년 전 호모 사피엔스에 비해 현생인류는 당시의 변화 덕분에 훨씬 쉽게 말하고 언어를 잘 활용한다. 따라서 우리는 더 복잡한 이야기를 할 수 있게 되었다. 시간이 조금 흐른 뒤 처음으로 추상 예술이 나타났다. 언어와 창의성, 상징성은 우리 뇌 안에서 서로 연결되어 있다. 우리 종의 조상과는 달리 혁신, 예술, 추상, 언어는 우리 삶을 이끄는 역할을 하며, 사고와 문화, 과학, 철학, 음악 등을 강화한다. 하지만 아직 풀리지 않은 궁금증이 있다. 우리 뇌는 이런 격동적인 활동을 감당할 수 있을까? 이후 성인기에 살아남기에 필요한 모든 것을 유년기에 학습할 수 있을까? 답을 알기 위해서 계속 진화에 대해 알아보자.

인류의 발생에서 가장 유의미한 진화 과정 중 하나는 바로 유형성숙neoteny이다. 어근으로 단어 neoteny를 살펴보면 '새로움의 경향'이라는 의미다. 유형성숙이란 유체의 특성을 유지한 채로, 동물이 어렸을 때 모습으로 성체가 되는 것을 말한다. 인간의 뇌가 이런 유형성숙적 특징을 잘 보여준다. 여타 영장류의 경우 성체가 아닌 유체일 때 보이는 특징을 인간은 계속 유지한다. 청소년기라는 시기가 우리 인생에 꼭 필요함을 여기서 볼 수 있다. 청소년기는 유아기적 특성과 성인기 특유 모습이 조화되어 시너지를 내는 시기다. 유형성숙의 예로 평생 학습할 수 있는 능력을 들 수 있다. 모든 포유류는 유년기에 새로운 뉴런 연결을 통해 부모와 환경으로부터 지식을 습득하고 이후 성년기에 제게 닥치는 과제를 해결한다. 하지만 포유류 대부분은 유체의 모습을 벗어나면 새로운 뉴런 연결을 멈춘다. 인간은 다르다. 우리의 뇌는 평생 새로운 뉴런 연결을 형성하는 능력을 유지한다. 이로써 우리는 늘 주변 환경에 대해 배우고 새로 생겨나는 변화에 적응해갈 수 있다.

하지만 청소년기와 더욱 관련이 깊은 유형성숙의 예시가 더 있다. 가장 쉽게 확인할 수 있는 것은 두개골 형태다(표 9). 침팬지 새끼는 태어날 때 눈썹 위까지 곧게 수직으로 이어지는 이마를 가진다. 하지만 커가며 성적 성숙이 일어나면 이마가 뒤로 평평해지고, 두개골은 방추형이 된다. 우리 인류 조상의 경우 신생아 두개골이 어떤 형태였는지 알지 못한다. 신생아 시체는 광물화 작용이 적어 화석화가 잘 이루어지지 않았기 때문이다. 하지만 성인기 오스트랄로피테쿠스, 호모 하빌리스, 호모 에렉투스 등은 두개골 이마뼈가 현재의 침팬지처럼 후방으로 매우 누워 있는 형태였음이 알려져 있다. 그러나 호모 사피엔스는 평생 수직 형태의 이마뼈를 유지한다. 신생아와 마찬가지로 이마 위로 곧게 뻗은 형태다. 다시 말해 성인의 두개골은 유아기의 모습을 유지

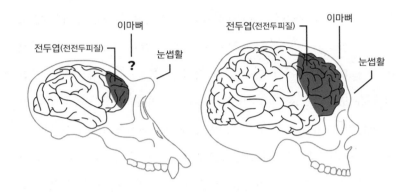

표 9 침팬지 성체(좌측)와 현생인류 성인(우측)의 두개골과 뇌를 비교한 모습. 집행 기능을 관장하는 전전두피질을 포함하는 전두엽의 크기와 이마 형태에 주목할 것.
출처: 아이다 고메스 로블레스Aida Gómez-Robles, (2016).

하는 유형성숙을 보인다.

　이러한 사실이 갖는 함의는 크다. 이마 뒤에는 전전두피질을 포함하는 전두엽이 자리한다. 전전두피질은 집행 기능을 관장한다. 즉 사유, 성찰, 대응책과 대안을 계획할 수 있는 능력, 감정 처리, 창의력 등이다. 이는 모두 의식적으로 설정한 목표를 달성하기 위해 행동을 선별하고 관찰하는 데 필요한 정신 활동을 내포한다. 뉴런 연결이 매우 복잡할 뿐만 아니라 많은 에너지 소모가 이루어지는 부위다. 따라서 생각을 하면 지치는 것이다. 또한 이 부위는 청소년기에 발달한다.

　방금 말한 대로다. 전전두피질은 청소년기에 발달하므로 해당 부위가 관장하는 인지 기능 또한 점진적으로 청소년기에 성숙한다. 이때 성숙하는 인지 기능 대부분이 인류의 행동 양상 중 가장 복잡한 것들과 연관되기도 한다. 행동 차원에서 청소년기는 이 모든 활동을 강화하는 핵심 시기다. 성인의 전형적 행동 특성이 성숙하기 위한 뇌 발달이 이루어지려면 유년기만으로는 역부족이다. 반드시 청소년기가 필요하다. 우리가 앞으로 살펴볼 것처럼 이 시기에는 뉴런의 재편이 이루어져 창의력이 향상되고 새로운 것을 추구하게 된다. 반면 우리와 달리 침팬지는 그저 새끼 때 배운 것을 끊임없이 반복한다. 부모가 그랬던 것처럼 대를 이어 계속 반복되는 것이다. 사육을 받으면 사육사를 모방하며 특정 태도와 기술을 익힐 수도 있지만, 야생에서 자유로운 상태에 있는 침팬지는 그렇지 못하다. 하지만 우리 인간은 평생에 걸쳐 새로움을 추구하고, 특히 자유로울 때 더욱 그런 경향이 나타난다. 또한 가혹할 정도로 매몰차게 일어나는 변화에 끝없이 적응한다. 그러니 이미 여러 번 말했듯, 청소년기는 우리를 인간답게 만든다.

이것이 바로 청소년기의 진화적 기능이다. 발견된 화석에 근거하면 3백만~4백만 년 전의 오스트랄로피테쿠스인 생애주기에는 오직 세 단계만 있었다. 현재의 침팬지와 마찬가지다. 첫 번째로는 부모의 양육을 받는 유아기, 둘째는 청년기 혹은 영장류를 설명할 때 주로 사용하는 용어인 성년 전 시기subadulthood, 마지막으로는 성년이다. 하지만 인류의 진화 과정에서 점진적으로 두 단계가 유아기와 청년기 사이에 생겨났다. 첫째로 아동기가 생겨났는데, 호모 에렉투스와 호모 하빌리스는 이미 이 시기가 있었다는 것이 밝혀졌다. 아동기는 성적 성숙기

에 도달할 때까지로, 본능에 의한 것이 아닌 습득을 통한 기술과 솜씨
가 자라나는 시기다. 한편 현생인류인 호모 사피엔스에는 청소년기가
나타났다(표 10).

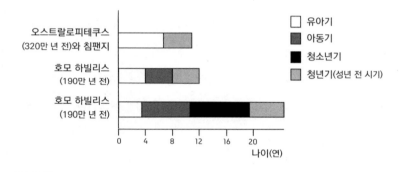

표10 현생인류와 인류 조상 간 생애주기 각 단계의 지속 시기 비교. 현생인류인 사피엔스에 이르러
청소년기가 출현했음에 주목할 것.
출처: 다비드 부에노(2019).

청소년기의 생물학적 의미, 즉 청소년기를 끌어낸 진화적 이점은 전
두엽과 전전두피질의 급격한 크기 증가에서 찾아야 한다. 물리적, 사
회문화적 환경과 역동적 상호작용 속에서 해당 뇌 부위는 이성과 성찰
에 기반을 둔 학습과 유관한 인지 기능을 관장하며, 감정 처리 및 계획
수립, 이성적 의사결정을 가능하게 한다. 이로써 새로움을 탐색해 발
견해내고 심지어는 새로운 것을 창조해낼 가능성이 생기며, 어른들에
의해 정해진 경계를 넘어서려는 행동 양상이 보인다. 이는 청소년기
의 특성으로 여겨진 반항으로 인식되곤 한다. 이번 장의 제목이 말하

듯 청소년기 반항에는 이유가 있으며, 그 이유는 진화에 뿌리를 둔다.

요약

청소년기 모습은 유아기에 형성되기 시작한다. 유아기에 어떤 경험을 어떻게 겪느냐에 따라 생겨나는 뉴런 연결이, 이후 청소년기에 나타나는 행동 반응과 사고방식을 통해 청소년기를 어떻게 보내고 어떤 모습으로 성장하는지에 영향을 준다. 뉴런 연결은 평생에 걸쳐 발달을 거듭한다. 청소년기에도 마찬가지여서 이 시기는 성인기에 유용하게 쓰일 연결을 만들어내는 두 번째 기회로 여겨지기에, 청소년기를 십분 활용해야 한다. 청소년의 행동과 관련해 뇌의 두 부위를 강조할 필요가 있다. 하나는 집행 기능의 중추인 전전두피질, 다른 하나는 감정과 기쁨, 보상 감각이 발생하는 변연계다. 집행 기능이란 인지 기능으로써 우리가 선택과 대안을 만들고, 비판적인 사고와 성찰을 하고, 의사결정을 내리고, 설정한 목표를 달성하기 위해 행동을 조정하게끔 한다(집행 기능이란 우리가 선택과 대안을 만들고, 비판적인 사고와 성찰을 하고, 의사결정을 내리고, 설정한 목표를 달성하기 위해 행동을 조정하게끔 하는 인지 기능이다). 집행 기능 통제 능력은 한 사람이 자기 삶의 주인공을 넘어 감독이 될 수 있게 한다. 청소년이 굳건한 집행 기능을 가지고 청년기와 성년기에 도달할 수 있게끔 도와주는 것을 최우선 목표로 삼아야 한다. 그래야만 아이들이 변화를 멈추지 않고 진취적이며 자기 자신과 세상 앞에 자율성을 갖춘 사람으로 성장할 수 있기 때문이다.

경험과 집행 기능 통제 외에, 감정 상태 또한 새로운 뉴런 연결을 발생시켜 기존의 연결과 결합하게 한다. 뇌의 뉴런 연결 숫자는 삶을 풍요롭게 만들기 위해 중요하다. 하지만 뇌 어느 부위에 중점적으로 그러한 연결이 일어나느냐도 중요한데, 이는 일정 정도 감정 상태가 좌우한다. 두려움과 분노로 반응하는 데 익숙한 사람의 정신 활동과 호기심으로 가득한 사람의 정신 활동은 전혀 같지 않다. 유전자 또한 우리의 정신 활동에 영향을 미치는데, 환경은 이를 후생 유전 표지를 통해 조정한다. 여기서 우리가 조절할 수 있는 변수는 우리 아이들과 학생들에게 제공하는 교육과 가정환경, 사회 환경이다. 이 모두는 사춘기 청소년의 자기 인식self-awareness 및 주변 환경과의 관계에 영향을 주고, 결과적으로 아이들이 어떻게 이후 인생을 설계하느냐도 가른다. 이 모든 것을 바탕으로 볼 때 가장 필요한 것은 자극과 정서적 지지다.

3장

청소년기 뇌의
생물학적 변화

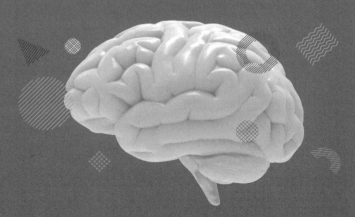

청소년기의 특징 중 하나는 어린아이나 성인에 비해서 늦게 자고 늦게 일어나려는 경향이 있다는 것이다. 그 본질적 이유는 솔방울샘을 비롯한 수면 및 각성에 관여하는 뇌 부위의 발달 과정에 기인한다. 일주기 리듬의 변화로 인해 생체 시계가 어린아이나 성인보다 약 두 시간 정도 뒤처지게 조정되기 때문이다.

급히 은신처를 찾아 몸을 숨긴 아이들은 지평선에 드리운 검은 먹구름이 굵은 빗방울을 쏟아내지 않고 지나가기를 바랐다. 그곳에서 처음에는 드러누워 편히 쉬고, 하릴없이 시간을 보냈다. 하지만 이내 차가운 바람이 불어와 은신처의 온기를 앗아가자 불안감이 아이들을 덮쳤다. 한 번도 느껴보지 못한 생경한 감정이 아이들을 지배했다. 당시에는 아무도 몰랐겠지만, 인생에서 두 번 다시 겪지 못할 순간이었다. 마음 가장 깊은 곳 어딘가에 숨겨진 본능만이 바로 그 순간부터 모든 것이 바뀌리라는 사실을 직감할 뿐이었다. 그러다 갑자기 짙은 회색빛 먹구름이 빗물을 쏟아내기 시작했다. 더운 바다에서 오랫동안 쌓인 빗방울을 먹구름은 같은 자리에서 몸을 살짝 움직여가며 세차게 퍼부었다. 굵고 차가운 빗방울은 밀림의 나뭇가지, 나뭇잎, 줄기를 적셨다. 흉포한 바람 탓에 나무와 덤불의 여유로운 몸짓은 격하고 무질서한 춤사위로 바뀌었다. 아이들은 목적지를 알지 못한 채 정글을 가로지르며 마구 뛰었다. 한 방향에서 갑자기 이유도 없이 다른 방향을 향해 내달렸다. 사방이 궂은 날씨기는 매한가지였다. 낙뢰로 인해 곳곳에서 작은 산불이 일면 세차게 내리는 비가 이를 진화했다. 천둥소리로 귀가 먹을 것만 같았다. 이런 혼돈 속에서 아이들은 자신이 살아남지 못하리라 생각하기도 했다.

하지만 결국 폭풍우는 멈추었다. 먹구름이 서서히 자취를 감추고 다시 태양이 빛을 발했다. 햇빛이 주위를 덥히면서 긴장감이 누그러져 갔다. 그때 아이들의 시야에 폭풍이 지나간 자리에 남은 잔해가 들어왔다. 온천지에 부러진 가지와 뜯겨나간 나뭇잎, 나무줄기가 즐비했다. 일순 아이들은 자신의 세계가 영원히 망가져 버렸다고 생각했다. 그러나 아이들이 몰랐던 사실은 빗물이 무질서와 동시에 천지에 생명을 불어넣었단 것이다. 무자비한 바람은 지평선을 정리하고, 번개로 인한 산불은 마른 낙엽을 없앴으며, 천둥소리는 생전 처음 들어보는 새로운 노랫가락에 자리를 내줬다. 혼돈은 새로움을 불러왔다. 청소년기는 끝났다. 뉴런이라는 나무의 잎사귀와 가지, 줄기는 새로운 모습으로 탈바꿈했다. 뇌 안의 정글은 다시 태어났다.

새로운 경험과 새로운 시야, 자기 안에서 흘러나오는 새로운 선율이 아이들을 이끌었다. 아이들은 그렇게 삶의 다음 단계로 나아갔다.

청소년기는 뇌의 변화, 혁신 성장이 일어나는 시기다. 이전 장들에서 언급했듯이, 청소년은 거의 모든 일을 함에 부모님을 포함한 어른에게 의지했던 유년기에서 벗어나야 한다. 이로써 직접 많은 것을 해결해야만 하는 성인기로 나아갈 수 있다. 이를 위해 자신이 주변 환경과의 관계에서 어떤 사람인지를 자각해야 한다. 조금씩 자기 삶의 주도권을 쥐고 거의 전적인 의존에서 상당한 독립으로 이행해야 한다. 유년기의 고유한 행동 대부분은 성인이 되면 쓸모가 없으므로 없애야 한다. 그

대신 성인다운 새로운 행동 양상을 습득해야 한다. 뇌는 성숙해가고 새로운 연결을 만드는 동시에 유년기에서 벗어나기 위해 일부 연결을 제거한다. 이것이 이번 장의 문을 열었던 이야기에서 묘사돼 있다. 청소년기는 어쩔 수 없는 혼돈의 시기다. 뇌 속도 마찬가지다. 이 시기에는 폭풍우가 몰아치는 것 같은 격동적인 변화가 많다. 하지만 벅찬 경험, 발견의 시간이기도 하기에 새로운 탄생과도 같다. 부러진 가지와 줄기, 뜯겨나간 나뭇잎은 뉴런 가지치기 과정에서 사라지는 뉴런 연결이다. 이 가지치기 과정은 생명수인 빗줄기에 비견되는 새로운 경험과 학습과 더불어 새로운 연결의 형성을 촉진한다. 새로운 뉴런 연결로 우리는 이후 성인의 삶을 엿볼 수 있고, 1장에서 말했듯 일종의 변태인 청소년기를 통해 새롭게 태어난다. 이 기간에 어떤 일이 뇌에 일어나며, 그러한 변화로 인한 결과가 무엇인지 이야기해보자.

청소년기 뉴런에는 무슨 일이 일어나는가?

이번 장 첫머리의 이야기를 쓸 때, 이야기 배경이 되는 장소를 정글로 할지 아니면 청소년의 방으로 할지 고민이 많았다. 청소년기 아이의 방을 들여다본 적이 있는가? 내 아이들이 청소년기였던 시절(혹은 가장 청소년기적 특성이 정점에 달했던 시절)에 아이들의 방을 관찰했던 경험을 바탕으로 대략적인 묘사를 해보겠다. 청소년의 방문을 한번 열어보라. 단 아이가 없을 때여야 한다. 방에 있는 아이가 사생활 침해라며 거친 말과 몸짓으로 당신을 내쫓을 것이기 때문이다. 방의 구석으로 시선을 돌리면 옷이 산더미처럼 쌓여 있다. 족히 며칠이 넘게 방치되어 있던 것 같다. 더러운 옷을 집어 들며, 어제 아이에게 주었던 세탁을 마친 옷과 더러운 옷이 마구 엉켜 있다는 사실을 깨닫는다. 옆쪽 책상 위에는 수업 내용을 필기한 노트가 잡동사니와 함께 뒤섞여 있다. 가장 경악스러운 것은 기름이 묻은 샌드위치 부스러기가 접시에서 책상 위로 떨어져 있는데, 까딱하면 필기를 더럽히거나 침대보로 떨어질 것처럼 아슬아슬한 위치에 있다. 침대 머리맡에는 땀에 전 양말이 운동화와 함께 놓여 있다. 이야기를 계속하지 않아도 이미 청소년기 소년, 소녀의 방이 어떤 모습일지 머릿속에 그릴 수 있으리라 믿는다. 어쩌면 우리가 청소년일 때 방의 모습도 이와 같았을 수 있다. 이 모든 무질서는 청소년기 뇌를 생생하게 비추는 거울이다. 뇌 안에서 마구잡이로 진행되는 과정은 질서나 조화라고는 찾아볼 수 없이 일어나는 것만 같다. 하지만 이런 과정을 통해 성숙과 발달이 이루어진다. 우리는 이미 유년기의 중요성과 어떻게 유년기가 청소년기를 좌우하는지 살펴보았다. 그렇다면 이제는 이 책의 핵심 주제인 청소년기를 다룰 차례다.

청소년이 청소년다운 행동을 보이는 것은 생물학적 본능에 따라 그렇게 해야만 하기 때문이다. 청소년기 시절의 타고난 뇌의 가소성은 시야를 넓히고 주위 환경에서 새롭고 창의적인 방식으로 발견하게끔 하며, 동시에 개인에게 딱 맞는 것을 찾아 나간다. 이러한 가소성은 아이가 성인의 삶을 영위하기 위해 성장하게끔 하는 것은 물론, 인류의 진보를 위해서도 꼭 필요하다. 따라서 어른들은 사춘기 청소년이 성숙해가는 속도를 존중하고, 아이에게 우리의 존재가 필요할 때마다 정서적인 지지를 보내야 한다. 물론 우리 자신의 청소년기 경험에 기반해(이것이 가장 어려울 수도 있다) 아이에게 좋은 길잡이를 제공하는 것 또한 중요하다.

앞서 말했듯이 우리에게 사적 영역을 침범당했다고 여길 때마다 아이들은 험한 말과 거친 행동을 일삼는다. 혹시 아이가 우리의 애정을 받을 자격이 없다고 여기는가? 그때야말로 아이에게 우리의 정서적 지지가 필요한 때이므로, 더욱 아이를 사랑해주어야 한다. 과보호하거나 아이의 행동을 변명하려고 하는 게 아니라, 아이가 자신에 대해 성찰할 수 있도록 충분한 안정감을 제공해야 한다는 말이다. 물론 자기 자신이나 주변 환경에 해를 끼칠 수 있는 행동을 보이면 그것을 교정해주어야 한다. 그러나 언제나 제안을 통해 타이르고 전향적인 방향으로, 설득력 있는 이야기를 해주어야 한다. 물론 아이를 설득하기란 힘들고 설득이 제대로 되었는지 알기란 어렵다. 제안하는 말하기란 행동의 제안을 통해 아이를 학습으로 이끄는 것이다. 이것이 청소년기 뇌가 하는 것이기도 하다. 학습에 학습을 거듭하며 이를 실행에 옮겨보는 과정이다. 왜 멈추지 않고 학습과 실습을 계속할까? 그 생물학적 이유를 살펴보자.

다양한 뇌 부위에 나타나는 변화로 청소년기의 심리 특성과 행동을 설명할 수 있다. 우선 개괄적 그림을 그려보겠다. 먼저 가장 두드러지는 것은 일부 뇌 부위의 크기 증가다. 뇌 전반에 퍼져 몇 겹의 구조를 이루며, 뉴런 연결이 집중된 '백질white matter'이 그러하다. 백질 크기 증가는 청소년기 뛰어난 학습 능력과 직결된다. 앞서 언급했듯이 학습과 경험 중 기억할 만한 것은 뉴런 연결망에 저장된다. 따라서 이러한 연결이 모여 있는 뇌 부위 크기가 증가하는 것은 당연한 일이다.

뇌의 두 반구를 잇는 굵은 신경 섬유 다발인 뇌량의 크기 또한 증가한다. 즉 다양한 뇌 부위 간 정보의 흐름이 증가하며 더욱 효율적으로 교류한다. 이러한 변화는 세상을 더 자율적이고 정교하게 해석하는 역량이 청소년기에 증가하는 것을 설명한다. 주위 환경과 자기 사고의 다양한 양상을 연관 짓는 능력이 향상되기 때문이다.

또한 뇌 안의 중요한 부위에서 뉴런 연결 형성이 많이 일어난다. 해마, 전전두피질, 편도체, 선조체 같은 부위다. 다시 한번 복기하자면 해마는 기억 중추이다. 전전두피질은 계획 수립, 성찰, 의사결정, 감정 조절 등 집행 기능을 관장한다. 편도체는 감정을 만들어낸다. 선조체는 보상 감각, 쾌감과 연관된다. 이 모든 요소가 합쳐져 청소년기의 각양각색이자 가끔 예측불허인 행동의 상당 부분을 설명한다. 따라서 우리는 하나씩 이를 살펴볼 것이며 우선 청소년기 특성 중 두드러지는 것을 설명할 것이다. 바로 잠을 자지 않고 늦게까지 깨어 있는 것이다. 왜일까? 부모가 잠잘 시간이 되었다고 말해도 말을 듣지 않는다. 반항과 강한 자기주장 탓이기도 하겠지만, 아이들이 그렇게 행동할 수밖에 없는 생물학적 원인도 있지 않을까?

왜 청소년은 늦게까지 잠들지 않는가?

청소년이나 막 청년이 된 자녀를 둔 집이라면 공감할 것이다. 새벽 한 두 시쯤 문득 잠에서 깼을 때 아직 잠들지 않은 자녀를 발견하지 않는가? 자기 방에서 게임을 하거나 친구들과 수다 삼매경에 빠져 있다. 간혹 공부를 하기도 한다. 또한 주말에 아이들이 친구와 놀고 집에 너무 늦게 들어오기도 한다. 청소년은 왜 그렇게 잠을 제때 자지 않을까? 이유는 다양하다. 친구와 어울리려는 강한 욕구, 불안감과 스트레스 등이다. 하지만 결코 부인할 수 없는 생물학적 이유도 있음을 알아야 한다.

청소년기에 발달하는 다른 뇌 부위는 바로 솔방울샘이다. 재미있는 사실은 솔방울샘이 뇌에서 유일하게 둘이 아닌 하나만 있는 기관이라는 것이다. 편도체, 시상, 해마 등 다른 기관은 뇌의 양 반구에 하나씩 총 두 개가 있다. 반면 솔방울샘은 오직 하나로, 뇌 정중앙에 위치한다. 이런 특이성 때문에 아주 오래전부터 연구 대상이 되어왔다. 2300년 전 그리스 의사 헤로필로스Herophilus는 솔방울샘이 생각의 흐름을 조절하는 밸브라고 생각했다. 또한 철학자 데카르트는 17세기 중반 솔방울샘은 영혼의 본거지라고 말했다. 오늘날 우리는 솔방울샘의 주요 기능 중 하나가 '일주기 리듬circadian rhythm'이라 불리는 수면-각성 주기 조절임을 알고 있다. 이는 긴장을 풀고 수면을 촉진하는 신경호르몬인 멜라토닌을 통해 이루어진다. 해가 진 후 다시 해가 뜰 때까지 빛이 없는 동안 솔방울샘은 멜라토닌을 분비한다. 이것이 우리가 주로 밤에 자는 이유다. 솔방울샘의 위치는 뇌의 중앙이자 시상하부 뒤쪽, '시신경 교차optic chiasm' 근처다. 이 위치를 바탕으로 수행하는 기능을 짐작할 수 있다. 시상하부는 체온 조절 등 신체 생리와 관련한 작용을 한다. 또한 다양한 행동 양상에 영향을 주는데, 영양 섭취, 공격, 구애 등과 연관된다. 한편 시신경 교차란 양쪽 눈의 시신경이 교차하는 부위를 말한다. 결국 이로 미루어 볼 때 솔방울샘의 기능은 눈이 감지하는 빛은 물론 다양한 생물학적 기본 활동 조절과 관련이 있을 것이다.

일주기 리듬에 관해 말해보자. 육체와 정신의 건강을 유지하기 위해 필수적인 수면-각성 주기다. 각성 상태는 우리가 주변과 관계를 맺고 영양소를 섭취하는 등의 활동을 위해 필요하다. 한편 수면은 생체 시스템 정비와 각성 상태에서의 경험을 유지하기 위해 중요하다. 앞서 말했듯이 멜라토닌은 주로 빛이 없을 때 분비된다. 솔방울샘과 시신경 교차의 위치가 근접한 이유다. 멜라토닌 분비를 조절하려면 해가 지고 뜨는 빛의 변화를 감지해야 한다. 하지만 외부의 빛만이 유일한 조건은 아니다. 일주기 리듬은 유전과 뉴런, 생리적으로 정해진 과정 덕에 자율 체계를 갖추고 있다. 물론 주변의 빛도 중요한 요소지만 말이다.

우리 내부의 유전적, 생리적 요인 덕에 일주기 리듬은 외부 요인을 예측하고 앞서 대응할 수 있다. 즉 주위가 밝아 오기 전에 이미 우리는 숙면 상태에서 빠져나오며 깰 준비를 하는 것이다. 마찬가지로 밤이 찾아와 어둠이 내려앉기 전 이미 조금씩 졸리기 시작한다. 이렇게 신체 기능은 잠에서 깨기 조금 전 활성화되고, 또 잠이 들기 전부터 서서히 비활성화된다. 몸의 에너지를 최대한 효율적으로 사용하고, 회복을 위한 숙면에 앞서 몸의 긴장을 푸는 것이다. 몸은 생리 활동을 통해 외부 변화를 예측해 대응한다. 이는 곧 몸의 생리 기능이 잘 이루어지지 않으면 수면의 질 역시 저하된다는 뜻이다. 청소년기 동안(삶의 다른 시기에서도 물론) 생리적 기능 교란의 주요 원인 중 하나는 스트레스다. 스트레스 지수가 낮거나 없어야 비로소 양질의 수면에 선행하는 긴장 완화가 잘 이루어진다. 만약 스트레스 지수가 중간 이상이면 수면에 큰 영향을 미친다. 다음 장에서는 스트레스의 원인과 결과를 이야기해볼 것이다.

청소년기의 특징 중 하나는 어린아이나 성인에 비해서 늦게 자고 늦게 일어나려는 경향이 있다는 것이다. 그 본질적 이유는 솔방울샘을 비롯한 수면 및 각성에 관여하는 뇌 부위의 발달 과정에 기인한다. 일주기 리듬의 변화로 인해 생체 시계가 어린아이나 성인보다 약 두 시간 정도 뒤처지게 조정되기 때문이다(표 11). 따라서 청소년기에는 밤에 졸음을 느끼는 시간이 다소 늦어지고, 자연스럽게 몸이 깨어나는 시간도 밀려난다. 청소년들이 늦게까지 깨어 있는 이유는 우리를 못살게 굴거나 반항심을 표출하려는 것이 아니다. 아침에 유독 일어나기 힘들어하면, 그것은 일부 사람들이 말하는 것처럼 게을러서가 아니다. 생물학적으로 정해진 결과일 뿐이다. 청소년기 뇌의 생리가 아이들에게 강요하는 바일 뿐이다. 물론 이와 별개로 아이가 반항하거나 자기주장

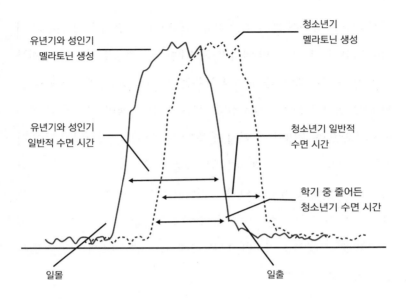

유년기와 성인기
멜라토닌 생성

청소년기
멜라토닌 생성

유년기와 성인기
일반적 수면 시간

청소년기 일반적
수면 시간

학기 중 줄어든
청소년기 수면 시간

일몰

일출

표 11 청소년기와 유년기 및 성인기 간 일주기 리듬 중 멜라토닌 생성 비교. 청소년기에는 한두 시간
의 지연이 나타남에 주목할 것. 청소년기 일주기 리듬에 따른 수면 시간과 아침에 일찍 일어나야 해
서 줄어든 수면 시간이 비교되어 있다.

을 내세우기 위해 잠을 자지 않아 우리를 성가시게 할 때도 있긴 하다.

이러한 일주기 리듬 변동은 다양한 결과를 야기한다. 우선 밤에 쉽
게 잠들지 못하니 더 늦게 잔다. 성인보다 두 시간 정도 늦다. 하지만
등교를 위해 아침 일찍 기상해야 한다. 즉 필요한 수면 시간보다 적게
잔다는 의미다(표 11). 평균적으로 청소년은 2시간에서 2시간 45분 정
도 수면 시간이 부족하다는 계산이 나오며, 이는 아이의 신체 및 정신

건강에 큰 영향을 미친다. 잠의 일차적 기능은 업무, 학업, 놀이 등의 활동 후에 안정을 취하고 회복하는 것이지만, 이에 국한되지는 않는다. 그날의 기억과 경험을 저장하는 접착제 역할도 해, 이전의 기억 및 경험과 통합될 수 있도록 돕는다. 그러니 우리가 자는 동안 기억과 학습 내용이 더욱 공고해진다.

또한 잠을 자는 동안 우리의 뇌는 기억에 우선순위를 매긴다. 기억을 여러 항목으로 분류 후 정서적 중요도에 따라 이를 재조직한다. 이러한 과정이 우리라는 사람을 만드는 데 결정적이다. 우리가 스스로는 물론 주변 환경과 어우러지는 방식을 어떻게 기억하는지에 영향을 미치며, 또한 이에 따라 자기 인식과 환경 인식도 달라진다. 사춘기 청소년은 이러한 기억과 자아 형성을 미래에 투영할 것이고, 실질적으로 미래 모습에도 영향을 미친다. 다시 말해 양질의 수면은 경험과 사고의 통합적 재구성을 통해 적절한 자기 인식을 돕는다. 이 과정은 청년기에 자기 삶을 자율적으로 꾸리고 재구성하기 위해 필수적이다. 깊은 밤 이러한 자아 확립이 이루어지기 위해서는 기억에 미치는 정서적 중요성을 잊지 말아야 한다. 여기서 다시 한번 우리 인생에 감정 상태가 얼마나 중요한지 강조하겠다. 따라서 우리가 유년기 뇌 형성에 관해 이야기했던 것처럼, 우리가 무슨 경험을 하는지 뿐만 아니라 어떻게 그러한 경험을 하고 그 당시 어떤 감정을 느끼느냐가 매우 중요하다.

충분히 잠을 자지 못할 때 생기는 일

청소년기 수면 부족은 생리 기능과 신진대사 교란으로 이어져, 이후 성인이 됐을 때 비만, 고혈압, 심혈관 질환 등을 유발할 수 있다. 또한 감정과 행동에도 부정적 영향을 줄 수 있다. 우울, 낮은 자존감, 심한 감정 기복, 거식증, 폭식증, 충동 억제 불능과 지나친 폭력성, 학습 능력 저하, 창의력 부진, 문제 해결 속도 저하, 산만함, 건망증, 약물 및 알코올 의존 등이다. 물론 개인차는 있다. 사춘기 청소년이 충분히 자지 못하면 뉴런 가지치기가 부분적으로 감소한다. 뉴런 연결을 일부 제거하는 이 과정은 행동의 성숙과 충만한 삶을 위해 필요하다. 뉴런 가지치기의 원인과 결과는 곧 자세히 설명하겠다.

수면 부족은 스트레스와도 유관하다. 중간 이상의 스트레스 지수는 잠을 청하기 어렵게 만들고 수면의 질도 떨어뜨린다. 또한 수면 시간이 적정량에 못 미친 탓에 더 강한 스트레스에 시달린다. 악순환의 고리에 빠지는 것이다. 스트레스란 우리가 위협으로 인식하는 상황 앞에 보이는 생리적 반응이다. 실제 위협이든 우리가 그저 가정하는 위협이든 마찬가지로 몸과 뇌가 같이 반응한다. 따라서 스트레스에 시달리는 청소년에게 보이는 최악의 반응은 아이에게 충분한 정서적 지지는 주지 않으면서 지나치게 훈계하고 야단치는 것이다. 이는 아이의 스트레스 지수를 더욱 높이고 상황을 악화시킬 뿐이다. 스트레스가 증가하면 문제 해결은 더욱 어려워지기 때문에 이러한 방식은 피해야 한다.

이러한 상황에서 스트레스에 대응하기 위해 뇌가 택하는 가장 일반적인 두 가지 방식이 있다. 우선 두려움이라는 감정으로 인해 숨어버리거나 도망쳐 상황에서 멀어지는 것이다. 심지어는 자기 자신으로부터 도피하기도 한다. 두 번째는 분노 혹은 공격성을 보이는 것이다. 여기에 대해서도 곧 더 자세히 다루어보겠다. 우선 강조하고 싶은 것은 수면 부족은 짜증을 유발하기 때문에, 여기에 청소년 특유의 욱하는 기질이 더해지면 아이는 자기 행동과 그에 따라 일어날 수 있는 결과를 깊게 성찰하지 못한다는 것이다.

앞서 일주기 리듬은 시간에 따른 변화에 한발 앞서 대응한다고 말했다. 미리 준비해 신체 생리적 기능을 최적화하기 위해서다. 또한 수면 부족으로 인한 결과에 대해서도 살펴봤다. 원인이야 다양하겠지만 그중에서도 일주기 리듬이 늦어져 잠은 늦게 자는데 학교에 가기 위해 일찍 일어나야 하므로 잠을 충분히 자지 못하는 것이다. 그렇다면 이렇게 필연적으로 일어나는 청소년기의 변화를 우리가 조금 더 존중하는 게 어떨까? 아이의 일과를 일주기 리듬에 맞추어 조정한다면 무슨 일이 일어날까? 청소년이 아침 기상 시간을 늦추면 나타나는 결과를 보여주는 다양한 실험이 있다. 그중 2017년 영국에서 실시된 실험 하나를 소개하겠다. 만 13~16세 청소년으로 구성된 집단을 대상으로 등교 시간에 따른 변화를 4년간 관찰했다. 실험은 아주 간단했다. 실험 첫해는 영국 중등 교육의 일반적 등교 시간인 8시 30분에 학생들이 등교하게 했다. 이듬해부터 2년간 등교 시간을 10시로 늦추고, 마지막 해에는 다시 기존의 8시 반으로 앞당겼다. 매년 아이들의 병결 일수와 시험 성적에 기반한 학습 성취도 자료를 수치화했다. 그리고 이를 일반적으로 8시 30분에 등교하는, 같은 연령대와 사회경제적 상황의 학생들과 비교했다.

실험 결과는 매우 명료했다. 등교 시간을 늦춰 아이들이 매일 1시간 30분씩 더 잤을 때 병결 일수는 50%로 감소했다. 면역력이 좋아진 덕분에 독감이나 코감기 등에 덜 걸렸기 때문이다. 면역체계는 신경호르몬 멜라토닌과 연관이 있으며 잠을 자는 동안 회복된다. 학습 성취도의 경우 2년 동안 10시에 등교한 아이 중 성적 향상을 기록한 비율이 일반적인 시간에 등교한 다른 학생들 대비 20% 높았다. 20%가 별거 아니라고 생각하는 사람도 있겠지만 이는 아주 유의미한 결과다. 중등교육 단계를 밟고 있는 학생 중에는 자신이 좋은 성적을 낼 가능성이 결코 없다고 생각하는 아이들이 있을 것이다. 스페인 교육 시스템은 일반적으로 10점 만점 기준인데, 3.5~5점 정도를 맞는 아이들은 성적 향상을 그리 기대하지 않기도 한다. 하지만 그저 잠을 더 많이, 일주기 리듬에 맞게 잔 것만으로도 성적이 눈에 띄게 향상될 수 있다면 얼마나 좋은가. 청소년의 학업 중퇴는 현재 많은 나라가 마주한 심각한 교육 문제다. 그리고 이로 인한 스트레스와 불안은 청소년은 물론 가족 전체를 괴롭힌다. 이 점을 감안하면 학업 성취도 향상으로 교육 체계 이탈이 줄어드는 것은 매우 긍정적이다. 하지만 모든 나라의 배경은 다르고, 차이를 만드는 요인을 분석하기 위해 각 사회문화적 맥락을 이해하는 게 중요하다. 등교 시간, 해가 떠 있는 시간, 시간과 관련된 사회적 관습, 음식 종류와 식사 시간 및 식사량 등이다. 하지만 어쨌든 아침에 잠을 더 많이 자는, 아주 단순해 보이는 것이 청소년기 뇌 발달 및 성숙에 긍정적 영향을 미친다.

휴식의 중요성

그러나 밤의 숙면만 중요한 것은 아니다. 낮에 활동 중간 중간 쉬어주는 것 또한 중요하다. 오랫동안 지나친 강도로 활동하면 학습 내용과 경험을 체화하는 데 지장이 생긴다. 이 사실은 사람뿐 아니라 쥐를 비롯한 다른 동물을 대상으로 한 연구에서도 증명됐다. 쥐는 뇌 활동을 쉽게 관찰할 수 있는 동물이기도 하다. 아주 흥미로운 내용의 실험을 하나 소개할까 한다. 쥐 몇 마리를 미로에 넣어 돌아다니도록 풀어둔다. 이후 쥐를 두 그룹으로 나눈다. 첫 번째 그룹의 쥐는 활동 후 쉴 시간을 주고, 두 번째 그룹은 휴식 없이 바로 새로운 학습 과정에 투입된다. 그 결과 쉬는 시간을 가졌던 쥐들이 미로 구조를 더 오래 기억하는 것으로 드러났다. 자신의 기억을 재구성하고 체화할 시간이 있었기 때문이다. 우리 인간에게도 같은 일이 벌어진다. 한 실험에서 학습 과제를 주고, 한 그룹은 학습 후에 휴식을 취하게 해주고 다른 그룹에는 휴식 시간을 주지 않았다. 다음날 다시 같은 과제를 했다. 학습을 마친 후 쉬었던 사람들은 배웠던 것을 거의 다 기억했다. 하지만 쉬지 못했던 사람들은 전날 배운 내용 중 많은 부분을 잊었다. 이러면 뒤처진 상태로 학습을 시작하거나 새로운 학습 내용을 쉽게 습득하지 못한다. 이 실험 내용을 사춘기 청소년에게 적용해보면, 학습과 업무 일과 중에는 휴식 시간을 잘 구성해서 점진적으로 학습 내용을 체득해야 한다는 결론을 내릴 수 있다.

여기에 한 가지 덧붙여 말하자면, 인지신경과학의 모든 측면이 그렇듯이, 모두에게 동일하게 적용되는 것은 없다. 타고나기를 아침 일찍 일어나 일찍 잠드는 사람이 있지만, 늦게 일어나고 늦게 자는 사람도 있다. 이들은 제게 맞는 활동시간대chronotype가 아침과 저녁으로 서로 다른 것이다. 흔히 '아침형 인간', '저녁형 인간'이라고들 한다. 나는 의심의 여지없는 아침형 인간이다. 하지만 청소년기 아이 중 대부분은 일주기 리듬이 늦춰지는 것 때문에 저녁형 인간이 되기 마련이고, 아침보다는 밤에 하는 활동에서 높은 효율을 자랑한다. 또한 필요한 수면 총량도 각자 다르다.

마지막으로 청소년뿐 아니라 성인에게도 중요한 사실은 잠들기 전부터 뇌와 몸이 긴장 완화를 시작해야 한다는 점이다. 잠자리에 들기 직전까지 공부해서는 안 된다. 뇌는 활동을 서서히 늦추어 나가기 위해 적어도 30분이 필요하다. 몸의 긴장을 풀고 잠에 조금씩 빠져들기 위함이다. 우리는 잠들기 전 전자기기를 사용하는 습관이 있다. 그러나 전자기기가 뿜어내는 빛은 우리의 일주기 리듬을 교란해 잠드는 것을 어렵게 만든다. 그 이유는 매우 간단하다. 뇌에는 외부 환경에 맞게 주기를 맞추려 하는 '시차 조정' 체계가 있기 때문이다. 이때 판단 기준 은 주위의 빛이다. 망막에는 색상을 감지하는 원뿔세포, 빛에 민감해 미약한 빛도 감지하는 막대세포 등이 있다. 하지만 이외에도 일주기 리듬 조절에 관여하는 다양한 종류의 광수용세포가 있다. 따라서 환한 빛을 발하는 화면을 밤에 보고 있으면 뇌는 아직도 낮이라고 생각하기 에 잠들기 어렵다. 하지만 푸른빛이 많이 들어간 야간 모드 기능을 지 원하는 경우 일주기 리듬을 크게 해치지 않는다. 적어도 취침 30분 전 에는 밝은 전자기기 화면을 보지 않는 것을 권장한다. 뇌가 아직도 낮 인 줄 알아 야간의 휴식 리듬을 늦추는 것을 막기 위해서다. 또한 고자 극 활동도 피해야 한다. 그래야 뇌가 서서히 긴장을 늦춘다. 쿨쿨쿨….

경험과 체험의 역할

청소년이 다른 이유는 뇌의 차이에서 나온다. 역설적으로 청소년의 뇌 는 우리 삶의 다른 그 어떤 시기보다 강력한 동시에 유약하다. 뉴런의 가소성 덕에 뇌가 폭발적으로 활성화되면서 아주 빠르게 학습할 수 있 지만, 아이들이 학습의 이유를 발견해야 비로소 그러한 능력을 발휘할 수 있다. 우리 어른이 직접 그 의미를 찾아서 알려준다고 해서 되는 일 이 아니다. 청소년에게는 사회문화적 맥락이 매우 중요하다. 자신의 신체와 새로운 인지 능력을 환경과의 관계에서 배우기 때문이다. 또한 아이들은 다양한 것을 폭넓게 학습한다. 그러니 청소년이 습득하는 지식, 능력, 태도 중에는 어른들이 긍정적으로 바라보는 것도 있지만, 부정적으로 평가하는 것도 있다. 어찌 됐건 또래 청소년 사이에서 좋게 평가되는 것은 아주 빠른 속도로 배운다. 청소년에게 나타나는 공통점은 청소년의 뇌가 삶의 그 어느 때보다도 사회적 요소나 감정적 요인에 기반한 학습을 우선한다는 점이다. 그렇기에 사회적, 정서적 환경은 청소년 뇌 발달의 핵심이다.

청소년의 뇌가 강한 동시에 연약하다는 이 분명한 역설로 인해, 이때의 뇌 구조 형성은 이후 청년기에 이르러 의식 있고 적합한 방식으로 자기 삶의 주인이 될 수 있게도 하는 동시에 자기 내면은 물론 타인의 상태를 이해하고 관리하는 데 어려움을 겪게 할 수도 있다. 한 가지 가능한 길은 더 강력하고, 안정적이고, 창의적인 사람이 되는 것이다. 이 세 가지 특성은 반드시 함께 갖추어지지는 않지만 그렇게 되는 편이 이상적이다. 혹은 다른 길로 갈 경우 귀가 얇고 휘둘리기 쉬우며 감정적으로 불안정하고, 창의적인 미래 설계 역량이 떨어질 수 있다. 당연하게도 이 두 갈래 갈림길에서 어느 곳으로 향하느냐에 따라 벌어지는 차이는 크다. 전자에 속하는 아이들은 변화와 새로움을 경험하며, 삶의 과정에서 나타나는 도전과제와 문제 상황을 탄력적인 성장의 기회로 삼는 어른으로 자라난다. 반면 후자에 속하는 아이들은 도전과제에 맞서는 데 어려움을 겪고 실패에 대한 인내가 적으며, 자신에게는 물론 타인을 대할 때 더 충동적이고 공격적인 자세를 취한다. 또한 기질에 따라 지나치게 소극적인 모습을 보이기도 한다.

　모든 사람의 지문이 서로 다르듯이 뇌 또한 사람마다 결코 같을 수 없다. 따라서 청소년과 소통하기 위한 특단의 해법은 존재하지 않는다. 그저 청소년에 대해 배워 이를 우리의 고민에 대한 지침으로 삼을 수 있을 뿐이다. 같은 게놈을 가지며, 삶의 많은 경험을 공유하는 쌍둥이조차 완벽히 같은 뇌를 갖지는 못한다. 우리의 모든 행동, 말, 생각, 감정이 뇌 발달에 영향을 미치며, 끊임없는 변화를 일으킨다. 유전자와 환경의 상호작용으로 뇌는 학습한다. 하지만 이와 동시에 뇌의 자체 학습도 있다. 우리가 생각하고 느끼는 것, 청소년이 생각하고 느끼는 것 또한 뇌 발달과 형성에 영향을 미치는 것이다. 우리는 외부에서 오는 학습뿐만 아니라 자체 학습도 거친다. 따라서 청소년이 적절한 정서적 조건과 경험을 하며 학습할 수 있는 환경을 가정, 학교, 사회에서 마련하는 것이 매우 중요하다. 이미 여러 번 이야기 했듯이 가장 근간이 되는 것은 뉴런의 가소성이다. 결정적인 경험 후 새로운 연결을 형성하고 기존 연결을 강화하는 뉴런의 특성이 중요한 역할을 한다.

　뇌 형성과 일정 행동 양상의 형성에 미치는 환경의 중요성에 관한 근거는 1950년 후반에 처음 밝혀졌다. 캐나다의 한 신경학자는 어린 쥐 몇 마리를 실험실에서 빼내 집으로 가져가서는 자신의 아이들에게 애완동물로 선물했다. 실험실 동물을 외부로 반출할 수 없는 현재와 달리 당시에는 규범이 비교적 느슨했다. 신경학자의 아이들은 쥐가 집안을 자유롭게 돌아다니도록 두었다. 쥐들은 하루 대부분을 주위를 탐색하며 아이들과 놀았다. 아이들이 자신들을 가지고 놀도록 인내심을 가지고 참았다는 말이 맞을지도 모르겠다. 그렇게 몇 주가 지나고 쥐가 성체가 되자 신경학자는 다시 쥐들을 실험실로 돌려놓았다. 그러고는 그동안 우리 안에 갇혀 자랐던 다른 쥐들과 비교해보았다. 미로에 쥐들을 넣고는 어떻게 미로를 탐색하는지 방법을 비교하고, 쥐들이 출구를 찾고 길을 익히는 데 시간이 얼마나 걸리는지 확인했다. 쥐들이 서둘러 나가는 길을 찾을 수 있도록 출구에는 쥐가 좋아하는 음식을 놓아두었다.

신경학자의 집에서 이곳저곳을 누비며 자유를 만끽한 쥐들은 그렇지 않은 쥐들에 비해 미로라는 새로운 환경 속에서 훨씬 높은 자신감과 확신을 드러냈다. 출구의 위치를 찾아내고 학습하는 속도가 더 빨랐으며, 실수하더라도 좌절하는 기색이 별로 없었다. 이제 청소년에 대해 얘기해보자. 이들이 성숙한 어른으로 바람직하게 거듭나려면 아이들이 자율적으로 주위 환경을 탐색할 수 있도록 놔두어야 한다. 동시에 정서적 지지로써 아이들이 확신을 잃지 않도록 해야 한다. 우리가 아이의 태도와 행동을 이해하지 못한다고 해서 훈계하고 꾸지람하며 아이를 가두고, 정서적으로 안정된 환경을 조성해주지 못한다면 이는 마치 아이를 '정신적 우리' 안으로 몰아넣는 것과 같다. 세상에서의 경험이라는 창을 통해 아이는 무엇이 자신을 행복하게 하며, 무엇으로 더 건강하고 충만하며 현명한 삶을 살 수 있는지 알아갈 수 있다. 우리의 목표는 자신감과 자기 확신을 가진 청년을 길러내는 것이다. 주변과 건강한 관계를 맺고, 높은 회복탄력성을 가지며, 감정 조절과 정서적 안정을 가진 청년들 말이다.

이러한 맥락에서 청소년들은 보상 감각과 연관되어 있는 사회 정서적 학습에 더 가치를 둔다. 즉 주위에서 긍정적으로 평가되는 것에 늘 흥미를 느낀다. 따라서 또래 사이에서 인정받기 위해 그리도 노력하며, 자기에게 위험이 가할 수도 있는 행동까지 감수하고는 한다. 2016년 미국의 한 연구팀이 수행한 연구 결과에 따르면, 기억을 관장하는 해마 위쪽에 위치한 선조체에서 발생한 보상감에 따라 학습 능력과 기억력이 향상된다. 당시 연구를 간단하게 설명해보자면, 참여한 청소년들에게 그림 몇 개를 보여주며 기억하라고 한 뒤 그 이후에 아이들이 얼마나 잘 기억하는지 평가했다. 그중 절반에게는 답을 맞히면 긍정적 시각적 자극('축하해, 잘하고 있구나'와 같은 긍정적 글귀가 삽입된 일러스트)을 주고, 맞추지 못하면 별다른 이야기 없이 재도전하게끔 해주었다. 반면 다른 절반의 아이들에게는 아이들이 맞춰도 아무 말 없이 바로 다음 평가로 넘어갔으며, 오답을 말하면 부정적인 시각적 자극('틀렸어, 제대로 못 하고 있네'와 같은 부정적 글귀가 삽입된 일러스트)을 주었다. 긍정적인 시각적 자극을 받은 아이들이 부정적인 시각적 자극을 받은 아이보다 더 빠르게 학습 내용에 대한 답을 내놓았다.

한편 성인을 대상으로 같은 실험을 진행해 그 결과를 비교했는데, 그때 나타난 차이는 흥미로웠다. 성인의 경우 긍정적 혹은 부정적 시각적 자극에 따른 차이는 청소년과 비교할 때 크지 않았다. 달리 말하면 청소년이 훨씬 더 자신의 주위(성인과 또래 모두)로부터 받는 긍정 및 부정 반응에 민감하게 반응한다는 것이다. 또한 아이들은 그런 반응을 자신의 학습과 경험의 중요도 및 유용성을 평가하는 지표로 활용한다. 이는 학습을 체화하고 이후에 활용할 때의 효율성에도 영향을 미친다. 또한 긍정 및 부정적 피드백이 어떠한 결과를 낳는지 우리 어른들이 주로 갖는 인식을 청소년에게 무조건 적용해서는 안 된다. 한계를 극복하고 새로운 도전과제에 부딪히는 과정에서 강경한 부정적 메시지가 우리 자신은 물론 아이들에게도 도움이 될 것이라 믿는다. 하지만 사실 그렇지 않다. 오히려 정반대다. 앞서 이야기한 것처럼 우리가 아이의 태도를 바로잡으려 할 때, 아이에게 대안을 제공하는 제안하는 말하기와 전향적 해결 방식을 취하는 것이 장기적으로 훨씬 효과적이다.

뇌는 연결을 제거해 효율성을 높인다

청소년기 동안 뇌는 뉴런 연결을 폭발적으로 늘릴 뿐만 아니라 동시에 이미 존재하는 연결을 제거한다. 마치 정원사가 불필요하거나 방해만 되는 가지를 잘라내는 것과 같은 이 과정은 '뉴런 가지치기' '시냅스 가지치기' '축삭돌기 가지치기' 등으로 불린다. 이 과정을 통해 뇌는 유년기의 본능적 행동을 유발하는 뉴런 연결을 제거함으로써 청년기, 성인기에 적합한 특징을 획득해간다. 또한 사용 빈도가 낮은 뉴런 연결을 제거해 뇌의 가용 역량을 확보하고 새로운 연결 및 자주 사용하는 연결을 위한 자리를 만든다. 뉴런 연결과 가지치기는 표 12에서 확인할 수 있듯 뇌 모든 부위에서 같은 양상으로 일어나지는 않는다. 뉴런 가지치기는 뉴런의 죽음이나 삭제가 아니다. 그저 축삭돌기를 거두어들임으로써 효율성이 떨어지는 연결을 제거하고, 효율적인 연결은 그대로 남기며, 새로운 연결이 형성될 때 잘 사용되지 않는 연결과의 혼선이 일어나지 않도록 하는 것이다.

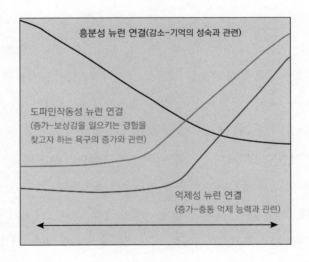

표12 전전두피질에 나타나는 뉴런 종류별 서로 다른 양상의 가지치기

출처: 신경과학 교육 연구원Neuroscience Education Institute, <www.neiglobal.com/Members/MonthInPsychopharmPost/tabid/509/topic/58/Default.aspx>

뉴런 가지치기는 뇌 기능 효율을 높인다. 예를 들어, 청소년기 동안의 적절한 뉴런 가지치기로 지능지수IQ가 높아질 수 있다. IQ는 평생 불변하며 고정적이라는 인식이 아주 오랫동안 지배적이었다. 하지만 그렇지 않다는 사실을 이제는 안다. 청소년기 동안에는 다른 모든 인지적 특성과 마찬가지로 IQ가 높아질 수도, 낮아질 수도 있다. 13~16세 청소년 중에서 약 3분의 1은 IQ의 변화를 겪지 않으며, 3분의 1은 IQ가 높아지고, 나머지 3분의 1은 오히려 낮아진다는 사실이 관찰됐다. 어떠한 요인이 청소년기 인지 기능의 발전 및 저하를 불러오는지 확실히 밝혀진 바는 없다. 하지만 의심의 여지없이 중요한 역할을 하는 것은 비판적 사고와 감정 처리의 강화로, 이는 모두 전전두피질이 관여하는 집행 기능에 해당한다. 지능은 중요하다. 하지만 그게 전부는 아니다. 여러 차례 강조한 것처럼 감정적 측면을 어떻게 관리하느냐에 따라 우리는 인지 기능을 십분 활용할 수도, 아니면 낭비해버릴 수도 있다. 극단적인 예로, 행동 반응을 두려움과 호기심 둘 중 어디에 집중할 것인지는 다르다. 두려움이라는 정서적 반응은 우리를 숨게 하고, 새로운 경험에 기반한 학습을 거부하며, 도망치게 만든다. 반면에 호기심은 놀라움이나 성찰과 같은 전향적 감정 및 태도가 합해져 나온다. 따라서 분명히 IQ를 비롯한 인지 기능에 영향을 주는 것 중 하나는 비판적 사고와 감정 관리다. 지능은 단순히 더 많이 아는 것뿐만 아니라 학습 내용과 방법의 효율과도 밀접한 관련이 있다.

IQ에 대해 언급한 김에 또 하나의 널리 퍼진 신경 신화 하나를 바로잡고 싶다. 바로 '다중지능'에 관한 이야기다. 우리는 단 하나의 지능을 가지고 있을까? 아니면 흔히 말하듯 다중지능이 존재할까? 하버드 대학의 심리학자 하워드 가드너Howard Gardner가 1980년대 초반 다중지능 이론을 내놓았을 당시, 인간 지능은 '논리수학적 지능' '언어지능'과 공간 및 시각적 파악을 담당하는 '공간 지능'으로 구성되어 있다는 인식이 팽배했다. 가드너는 이 밖에도 다른 지능이 많다고 주장했다. '신체운동지능' '인간친화지능' '자기성찰지능' '자연친화지능' '음악지능' '실존적지능'이 그것이다. 그러나 모든 뇌과학 실험 결과에 따르면 우리는 다중지능이 아닌 오직 하나의 지능을 가지고 있다. 하지만 여기서 주의해야 할 점은 이 단일 지능이 수십 년 전에 생각했던 것보다 훨씬 복잡하다는 사실이다. 우리는 단 하나의 지능을 매일같이 사용하며 이로써 우리의 행동을 통해 드러낸다. 하지만 이는 생각보다 훨씬 다채로우며, 가드너가 제시한 다양한 양상을 포함한다. 따라서 서로 상관관계를 가진 다면적인 모습을 지닌 우리의 지능에 관해 이야기해보도록 하자. 우리가 많은 것을 알더라도, 목표하는 바를 이루기 위해 적절한 방식으로 감정을 조절하지 못한다면 그게 다 무슨 소용인가? 우리가 청소년의 머릿속을 지식으로 꽉꽉 채우려 한들, 아이들이 지식 습득의 필요성을 느끼지 못하고, 우리가 적절한 사회정서적 환경을 조성해주지 못해 필요에 따라 지식을 발전시켜 나가지 못한다면 헛수고 아닐까? 우리는 지능의 모든 측면을 최대한 골고루 발달시켜야 한다. 모든 인지 기능이 함께 합쳐져 우리라는 존재를 구성하기 때문이다. 뇌는 모든 것을 융합한다. 하지만 이를 효율적으로 행하는 방식을 학습해야 한다. 우리가 무슨 경험을 어떻게 하는지가 이 학습을 돕는데, 뉴런 가지치기가 이때 중요한 역할을 한다.

　우리 뇌의 필수 기능인 뉴런 가지치기는 이미 유전적으로 내재한 체계에 따라 일어나지만, 경험을 통해 어느 정도 달라질 수 있다. 앞에서 보았듯이 가지치기 과정에서 비효율적인 시냅스는 제거된다. 역으로 생각해보면, 효율적인 뉴런 연결을 유년기에 선별해 나가는 것이 필요하다는 얘기다. 만약 청소년기 전 단계에서 충분한 자극이 발생하지 않으면, 효율적 시냅스가 별로 없어 가지치기가 제대로 이루어지지 않을 수도 있다. 가지치기가 줄어들거나 교란이 생기면 시간이 지남에 따라 인지 능력이 저하될 수 있다. 한편 청소년기 동안 자극의 감소는 오히려 지나친 가지치기를 유발할 수 있는데, 이 또한 인지 능력과 정신적 역량을 감소시킬 수 있다. 교육의 도전과제이자 핵심은 새로운 뉴런 연결과 뉴런 가지치기를 통해 청소년 뇌의 가소성을 잘 이끌어주는 것이다. 풍부한 자극을 제공하는 환경에서 주요 역량의 효율성을 제고하는 것이다. 개념적 학습, 능력 및 적성뿐만 아니라 특히 태도, 작업 능력(개인적 차원뿐만 아니라 협동 상황에서도), 사회적 상호작용, 집행 기능 통제(계획 수립, 성찰, 의사결정, 감정 처리, 인지유연성 등), 메타인지(정신 활동을 이성적으로 집행), 자아 인식(자기 존재에 대한 분명한 인식) 등을 함양하고자 한다. 다음 장들에서는 방금 언급한 모든 역량에 대해 다뤄보겠다.

이번 꼭지를 마무리하며 이야기하고 싶은 것은 청소년기의 격변이 조현병 등 일부 정신질환으로 이어질 수도 있다고 알려져 있기에, 뉴런 가지치기가 그토록 중요하다는 사실이다. 2016년 유전학자 스티븐 맥카롤Steven A. McCarroll의 연구팀은 유전자 변화genetic alteration 중 뉴런 가지치기의 일반적 패턴이 교란돼 조현병 발병을 유발하는 사례를 발견했다. 사실 행동에 영향을 주는 정서장애 중 상당수가 청소년기에 나타나기 시작한다. 이는 뉴런 가지치기와도 연관이 있지만, 뇌가 완전히 재구성되는 과정에서 생기는 현상이다. 거듭 말하듯이 청소년기는 진정한 행동의 변태다.

성별에 따른 차이는 존재하는가?

이번 장을 끝내기 전에 다루어 볼 것은 청소년기에 나타나는 또 다른 변화로, 섹슈얼리티의 성숙이다. 청소년기 이전 시기에 대해서 말할 때 이미 여기에 대해 이야기했다. 인류 섹슈얼리티에는 네 가지 측면이 개입한다. 생물학적 성(여성기 혹은 남성기로 나뉘는 생식기를 가진 것), 성정체성(남성, 여성, 혹은 이에 속하지 않는 것), 성적 끌림(자신과 같거나 다른 성, 혹은 양쪽 모두에 끌리는 것), 성 표현('남성적' '여성적'이라 인식되는 두 양극단에 존재하는 다양한 양상)이다. 이러한 요소는 다양한 조합을 만들어내며, 청소년은 각자 자신에게 맞는 것을 찾아야 한다. 다름에 대해 필수적으로 가져야 할 존중 외에 고정된 규범이나 지침은 없다. 자신의 섹슈얼리티를 탐색하는 청소년에게 믿음을 보여주는 것이 중요하다. 자신이 가족이나 사회로부터 인정받지 못한다고 느낄 때 청소년의 뇌 발달은 치명적인 타격을 입는다. 따라서 다시 강조하지만 가장 중요한 것은 신뢰와 정서적 지지다.

여기까지 말한 김에 안타깝게도 정치색을 띠게 된 주제에 대해서도 언급할 필요가 있겠다. 남성과 여성의 뇌에 나타나는 성별에 따른 차이가 그것이다. 만약 그러한 차이가 존재한다면 배아나 태아 단계에, 유전자가 새로운 개인의 형성을 지휘하기 시작할 때 이미 생성되어야 한다. 유전적인 차원에서 관찰된 사실은 유전자 2.5% 정도가 성별에 따라 뇌에서 다르게 발현된다는 것이다. 뉴런 차원에서 보편적으로 이야기해보자면 뇌 일부 부위의 백질과 회백질의 크기가 성별에 따른 차이를 보였다. 또한 편도체를 비롯해 뇌의 대뇌피질과 변연계의 다양한 부위의 발달이 청소년기 아이들의 성별에 따라 다르게 나타났다(표 13). 예를 들어, 청소년기 초반의 아이들에서 여자아이가 남자아이보다 감정 중추 편도체의 발달이 18개월 정도 앞선다. 기억을 담당하는 해마에도 차이가 있었다. 남자아이는 뇌 양쪽 반구의 해마가 비대칭을 드러내지만, 여자아이들의 해마는 더 대칭이었다.

모든 뇌는 서로 다르지만, 평균적으로 여성의 뇌가 양 반구 간의 뉴런 연결성이 더 높고, 남성의 뇌는 각 반구 안에서의 연결성이 높다. 여러 심리 연구 결과에 따르면 이로 인해서 남성이 더 빠르게 의사결정

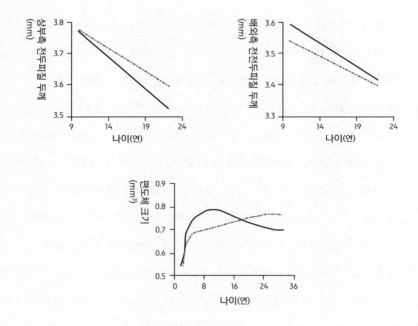

표13 청소년기 성별에 따른 대뇌피질 다양한 부위 및 편도체 크기 비교. 남자아이는 검은 선, 여자아이는 점선으로 표시되어 있다.
출처: 다비드 부에노(2019)

을 내린다. 하지만 결정에 따른 결과를 충분히 숙고할 시간이 있다면 더 많은 척도를 종합적으로 판단할 수 있는 여성이 좋은 결과를 낼 확률이 더 높다. 또한 이러한 이유로 일부 과제의 경우 여성은 한 과제에서 다른 과제로 전환하는 능력이 더 높다. 그리고 평균적으로 보았을 때 여성의 뇌 기능 효율은 남성보다 높으나, 뇌의 에너지 효율은 남성보다 떨어진다. 하지만 이러한 차이는 미미하다는 사실을 반드시 알아야 한다. 어떠한 역량의 우위를 가를 정도로 유의미한 수준은 아니다.

여성은 언어를 관장하는 뇌 부위에서, 남성은 공간지각에 관여하는 부위에서 높은 효율을 보여준다. 이렇게 들으면 우리가 흔히 믿고 있는 '남성은 수학을 더 잘하고, 여성은 감정 및 언어적 표현에 더 능하다'라는 말에 힘이 실리는 듯하다. 하지만 여기서도 주의해야 한다. 소개한 실험 결과나 뉴런의 차이가 반드시 타고났거나 유전적 기원을 가진다고 말할 수는 없다. 이 점은 매우 중요하다. 성별에 따른 차이는 부분적이라도 사회 환경에 기인할 수 있다. 많은 경우 무의식적으로 성별에 따라 사람의 특정 양상에 더 높은 가치를 부여한다. 부모, 교사, 사회 모두가 아이들과 청소년을 대할 때 큰 책임감을 느껴야 하는 부분이다. 아이가 어릴 때 우리는 아이들을 공원으로 데리고 나가 다른 가족들과 어울리곤 한다. 아이가 놀다 보면 철퍼덕 넘어져 다칠 때도 있다. 만약 남자아이가 넘어졌다면 부모는 쉽게 이런 말을 한다. "자, 용감도 하지. 아무 일도 없었지요." 그러나 여자아이의 경우는 다르다. "아이고 우리 아가, 다쳤어?" 어쩌면 최근에는 이러한 모습이 많이 바뀌었을지도 모른다. 하지만 15년 전쯤에는 흔히 볼 수 있었다. 환경의 영향도 있다. '남자아이'로 분류된 장난감 카탈로그에는 자동차, 조립식 장난감 등이 있지만, '여자아이'의 카탈로그에는 부엌 놀이, 인형 등이 있다. 또한 청소년기 전 시기와 청소년기 동안에는 '인플루언서'라고 불리는 이들이 설정하는 트렌드가 큰 영향을 주기도 한다.

초등 교육을 마무리하는 여자아이의 수학능력에 관한 일부 연구에서도 환경이 어쩌면 생각보다 더 큰 영향을 미칠 수 있다는 사실을 드러낸다. 몇 년 전 캐나다에서 실시된 연구에 따르면 일반적으로 남자아이가 수학 문제에 정답을 내놓았을 때 받는 평가가 여자아이의 경우보다 더 보상감을 불러일으킨다는 결과가 발표됐다. 대단한 칭찬은 아니더라도 그것이 쌓이면 결국 어떠한 사람은 특정 과정을 수행할 때 다른 사람보다 훨씬 편하다고 느낄 것이다. 무의식적으로 전달하는 이러한 문화적 결정 요인으로 인해 일부 과제에서는 남자아이가, 다른 경우에는 여자아이가 더 큰 보상감을 느낄 수 있어, 아이들은 계속해서 보상 감각을 느끼기 위해 좋은 평가를 받았던 부분을 더 강화하는 길을 택할 것이다. 어느 나이나 외부의 평가는 중요하지만, 특히 청소년기의 개인에게 미치는 영향은 더 크다. 평가로 인한 자극은 특정 행동을 촉진하는 뉴런 연결을 돕는다. 우리 아이와 학생을 대할 때 부모로서, 교사로서 가장 유용한 지식은 바로 이것이다. 아이 행동 중 일부는 마음에 들지 않을 것이고, 우리가 설정한 한계를 아이들은 뛰어넘으려 할 것이며, 거의 모든 주제에 대해서 말다툼을 벌이려 할 것이다. 그럴 거라는 사실을 인지하고 아이들에게 지지와 신뢰를 보내자. 청소년 뇌 발달이 최적의 경로를 따라 진행되기 위해 우리가 해야 할 일이다.

요약

청소년기는 뇌의 격변과 성장 시기다. 행동에 많은 영향을 미치는 뇌의 변화와 재편이 광범위하게 일어난다. 가장 두드러지는 것 중 하나는 수면-각성 주기가 늦춰지는 현상으로, 아이들은 이 때문에 밤에 더 늦게 자고 아침에 더 늦게 일어난다. 양질의 수면과 주기적 휴식은 학습과 경험 체화를 도우며, 자기 자신 및 주변과의 관계에서 더욱 일관성 있는 정체성을 형성한다. 우리 어른들은 아이의 성숙 속도를 존중하고 아이에게 정서적 지지가 필요할 때 도와야 한다. 마찬가지로 우리가 과거에 겪었던 것을 거울삼아 아이에게 좋은 길잡이가 되어주는 것도 중요하다. 청소년이 스트레스를 겪을 때 정서적 지지 없이 지나치게 꾸짖기만 하는 것은 최악이다. 신뢰를 보내는 것이 중요하다. 만약 청소년이 가족과 사회로부터 배척당한다고 느끼면 뇌의 성숙이 크게 저해될 수 있다. 청소년에게 가장 의미 있는 것은 사회정서적 맥락이다. 자신의 신체와 새로운 인지 능력을 받아들이는 법을 주변과의 관계에서 배워야 하기 때문이다. 이를 통해 아이들은 건강한 청년과 성인으로 자라날 수 있다. 삶에서 나타나는 변화와 과제, 문제 등을 기회로 여기며 탄력적으로 자라나는 계기가 되는 것이다.

4장

청소년 뇌 속 탐험

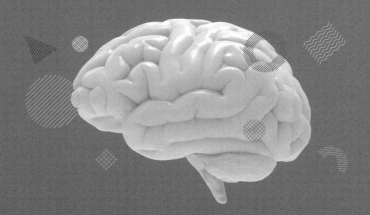

청소년의 행동을 이해하기 위해 청소년 뇌의 세 가지 주요 기능에 주목할 수 있다. 첫 번째는 청소년기에 효율이 저하되는 집행 기능, 둘째는 반응의 과잉이 나타나는 정서적(감정) 기능, 마지막으로는 쾌감을 느끼기 위한 보상 추구다. 뇌 발달은 시행착오를 통해 이루어지므로 청소년은 이러한 인지 기능을 실험할 필요가 있다. 하지만 이를 가로막는 최대의 적은 극심하고 만성화된 스트레스다.

오늘도 여느 때와 다름없는 날이 되리라는 사실을 다들 알고 있었
다. 부모님과 할머니, 할아버지 세대로 거슬러 올라가 보아도 그때
부터 지금까지 바뀐 게 거의 없었다. 사실 없다고 봐도 무방했다.
날이 밝자 모두 잠에서 깨어났다. 어젯밤 아이들은 온기를 뿜어내
는 모닥불 주위에 모여, 어른들이 들려주는 이야기에 정신없이 빠
져들어 귀를 기울였다. 아이들은 얼룩무늬 영양을 사냥하는 이야기
를 특히나 좋아했다. 이야기의 탄생은 까마득한 옛날로 거슬러 올
라간다. 부족의 가장 나이 많은 노인들의 할아버지의 할아버지조차
태어나지 않았던 머나먼 옛날부터 전해 내려오는 이야기였다. 머지
않아 영양 떼가 이동하는 철이 되면 영양 무리는 평야를 가로질러
마을의 인근까지 올 터였다. 그때 아이들은 자신이 유년기를 벗어
나 어엿한 성인이 되었다고 증명하기 위해 영양을 사냥해야 했다.
하지만 오늘은 때가 아니다. 아직 조금 더 기다려야 했다. 몸을 일
으킨 부족 사람들은 머나먼 선조 때부터 늘 되풀이해왔던 것처럼,
천천히 초원을 향해 걷기 시작했고, 개울이 흐르는 숲의 경계까지
나아갔다. 매년 이맘때쯤 가장 쉽게 음식을 구할 수 있는 곳이었
다. 남녀노소 할 것 없이 모두가 함께였다. 심지어 갓난아기를 품
에 안은 부모도 행렬에 있었다. 때때로 사람들은 발걸음을 멈춰 뿌
리식물을 캐고, 떨어진 열매를 줍고, 돌을 던져 나무에 열려 있는
과일을 떨어뜨렸다. 어느 정도 충분한 양의 식량을 모았다 싶으면
이들은 음식을 배분해 허기를 채우며 휴식을 취했다. 덤불이 드리

우는 그늘에 앉아 아주 천천히 음식을 씹었다. 사냥한 다람쥐와 도마뱀은 밤에 먹으려 남겨두었다. 날것으로 먹을 수 없는 뿌리식물과 함께 불에 구워 먹을 생각이었다.

해가 저물기 전 부족 사람들은 커다란 나무 몇 그루가 모여 있는 곳에서 밤을 보내기 위해 멈추어 섰다. 일부가 마른 나뭇가지를 찾아 불을 피우는 사이, 다른 사람들은 영양을 마주칠 때를 대비해 사냥에 사용할 화살과 활 상태를 살폈다. 또한 날카로운 돌조각을 얻기 위해 단단한 돌을 부딪쳤다. 손에 얼마나 힘을 가하고 어떻게 손을 움직여야 하는지 이들은 아주 잘 알았다. 많은 세대를 거듭해 계속 반복해왔기 때문이다. 어른들이 가르치면 청소년이 배우고, 그 옆에서 호기심 가득한 어린아이들이 지켜보는 식이었다. 아이들은 어른들이 들려주는 이야기의 장면을 막대기와 돌을 들고 따라 하며 뛰어놀기도 했다. 오늘밤도 다른 날과 마찬가지로 어른들의 이야기를 들을 터였다. 모두 지쳤지만 충만한 마음으로 하루를 마무리하고 있었다. 부족 모두가 먹을 수 있을 만큼 충분한 식량을 구하려고 걷고 또 걸었다. 하지만 서두르지는 않았다. 먹을 수 있는 열매와 식물을 혹여나 보지 못하고 지나칠까 천천히 걸음을 옮겼다. 또한 재빠른 동물을 방심한 사이에 잡기 위해서도 발걸음은 조심스러워야 했다. 이 모두는 투박하지만 영양가 있는 식사가 되었다. 어떤 날은 예기치 못한 일이 벌어지기도 했다. 평소보다 큰 동물을 사냥하거나, 갑작스레 폭풍우를 맞닥뜨리거나, 맹수로부터 도망치는 등이었다. 하지만 이 모두는 반복되는 일상의 일부일 뿐이었다. 오늘밤도 사람들은 따스한 모닥불 주변에 둘러앉아 오랜 이야기를 나누고, 서로의 온기를 느끼며 평화롭게 잠이 들었다.

이번 장도 앞으로 다룰 주제를 담은 이야기로 시작해보았다. 몇 년 전 가족과의 경험에서 영감을 받아 쓴 이야기다. 구석기 시대 우리 조상의 일상 중 평범한 하루를 묘사했다. 인류 진화에 대해 언급할 때 말했던 것처럼, 현생인류 호모 사피엔스의 출현은 약 20만 년 전으로 거슬러 올라간다. 호모 사피엔스의 조상으로 올라가 보면 구석기 시대는 약 250만 년 전이다. 이 오랜 시간 동안 우리의 뇌는 천천히 진화해왔다. 7백만~8백만 년 전, 현재의 침팬지와 비슷했던 영장류의 뇌에서부터 진화를 거듭한 것이다. 우리 인류는 오랫동안 수렵채집 활동을 통해 살아남았다. 신석기 시대에 이르러 우리 조상들은 정착 생활을 하며 농업, 목축, 상업 등을 시작했다. 이것이 불과 만 년 전이다. 우리 뇌가 이런 혁명적인 변화에 적응하기에는 시간이 턱없이 부족했다. 산업혁명은 더 빠르게 일어났다. 18세기 중후반이니 아직 채 300년도 지나지 않았다. 혁명의 주기는 갈수록 더 짧아져, 디지털 혁명은 1970년대에 일어났다. 우리는 학습을 통해 우리가 태어나는 시대의 고유한 삶의 방식에 적응한다. 인간의 뇌는 새로운 지식을 습득하는 능력이 있기 때문이다. 하지만 학습이 일어나는 뇌 자체는 구석기 시대에 형성되었다. 수렵채집을 하던 그 시절 말이다. 이 사실은 전 생애,

특히 유년기와 청소년기에 커다란 영향을 미친다. 우리는 구석기 시대의 뇌를 가지고 현대 사회에 적응해야 한다. 더 깊게 이야기하기 전에 우선 뇌의 세 부위에 관해서 이야기하겠다. 이 세 부위의 기능은 청소년기 행동을 이해하는 길라잡이다. 청소년의 뇌를 탐색하는 우리에게는 마치 GPS와 같다.

청소년 뇌 안의 세 방위점(혹은 뇌 안을 탐색하기 위한 GPS)

오래전 아내와 피레네산맥을 여행한 적이 있다. 당시에는 피레네산맥에서 야외 캠핑이 가능했다. 현재는 생태계 균형 유지에 매우 중요하며, 아주 아름다운 피레네산맥의 자연환경 보호를 위해 캠핑이 제한된다. 해가 질 무렵 나무 옆에 텐트를 쳤다. 그 후 저녁 식사를 마치고 잠자리에 들기 전, 우리는 그때까지 단 한 번도 들어보지 못한 소리를 들었다. 마치 귀를 파고드는 속삭임이 끊임없이 계속되는 것 같았다. 거세게 부는 바람이 생명을 얻어 나뭇가지를 흔드는 것 같기도 했다. 우리는 별다른 생각 없이 소리가 들려오는 곳을 향해 빠르게 향했다. 달빛을 받아 모습을 드러낸 것은 바로 유령 같은 형상을 한 말의 그림자였다. 족히 50마리는 되어 보이는 말들이 부드러운 초원을 질주하고, 풀은 말발굽 소리를 잠재웠다. 지금까지 보았던 광경 중 가장 인상적인 장면이었다. 30년이 지난 지금도 그 순간을 벅찬 감정으로 기억한다.

당시 나와 아내는 사춘기 청소년이 아니었다. 하지만 우리는 스무 살을 갓 넘긴 청년이었다. 정체 모를 소리를 들은 우리는, 놀라움에 이끌려 소리의 근원지를 향해 뛰었다. 가장 기본적인 감정 중 하나인 놀라움은 우리의 호기심을 자극했다. 보상감과 쾌감을 선사할 새로운 무언가를 보리라는 기대에 이끌렸다. 하지만 행동에 옮기기 전 숙고하지는 않았다. 여기서 세 가지에 주목해보자. 바로 넘쳐흐르는 감정과, 깊은 사고의 부재, 또 보상감과 쾌감의 추구다. 이 세 가지 요소로 청소년의 행동을 설명할 수 있다. 조금 더 학문적으로 접근해보자면, 뇌에는 청소년을 이해하기 위해, 혹은 적어도 이해하려 노력해보기 위해 결정적인 부위가 세 개 있다. 전전두피질, 편도체, 선조체다. 청소년기의 전형적 행동을 이해하기 위해 결정적인 지표다. 우리가 청소년의 뇌에서 길을 찾을 때 필요한 진정한 GPS라고 할 수 있다.

편도체

편도체는 변연계 내부 기관으로, 감정 반응이 생겨나는 곳이다. 감정은 즉흥적이며 무의식적인 반응 패턴으로, 개인의 외부 혹은 내부(생각)에 즉각적인 반응이 필요한 사건이나 변화가 일어날 때 발생한다. 숙고를 거친 반응은 언제나 감정에 따른 반응보다 느리다. 따라서 긴급한 상황에서는 감정이 매우 중요하다. 예를 들어 우리가 늦은 밤 골목길에서 우리를 쫓는 그림자를 보았다고 하자. 그때 편도체는 두려움이라는 감정을 활성화해, 우리가 그 장소에서 달아나도록 할 것이다. 그림자의 정체가 무엇이며 정말로 위험한지 깊이 생각하려 하면 우리는 귀중한 몇 초를 허비할 것이다. 기본적인 반응 속도를 높이는 것, 이게 바로 감정의 기능이다. 감정이 무의식적이라는 의미는 우리가 의식하지 않은 채로 발생한다는 것이다. 물론 한 번 감정이 터져 나오면 그 후에 이성적으로, 혹은 전전두피질의 집행 기능의 힘을 빌려 조절할 수도 있을 것이다. 감정이 편도체에서 발생하면, 즉각적인 대응을 위해 몸 안에서 다양한 생리적 반응이 활성화된다.

방금 말했듯이 두려움은 우리의 가장 기본적인 감정 중 하나로, 위협으로 보이는 것으로부터 우리가 도망치고 몸을 숨길 수 있게 돕는다. 편도체가 '두려움'이라는 감정을 생성하면, 스트레스 상황에서 무의식적 생리 반응을 유발하는 교감신경계가 전신에 활성화된다. 동시에 일부 샘gland은 아드레날린, 코르티솔 등을 분비해 스트레스 상황에 대처한다. 예를 들어, 근육이 긴장해 더 많은 에너지로 추진력을 얻어 달려나가는 식이다. 반면 편도체에 또 다른 기본적 감정인 분노가 활성화되면 위협에 거칠게 맞서게 되는데, 이때는 교감신경계가 활성화될 뿐만 아니라 거의 즉각적으로 테스토스테론이 생성되고 코르티솔은 줄어들며, 분노와는 다른 생리적 반응 및 행동이 일어난다. 마지막으로 세 번째 가장 기본적인 감정으로 놀라움을 들 수 있다. 변화나 예기치 못한 상황 앞에서 느끼는 놀라움이란 감정은 교감신경계 대신 뇌 변연계 내의 감정 중추인 시상 등 다른 부위를 활성화한다. 또한 우리가 놀라움의 근원을 찾아내고 이를 분석하기 위해 동기부여를 하기도 한다.

감정 반응의 예는 너무나 많다. 정서 교육 분야의 세계적 석학 중 한 명인 라파엘 비스케라Rafael Bisquerra 교수에 따르면 500개가 넘는다고 한다. 비스케라 교수를 처음 만났던 날이 생각난다. 학회 참석차 마요 르카로 향하는 비행기에 탑승하려던 참이었다. 나는 비스케라 교수의 논문을 많이 읽어보았고, 비스케라 교수도 내가 쓴 논문을 읽어보았다 고 했다. 하지만 그때까지 실제로 만날 기회는 없었다. 우리는 당연히 청소년기가 한참 지난 나이였지만, 너무 반가운 나머지 서로 알아보자 마자 부둥켜안았다. 우리 둘 다 연구를 통해 감정과 정서 상태가 교육 과 인격 형성에 중요한 역할을 한다는 결론을 도출했었다. 그러나 연 구의 출발점은 서로 달랐다. 비스케라 교수는 교육학, 나는 신경과학 을 기초로 연구를 진행했기 때문이다. 우리의 연구는 상호보완적인 측 면이 있어, 시너지를 낼 수 있었다.

다시 본론으로 돌아와 감정 이야기를 해보자. 얼마나 많은 종류의 감정이 있는지에 대한 의견은 제각각 다르지만, 일부 감정은 가장 기본 적이며 핵심적이라 여겨지며, 이외에는 이러한 여러 감정이 서로 다른 비율로 섞인 조합으로 나타난다. 기본적인 감정이라고 흔히 말하는 것 은 우리가 이미 말한 공포, 분노, 놀라움 외에도 혐오, 증오, 슬픔, 기쁨 등이 있다. 기쁨은 타인과 자신에 대한 신뢰를 드러내는 기본적 감정으 로, 원활한 대화를 가능하게 할 뿐만 아니라 개인 역량을 강화하기도 한 다. 자기 신뢰가 있는 사람은 삶을 관리하고 주도하면서 더욱 자신감을 느낀다. 따라서 앞서 말했듯 청소년에게 무차별적으로 화를 내고 꾸짖어서는 안 된다. 화는 분노와 연결돼, 청소년의 무의식적 충동성을 더욱 자극할 수 있다. 반면 제안을 통해 전향적인 태도로 아이의 행동을 교정하면 아이는 편안하다고 느끼면서 신뢰감을 가지게 된다. 정서와 감정 상태는 이어질 다른 단락에서도 계속 언급하겠다. 이미 확인했듯 매우 중요하기 때문이다. 청소년 뇌의 세 방위점에 대해 계속 이야기해보자. 편도체에 관해 알아봤으니 선조체와 전전두피질이 남았다.

선조체

청소년 뇌의 세 방위점 중 또 다른 하나는 뇌의 보상 체계를 구성하는 선조체다. 선조체가 활성화되면 마음의 평정과 쾌감을 느낀다. 이러한 감각은 원초적인 본능인 식욕, 성욕, 타인과 교류하며 소속감을 느끼고 싶은 욕구(우리는 사회적 동물이다) 등이 실현될 때 어느 정도 충족된다. 또한 학습이 꼭 필요하다고 여겨지고 이에 따른 적절한 자극이 존재하는 사회정서적 환경에서 학습이 이루어지면 보상 감각이 충족된다. 유년기와 청소년기 이전 시기, 청소년기에 걸쳐 많은 아이는 본인이 의미를 찾지도 못하는 것을 배우라는 압박을 받는다. 이럴 때 새로운 지식을 습득해도 보상감을 느끼지 못하고, 많은 경우 학업 부진이나 불안, 좌절, 초조, 스트레스, 우울로 이어진다. 선조체의 생물학적 기능은 우리의 본능이 실현됐을 때 보상감을 느끼게 해, 필요한 상황에서 다시 본능에 의지하도록 자극하는 것이다.

또한 이런 원초적 본능은 개인과 종의 생존에 필요하다. 예를 들어 식욕은 생존과 직결되는 가장 기본적인 본능이다. 먹지 않으면 굶어 죽는다. 그래서 우리는 먹는 것을 좋아하고 먹을 때 쾌감을 느낀다. 성욕도 마찬가지다. 성행위를 하지 않으면 후손을 생산하지 못해 멸종할 것이다. 또한 식사와 성교 모두 사회적 쾌락과 밀접하다. 따라서 우리는 혼자 밥을 먹는 것보다는 다른 사람과 함께 먹는 것을 선호하고, 반드시 자식을 낳을 목적이 아니더라도 성교를 하는 것이다. 친구, 동료와 함께 있을 때 느끼는 기쁨도 이와 마찬가지다. 사회적 동물인 우리 인간은 서로에게 의지하며 생존한다. 따라서 일부 청소년이 고독감을 느끼거나 지지와 애정을 받지 못하면 뇌 형성에 치명적인 악영향을 초래할 수 있다.

우리는 생물 종 중에서 상당히 약한 편에 속한다. 단단한 손톱으로 할퀴어 찢거나, 길고 뾰족한 송곳니로 물어뜯거나, 튼튼한 다리로 아주 빠르게 달릴 수 있는 동물이 아니다. 진화적 관점에서 우리 인류가 수십만 년 동안 살아남을 수 있었던 이유는 학습하고 지식을 전수할 수 있었기 때문이다. 따라서 우리에게 학습은 원초적 본능이다. '생존'의 개념은 아주 광범위하다. 우리 삶을 개선하거나 개선할 수 있는 모든 활동을 포함하기 때문이다. 좋은 일자리를 구하거나, 돈을 더 많이 벌거나, 행복감을 느끼거나, 타인으로부터 긍정적인 평가를 받는 것이 모두 여기에 해당한다. 심지어는 타인의 감정을 조종해 이익을 취하는 것 또한 생존 능력 중 하나다. 당연히 개인의 도덕 수준은 저마다 달라 각자 다른 전략을 취한다. 청소년의 경우 대개 사회적 관계에서의 한계가 무엇인지 거듭 실험하고, 그렇게 사회에서 자신이 생존하기 위한 위치를 찾으려 한다.

보상감을 느낄 만한 행위나 경험이 예상될 때, 선조체는 우리가 기쁨과 만족을 느끼도록 한다. 사실 사건 자체가 이루어졌을 때보다 어떠한 사건을 예상할 때 더 강한 보상감을 느낀다. 이로써 비록 우리가 예상한 것이 실현되지 않더라도 우리가 계속 도전하고 행동하도록 자극이 이루어진다. 이는 동기부여와도 직접적 관련이 있다. 따라서 어떤 이들은 도박을 그토록 좋아해 중독에 빠지기도 하는 것이다. 어쩌면 상품이나 상금을 탈지도 모른다는 생각은 보상회로를 매우 강하게 자극한다. 따라서 계속 잃기만 하고 폐인이 되면서까지도 도박을 끊지 못하는 경우가 많다. 그렇기에 청소년은 이러한 종류의 활동을 최대한 멀리해야 하고, 이로부터 보호받아야 한다. 선조체의 가장 주요한 신경전달물질은 쾌락, 동기부여, 낙관 등에 관여하는 도파민이다. 즉 쾌락, 동기부여, 낙관 이 세 가지 감정 상태는 서로 아주 긴밀한 관련이 있다. 이 중 하나를 자극하면 다른 둘도 활성화된다. 따라서 동기부여는 우리에게 쾌락과 낙관을 불러일으키고, 낙관적인 사람은 동기부여로 충만하고 더 행복한 경향이 있는 것이다. 또한 선조체는 변연계의 일부를 이루며 편도체, 해마, 시상과 강하게 연결되어 있다. 해마는 기억 중추이며, 시상은 주의력을 관장한다는 사실을 기억하자. 따라서 선조체는 우리의 과거 경험과 감정 상태를 기반으로 기쁨을 줄 만한 상황을 예측하고 그에 관심을 집중한다.

전전두피질

청소년 뇌를 탐험하기 위한 나침반의 마지막 방위점은 바로 전전두피질이다. 다른 모든 인지 활동의 모니터링 체계이며, 진화적 관점으로 볼 때 전전두피질의 뉴런 연결망은 우리 뇌 전체 연결망 중 가장 최근에 생성된 것이다. 전전두피질의 집행 기능에는 다양한 것이 있다. 우선 다양한 생각을 동시에 처리해 이를 분류하고, 우선순위를 매기고, 유사성과 차이점을 찾는 작업 기억이 있다. 또한 하나의 생각에서 다른 생각으로 유연하게 넘어가게끔 하고 기존 사고의 틀에 갇히지 않도록 하는 인지적 유연성이 있다. 그밖에도 계획 수립, 성찰 능력 및 의사결정 능력을 비롯해 감정을 의식적으로 조절하는 것을 뜻하는 충동 조절이 있다.

이제 본론으로 들어가자. 편도체, 선조체, 전전두피질. 이 세 군데 뇌 부위는 청소년기에 점진적으로 성숙한다. 또한 뇌의 다른 부위와 마찬가지로 그 성숙 과정은 유전적 요인과 학습, 경험 등의 환경적 요인의 상호작용으로 이루어진다. 이 기간에는 어쩌면 청소년이 이미 다 큰 것처럼 보일 수 있고, 청소년 본인도 자신이 어른이라고 믿으며 그렇게 행동하려고 할 수도 있다. 하지만 청소년의 정서 반응과 이를 의식적으로 관장하는 능력은 충분히 성숙하지 않았고, 보상감을 얻기 위한 최적의 방식을 아직 개발하는 단계다. 청소년의 뇌 안에서 방위점 역할을 하는 세 부위는 삼각형(표 14)을 그린다. 따라서 나는 이 부위를 일컬어 '청소년의 삼각형'이라고 즐겨 부른다.

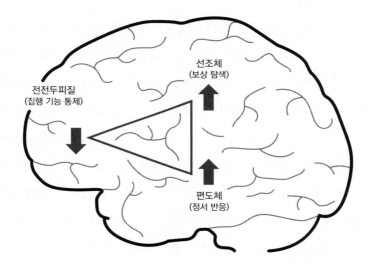

표 14 청소년의 삼각형. 청소년의 뇌를 특징짓는 주요 부위를 보여준다. 위를 향하는 화살표는 과활성화overactivation와 과잉반응hiper-responsiveness을, 아래로 향하는 화살표는 상대적인 반응 감소를 나타낸다.

출처: 다비드 부에노(2019)

모든 것(혹은 거의 모든 것)을 설명하는 청소년기의 삼각형

우리는 방금 청소년기를 이해하기 위한 기본적 방향 표지인 세 가지 뇌 부위와 그 주요 기능을 살펴보았다. 여기서 흥미로운 점은 이 부위들이 느리게 성숙할 뿐만 아니라 각각의 성숙 속도에 불일치가 일어나 청소년의 행동을 더욱 불안정하게 한다는 점이다. 간단히 말하면 전전 두피질의 집행 기능이라는 인지 조절 체계는, 편도체(감정)와 선조체 (보상)를 기반으로 하는 사회정서 체계보다 더 느리게 성숙한다. 이뿐 만 아니라 인지 조절 체계는 청소년기에 기능의 효율도 잃는다(표 14, 15). 이로 인해 청소년기에는 유년기, 청소년기 이전 시기, 성인기보다 감정적 충동성이 높아지며 감정 반응을 통제하기 어려워진다. 정서적 으로 과민성과 과잉 반응이 생겨나고 행동 통제 체계의 균형을 찾기가 쉽지 않다. 이 부분이 청소년 머릿속에서 무슨 일이 일어나는지 이해 하기 위한 핵심이므로 조금 더 자세히 살펴보도록 하자.

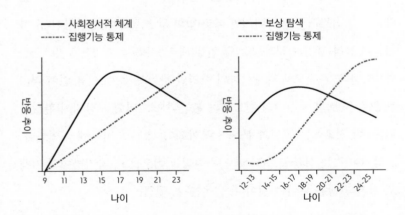

표 15 각 인지 과정이 성숙하는 모습의 차이. 왼쪽 도표는 나이에 따른 집행 기능과 사회정서적 반응 을 비교한다. 한편 오른쪽 도표는 보상 탐색과 집행기능을 통한 충동의 억제를 비교한다.
출처: 다비드 부에노(2019)

먼저 감정 과잉 반응부터 이야기해보자. 즉각적인 반응을 해야 하는 상황을 마주했을 때 청소년의 편도체는 유년기나 성인과 비교할 때 더 신속하게 활성화된다. 청소년기 아이 혹은 학생을 키우거나 가르쳐본 사람이라면 분명 적어도 한 번은 경험해봤을 것이다. 혹은 우리가 청소년일 때 우리 부모님이나 선생님들도 겪어보았을 테다. 이 반응에 대해 알고 싶다면 직접 실험을 해봐도 되지만 권하지는 않는다. 예고 없이 갑자기 아이의 방문을 열었을 때 벌어질 일을 상상하는 것만으로도 충분하다. 아마도 아이는 의자나 침대에서 펄쩍 뛰어올라 거친 말을 쏟아내고는 우리를 방에서 내쫓을 것이다. 방문을 과격하게 열어젖히는 경우를 말하는 게 아니다. 그렇게 하면 우리 어른들을 비롯한 누구든지 당연히 소스라치게 놀랄 수밖에 없다. 내가 예시로 든 경우는 방문을 조심스러운 동작이지만 예고 없이 갑작스레 여는 상황이다. 아이들이 놀라 날뛰는 것과 과격한 언행(때로는 손짓 등 과격한 몸짓이 동반되기도 한다)은 편도체 과활성화의 반영일 뿐이다. 문이 이유 없이 열리는 모습을 보면 청소년의 편도체는 본능적으로 위협을 감지해 활성화된다. 이 경우에는 공포와 분노가 복합된 정서 과잉 반응에 기인한다. 도망쳐야 하는 상황일 수도 있으니 펄쩍 뛰어오르고, 자기방어의 기제로 거친 언행을 보이는 것이다. 그 이유는 뭘까?

어른들이 흔히 겪는 상황을 청소년은 난생처음으로 맞닥뜨릴 때가 많다. 하지만 부모로부터 받는 보호는 유년기보다 훨씬 적거나 없다. 어른들이 이렇게 서서히 강한 애착 관계를 줄여가지 않으면 청소년은 성인기에 이르러 독립성을 갖는 것이 불가능하다. 청소년은 위험하거나 위협이 될 수 있는 미지의 상황에 이따금 맞서야 한다. 앞서 말한 것처럼 위협 가능성에 대처하기 위한 가장 빠른 방식은 감정 반응이다. 고찰과 숙고를 통해 내놓은 어떠한 대응보다 훨씬 빠르기 때문이다. 따라서 청소년이 자신의 안전을 담보하려면 감정이 풍부해야 하고(다시 표 14를 보라), 모든 면에서 더욱 충동적으로 변할 수밖에 없다. 성인이나 청소년기 이전보다 청소년은 공포와 분노를 더 빠르고 강하게 드러낸다. 모두 생존 본능 때문이다. 다른 감정도 마찬가지다. 기쁨, 슬픔, 놀람, 혐오 등의 감정이 빠르고 과장되어 드러난다. 감정 변화도 무척 빠르다. 그러나 개인의 의지나 의식적으로 이러한 감정 변화가 일어나는 것이 아니라, 편도체의 무의식적이며 충동적인 과잉 반응의 결과다. 따라서 우리 아이나 학생들이 이러한 감정 반응을 보여도 이를 문제로 인식하지 말아야 한다. 물론 통제 불능 상태가 되도록 놓아두면 문제가 될 수도 있지만 말이다. 아이들의 감정 반응은 청소년 시기에 필수적인 적응을 위한 논리적 결과다. 그러나 충동성이 과도하거나 그치지 않고 계속될 때는 문제가 된다. 만성적 스트레스나 유년기의 부정적 경험 등이 그러한 문제를 불러온다. 이때 뉴런 성숙에 차질이 생기기도 해, 전문가의 개입이 필요한 경우도 있다.

　일부 청소년과 청년이 보이는 폭력성이 단적인 예다. 청소년이 저지르는 폭력 범죄가 신문과 뉴스에 많이 소개되는 탓에 실제로는 그만큼의 비중을 차지하지 않더라도 훨씬 많은 건수라 여겨지기도 하고,

이것이 뿌리 깊은 문제라는 인식도 있다. 물론 우리가 간과해서는 안 될 심각한 문제임은 분명하다. 음주를 동반한 파티가 있을 때 이러한 폭력 사건이 자주 일어나며, 싸움이 벌어지거나 경찰과 맞붙는 경우가 있다. 또한 LGBTI(성소수자) 커뮤니티 등 다양성을 추구하는 집단에 맞서는 행동을 보이기도 한다. 이런 행동을 보이는 청소년은 책임을 져야 마땅하고, 나는 이 문제를 두둔하거나 정당화할 생각이 없다. 그러나 그저 문제 해결에 도움이 될 만한 설명을 찾고자 한다. 분명 스트레스, 약물(알코올 포함), 불확실하고 두렵기만 한 미래에 대한 공허감과 불안감, 본보기와 지지의 부재, 한계에 도전하고자 하는 지나친 열망 등이 그러한 행동을 촉발한다. 이 문제를 완화하는 데 큰 도움을 줄 수 있는 이들이 가족과 교육자를 비롯한 모든 사회 구성원이다. 분노라는 감정으로 인해 종종 순간적인 공격성이 폭력으로 표출되지만, 많은 문화적 요소 또한 개입한다는 사실을 알아야 한다. 바로 이 지점이 우리가 강조해야 하는 부분이다. 바른 본보기를 갖추고 정서적 지지를 제공하는 문화를 형성해야 한다. 스트레스와 분노를 줄이면 분명 폭력성도 감소한다.

이제 청소년기의 감정 과잉 반응과 집행 기능(의식적으로 감정을 조절하는 능력을 포함한다)의 느린 성숙을 결합해보자. 여기에 전전두피질 기능의 효율 저하가 더해져 성찰 능력이 감소한다. 결과적으로 적절한 균형점 없이 감정이 폭주하게 된다. 이게 청소년기 그 자체의 상태다. 그러나 결코 청소년의 행동 자체를 정당화하려는 게 아니다. 그저 청소년 행동의 이유를 생물학적 관점에서 해석해 아이들을 바른길로 인도하자는 차원이다. 유아기 트라우마가 있는 아이라면 얘기가 더 복잡하겠지만, 그렇지 않을 때는 가능한 한 스트레스가 없는 환경을 조성해주는 것만으로도 청소년을 효과적으로 이끌 수 있다. 만약 충동성이 과도하고 잦아들지 않는다면 전문가와 상담하는 게 최선이다. 아이가 올바른 길로 가고 있지 않다는 생각이 든다면 해결방안 모색을 차일피일 미루지 말자.

삼각형의 꼭짓점은 세 개고 편도체와 전전두피질은 그중 두 개니 이제 나머지 하나를 언급할 차례다. 바로 선조체다(다시 표 14를 보라). 지금까지 말한 내용의 연장선상으로, 선조체의 성숙은 청소년이 자신을 기분 좋게 하는 것을 끊임없이 찾게 만든다. 자기의 행위 자체만이 아니라 주변과의 관계, 특히 사회정서적 맥락에서도 보상을 느낀다. 따라서 가끔은 위험하고 심지어 논리적이거나 윤리적이지도 않은 것조차 시도하려는 충동을 느끼는 것이다. 이러한 충동으로 인해 아이들은 한계를 넘어서는 행동을 하면 그 너머에 있는 것이 보상감을 제공하는지 알아보려 한다. 또한 청소년은 주변의 어른이나 또래로부터 받는 긍정 및 부정 피드백에 특히나 민감하고, 이 반응을 자기 행동의 중요도와 학습 유용성을 평가하는 척도로 사용한다. 한편 보상감을 일으키는 활동을 찾고자 하는 욕구를 조절할 수 있는 균형추 구실을 하는 통제 능력은 청소년기에 제대로 발달하지 않는다. 앞서 말한 것처럼 전전두피질이 더 느리게 발달하고 기능의 효율은 저하되기 때문이다. 또한 이 모든 것과 더불어 감정의 초민감성과 과잉반응도 계속된다는 사실을 잊지 말자.

사실 청소년기에 더디게 발달하는 것 중 또 하나는 바로 만족 지연 능력이다. 이는 어떠한 행위를 할 때 즉각적 보상이 기대되지는 않지만, 시간이 지나 좋은 결과를 달성할 것을 기대하며 며칠, 몇 주, 몇 달, 몇 년까지도 인내할 수 있는 능력을 말한다. 내가 14년간 카탈루냐 지역 대학 입학시험 생물학 출제위원으로 참여하면서 경험한 실제 예시를 하나 들어보겠다. 일곱 명의 공동위원과 동료로 함께한 흥미롭고 어려운 작업이었다. 우리보다 앞서 출제위원으로 근무한 이들과 더불어 나의 동료들은 그간의 대입 시험 형식을 바꾸어 청소년에게 동기부여를 하고 단순히 암기 지식을 평가하는 것뿐만 아니라 심도 있고 실생활과 관련된 지식이 접목된 평가 기준을 만들려고 했다. 이후 우리의 이러한 경험을 발판 삼아 다른 과목에도 적용해 변화를 도모하고자 했고, 내가 잠시 몸담았던 유네스코 국제교육국에서도 이를 바탕으로 연구를 진행했다.

청소년은 대부분 고등학교에 진학한다. 고등학교의 학습을 바탕으로 대학 등 고등교육을 받는다. 특히 고등학교 학업 성적이 대학 진학을 결정하는 중요한 역할을 한다. 따라서 청소년은 고등학교 1학년 첫 학기 때부터, 아직 2년이나 넘게 남은 대학 진학을 위해 열심히 공부해야 한다. 좋아하지 않는 과목(분명히 있기 마련이다)까지도 말이다. 현재의 즉각적인 보상이 제공되는 행위를 포기해 노력하며 이후의 보상을 기다려야 한다. 몇 년이나 말이다! 일부 청소년은 만족 지연 능력이 충분히 성숙했지만, 많은 청소년의 경우에는 그렇지 않다. 물론 시간이 지나면 언젠가는 성숙하겠지만 오랜 시간이 걸리기 때문이다. 보통 문제는 주변에서 주는 압박이 과도한 경우다. 그러면 아이들은 스트레스를 느끼고, 스트레스가 강하거나 만성화되면 만족 지연에 관여하는 뇌 부위의 성숙에 차질이 생긴다. 다시 말하면 청소년은 자극을 얻기 위한 도전과제가 필요하지만, 그것을 달성 가능하다고 여기는지가 중요하다. 이를 판단하는 기준은 난이도는 물론이고 보상 획득에 시간이 얼마나 필요하냐를 고려한다. 사실 행위로 발생하는 보상을 미루는 만족 지연 능력(즉 전전두피질을 통해 선조체와 편도체를 동시에 관장하는 것)은 평균적으로 34세가 돼야 완전히 성숙한다. 어느 정도 완성에 가까워진다고 볼 수 있는 시기는 청년기다. 따라서 청년기까지는 목적 달성의 즉시성을 중요하게 생각하는 반면 장년층은 그러한 만족감을 조금 더 뒤로 미룰 수 있다.

또한 이러한 능력의 성숙 속도는 개인차가 크다는 사실이 중요하다. 다른 아이에 비해 장기 목표 수립에 더 능해, 원하는 대학에 진학하기 위한 학업 성적을 내는 경우가 그 예다. 다른 인지적 측면과 마찬가지로, 만족 지연 능력은 시행착오를 통해 이 능력을 더 잘 발휘할 수 있게끔 하는 뉴런 연결이 형성되면서 발달한다. 따라서 청소년이 해당 인지 능력을 잘 시험해볼 수 있도록 놔두는 것이 필요하다.

이 모두는 청소년의 갑작스러운 감정 폭발을 설명한다. 격한 감정 상태를 보이는 아이에게 무작정 화를 내거나, 어린아이가 떼를 쓴다고 치부하는 것은 옳지 않다. 청소년은 자신이 이미 다 컸다고 생각하므로, 아이의 감정 폭발을 막기 위해 아이를 압박하면 오히려 자신의 자주성을 드러내기 위해 더 자주 그런 모습을 보일 수 있다. 10까지 세면서 아이가 조금 진정하도록(이로써 우리도 화를 가라앉힐 수 있다) 하고, 침착하게 대화를 시도하는 게 나을 때가 많다. 아이의 태도를 정당화하거나 옹호하는 것은 절대 아니다. 그저 아이가 상황에 대해 깨달을 수 있도록 도우며, 우리의 행동으로 상황을 악화시키지 말자는 것이다. 하지만 심각성을 무시해서는 결코 안 된다. 아이가 느끼는 감정은 뇌 활동의 결과물이라고 아이에게 설명해주되, 특정 태도를 유지하는 핑계로 삼게 두어서는 안 된다. 우리 또한 충동적인 행동이나 서두르는 태도, 위협적인 모습을 보이면서 아이에게 구실을 주어서는 안 된다. 아이들이 위협을 느끼면 편도체가 공포나 분노를 활성화함을 잊지 말자. 이는 충동성을 격화하고, 자기 자신은 물론 주변 사람들, 우리에게까지도 공격성을 드러낼 수 있다.

  그러니 청소년을 지나치게 다그쳐서는 안 된다. 동시에 여러 가지를 처리할 수 있는 것처럼 보이는 아이도 있겠지만, 전전두피질 기능 효율 저하로 인해 멀티태스킹이 어려워진다. 대신 아이에게 찬찬히 생각할 여유를 주고 침착하게 행동에 옮기게끔 응원해보자. 그러면 우리가 아이와 주고받는 신뢰를 통해 전전두피질 활동이 활발해지고 뉴런 연결이 점점 견고해지는 동시에 새로운 뉴런 연결이 촉진된다. 이는 집행 기능을 강화하여 청소년이 청년기와 성인기를 준비할 수 있게끔 한다.

요약해보자면, 감정의 과민감성과 과잉 반응은 새로운 보상감각의 추구와 더불어 충동 및 행동 능력 통제 능력 저하와 결합한다. 그 결과로 '청소년의 뇌'라고 직관적으로 인식되는, 많은 가치충돌과 격변으로 가득한 뇌가 탄생한다. 흔히들 청소년의 뇌는 유년기와 성인기의 뇌 중간 지점에 있다고 말한다. 그러나 사실 더 복잡하기에 그렇게 간단히 설명할 수 없다. 유년기와 성인기 사이에 직선을 그어 구분할 수 있는 게 아니고, 청소년기 전후에는 곡선과 불균형, 교차점 등이 산재한다. 그래서 청소년은 더 충동성을 띠고, 어린이나 어른과 비교해 위험을 감수하거나 찾는 성향이 강한 것이다. 그래서 더 쉽게 약물 복용의 유혹에 빠진다. 다음 장에서는 청소년기의 위험과 한계를 알아보고, 청소년의 약물 복용도 다룰 것이다.

구시대적 뇌를 가지고 현대 사회를 살아가는 우리

이번 장 첫머리의 이야기를 다시 한번 언급하겠다. 내 가족과의 경험에 영감을 얻어 쓴 이야기라고 했다. 구석기 시대와 같이 수렵채집 활동을 통해 삶을 영위하는 부족은 이제 거의 남지 않았다. 물론 일부는 그러한 삶의 방식을 어느 정도 유지하지만. 오래전 나는 아내, 청소년기 두 아이와 함께 남아프리카 여러 나라를 여행한 적이 있다. 그때 우리는 보츠와나에서 부시먼족 한 무리를 마주했다. 부시먼족은 소정의 금전적 대가를 받고 우리가 하루 동안 자신들의 전통적 삶의 방식을 체험할 수 있도록 해주었다(그림 3).

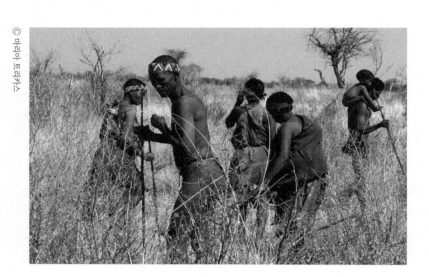

© 마리아 트라카스

그림 3 보츠와나의 부시먼족은 수렵채집을 한다. 부족 전원(남자, 여자, 아이들)은 음식을 찾아 이동한다. 아주 천천히 걸으며 주의 깊게 주위를 살피고, 혹여나 먹을 것이 있는데도 놓치지는 않았는지 탐색한다.

　　물론 그들이 우리에게 비즈니스 차원에서 그런 경험을 제공했음을 알고 있다. 여타 모든 사람이 그러하듯이 부시먼족도 기본적인 필요를 충족하기 위해 소득을 확보하고자 하는 것이고, 그로써 삶의 질을 높일 수 있다면 바람직하다고 생각한다. 그러나 종일 그들과 함께 시간을 보낸 것에 비하면 내가 지불한 값은 정말 작았고, 결코 값을 매길수 없는 귀중한 경험이었다.

우리 가족은 캠핑 도구를 지프차에 싣고 남아프리카공화국, 보츠와나, 자이르(콩고민주공화국), 나미비아를 자유로이 떠도는 중이었다. 한달 동안 우리 가족은 경이로운 광경을 보고, 각 지역 주민과 여유롭게이야기하고, 여행에서 발생하는 여러 사소한 문제를 침착하게 해결해나갔다. 이를테면 맹수 출몰 지역에서 자동차 타이어에 펑크가 나는등의 일이 있었다. 당시의 여행은 가족과 함께했던 가장 값지고 만족스러운 경험 중 하나였다고 생각한다. 부시먼족과 종일 함께하면서 우리는 수렵채집인(비록 수렵은 하지 않았지만)처럼 하루를 보냈고, 우리의 뇌가 형성된 구석기 시대와 가장 유사한 삶의 방식을 관찰할 수 있었다. 충분한 음식을 찾기 위해 많이 움직였지만, 절대 서두르지 않고천천히 이동했다. 뒤처지는 사람 하나 없이 모두 함께였다.

오늘날 우리는 많이 움직이지 않으면서도 허둥지둥 정신없이 살아간다. 이러한 변화가 어떤 결과를 불러오며 청소년에게 어떤 영향을미치는지 알아보자. 우리 현대인은 자연선택에 의해 우리 뇌가 형성되던 당시의 생활상, 즉 이번 장을 시작한 이야기에서 소개한 생활 방식을 완전히 뒤집어엎었다. 잠시 본론에서 벗어나 보자면, 보통 '수렵채집'이라는 단어를 쓰긴 하지만, 나는 '채집수렵'으로 순서를 바꾸어 말해야 한다고 생각한다. 구석기 시대 영양원의 80%가 넘는 부분은 채집활동에서 얻었고, 사냥으로 얻은 식량은 20%에 조금 못 미쳤기 때문이다. 어쨌거나 '채집수렵인'으로서 우리의 뇌는 많은 육체적 활동을 하고 자 한다. 그러나 조급함 없이 천천히 움직이고자 한다. 우리 뇌는 창의 적이며 변화를 추구하고, 나이와 무관하게 변화에 적응하기 위한 가소 성을 갖추었지만, 타고나기를 그 변화가 천천히 진행되는 것에 적응하 도록 설계되었다. 내가 지어낸 가상의 이야기로 돌아가 보자면, 이야 기 속 인물의 까마득한 조상도 주인공들과 같은 방식으로 활촉을 다듬 었고, 세대를 거듭해 먼 후손에 이르러서도 같은 일을 반복할 것이다.

이와 달리 현대 사회에서 변화는 놀라울 정도로 빠르게 일어난다. 물론 뇌는 학습을 통해 변화에 적응한다지만, 변화가 지나치게 빠를 때 도 최적의 상태로 기능한다고 말할 수는 없다. 우리 아이들이 유년기 후반을 지나고 있던 시절, 머나먼 이국의 과거 전통적 일상생활을 전 시해놓은 박물관에 간 적이 있었다. 그때 아이들은 작은 바퀴에 뚫려 있는 구멍 안으로 숫자가 있는 저 기계는 대체 무엇이냐 물었다. 어느 정도 나이가 있는 독자라면 무엇인지 눈치 챘을 것이다. 20세기 중반 의 전화기였다. 우리 아이들은 그전까지 그런 모양의 전화기를 본 적 이 없었다. 청소년기까지 텔레비전이 무엇인지 보지 못했던 우리 부모 님처럼 말이다. 지금 부모님은 큰 어려움 없이 태블릿을 조작한다. 그 러나 태블릿에 예상치 못한 메시지 같은 것이 뜨면, 부모님은 같은 메 시지를 맞닥뜨린 나와 비교해 훨씬 더 스트레스를 받는다. 반면 내 아 이들은 전혀 스트레스를 받지 않는다. 오히려 도전 의식을 자극하는 과제로 여긴다. 우리는 학습을 통해 적응한다. 하지만 변화가 축적되면서 스트레스가 쌓이는 대가로 그것을 이룬다. 따라서 내 아이들은 운영시스템이 보내는 예기치 못한 메시지를 보면 전혀 스트레스가 없다. 늘 그러한 기술에 익숙하게 살아왔기 때문이다. 디지털 혁명 시작부터 일부 변화를 살아온 나는 약간의 스트레스를 받는다. 우리 부모님은 스트레스 정도가 훨씬 크다. 새롭게 받아들여야 했던 변화의 정도가 컸기 때문이다.

우리는 너무나 많은 시간 좌식 생활을 하며 기술, 문화, 사회적 변화를 마주하며 살아간다. 늘 쫓기는 듯한 조급함을 안고 산다. 해야 할 일을 하거나 목표한 바를 이루고, 주어지는 과제를 해야 하지만 충분한 시간이 없다. 이런 정신없는 일상으로 인해, 감정을 관장하는 편도체는 위협 상태로 활성화되며 생리적으로 스트레스 지수가 높아진다. 물론 이게 스트레스를 유발하는 유일한 요인은 아니지만, 지난 몇십 년간 인간의 기본 스트레스 수치는 계속 증가했다. 미국과 독일 연구자들이 2020년 진행한 연구에 따르면 지난 30년 동안 우리가 스트레스를 느끼는 일수는 19% 증가했다. 물론 그렇다고 해서 구석기 시대의 삶으로 회귀하자는 말은 결코 아니다. 청소년의 일부 전형적 행동이 몇십 년 전보다 더욱더 강하게 드러난다고들 하는데, 그 기원을 구석기 시대를 통해 엿보자는 의도다. 또한 아이들의 과한 행동을 가능한 범위에서 진정시키는 방안을 과거를 돌아보며 알아볼 수도 있다. 스트레스는 집행 기능의 효율을 더욱 떨어뜨리기 때문에, 스트레스를 최대한 주지 않으면서 말이다.

최대의 적 : 극심한 스트레스와 스트레스 만성화

스트레스는 위협이 될 수 있다고 여겨지는 상황을 마주할 때 뇌와 몸에서 일어나는 생리적 반응이다. 실제나 상상 속 위협, 신체적 혹은 심리적 위협 모두 스트레스를 발생시킨다. 스트레스는 위협 가능성에 대해 주의를 환기하고, 결과를 예측해 재빨리 반응하여 더 많은 에너지를 근육에 집중할 수 있게 한다. 적절한 스트레스는 생존에 필수다. 몸이 전반적으로 경계 태세를 갖추고 어떠한 상황에도 빠르게 대처할 수 있도록 하기 때문이다. 다만 스트레스가 극심하거나 만성화되면 문제가 일어난다. 위협으로 여겨질 수 있는 상황에서 가장 먼저 반응하는 뇌 부위는 편도체다. 이로써 근육이 긴장하고 신경호르몬 아드레날린이 분비된다. 아드레날린의 작용으로 맥박이 증가하고 혈관이 확장되는데, 더 많은 에너지를 받기 위해 특히 근육 쪽 혈관이 확장한다. 한편 내장 부근 혈류량은 감소해 근육을 향해 더 많이 흘러간다. 피하층 모세혈관은 상처가 날 상황에 대비해 수축한다. 이렇게 본능적으로 우리가 방어 태세를 갖출 때면 동공이 확장되고, 시선은 더 날카로워진다. 하지만 역설적으로 위협에 맞서기 위해서 위험을 느끼는 감각은 줄어든다. 이 모든 요소가 합쳐져 우리 몸은 위협에 맞서기 위한 태세를 갖춘다. 스트레스 유발로 인한 이런 초긴장 상태에서는, 청소년들이 모든 자극을 위협 요인으로 생각할 수 있다는 점을 염두에 두어야 한다. 즉 별일이 아닌 상황에도 무의식적으로 편도체가 위협 상황으로 활성화될 수 있다.

아드레날린 외에도 스트레스로 인해 널뛰는 감정에 영향을 미치는 또 다른 호르몬이 있다. 바로 코르티솔이다. 불안, 분노, 걱정과 같은 감정과 관련이 있다. 청소년기 동안에는 기본적으로 코르티솔이 성인보다 높은 상태다. 이로 인해 더 불안과 분노를 느낄 가능성이 높고 아이나 성인보다 걱정이 많다. 아드레날린과 코르티솔 두 호르몬 모두 감정 외에도 학습과 기억력에 영향을 미친다. 청소년기의 뇌는 방대한 양의 학습을 하기 위한 역량을 갖추었지만, 과도한 스트레스가 역효과를 내면 학습을 제한할 수 있다. 그러므로 청소년이라는 위태로운 시기에 균형을 잘 유지하는 게 중요하다.

그러나 사실 청소년 스트레스에서 가장 두드러지는 역할을 하는 호르몬은 비전문가인 일반대중에게는 생소한 THP 호르몬일 것이다. 아드레날린이나 코르티솔에 비해 잘 알려지지 않았지만, 반드시 알 필요가 있다. THP 호르몬 또한 스트레스로 인해 분비되는데, 성인과 청소년에게 몹시 다르게 작용한다. 이것이 청소년의 스트레스를 이해하기 위해 결정적인 부분이다. 2007년, 미국 뉴욕주립대 연구자들은 THP 호르몬이 성인에게는 스트레스 완화 작용을 한다는 사실을 밝혀냈다. 스트레스 상황에서 불안을 잠재우는 천연 진정제 역할을 하는 것이다. 스트레스를 유발하는 상황을 겪고 약 30분 정도 뒤에 이 호르몬이 분비된다. 우선 30분 동안 뇌가 위협 상황에 충분히 대처하고, 그 이후에 위협에서 벗어나면 진정을 도와 스트레스를 잠재우는 것이다. 그렇다면 과연 청소년에게는 어떤 작용을 할까? 청소년의 경우, 스트레스 상황 후에 THP 호르몬이 분비되면 진정 역할 대신 정반대의 작용이 일어난다. 불안을 증가시키는 것이다. 그러니 청소년이 성인보다 스트레스에 취약할 수밖에 없다. 여기에 더해 현대 생활은 그 자체로 스트레스로 가득하다. 늘 조급함에 시달리지만, 많이 움직이지 않으면서 말이다. 이 상황에 대해 방정식을 세워보자면 다음과 같다.

청소년의 스트레스 = [위협 감각 + 감정 과잉 반응 +감정 통제 감소 +
높은 코르티솔 분비량 + THP 호르몬으로 인한 불안]

성인의 스트레스 = [위협 감각 + 감정 반응 +감정 통제 +
청소년에 비해 낮은 코르티솔 분비량 + THP 호르몬으로 진정 효과]

분명한 차이가 드러난다. 현대 사회의 구조와 기능적 특성으로 인해 청소년의 불안 지수는 극히 높아질 수 있다. 오늘날 우리는 좌식 생활을 하지만 쉼 없이 변화를 마주하고, 모든 것을 빠르게 처리해야 하며, 가족 구조는 우리의 뇌가 형성된 구석기 시대보다 응집력이 적다. 또한 인터넷과 SNS를 통한 모든 종류의 자극에 노출되는 것에 따른 영향도 있다.

변화무쌍한 현실에 대해 교육계에서 흔히 하는 말이 있다. "우리가 가르치는 아이들은 현재 존재하지 않는, 새로 등장할 직업을 갖게 될 것이다." 모든 경우에 적용되지는 않아도 어느 정도 일리가 있을 것이다. 그러나 이 메시지가 청소년들에게는 매우 절망적이다. 분명 이렇게 들릴 것일 테다. "너희는 공부하고 배워야 해. 앞으로 나아가기 위해서는 좋은 성적을 받아야 해. 너희는 수없이 많은 것을 배울 필요가 있어. 그런데 시간은 금방 흐르니 빨리 배우렴. 어서 다음 주제로 넘어가야 하거든. 그렇지만 지금 너희들이 배우는 게 미래에 무슨 쓸모가 있을지는 도통 모르겠구나. 너희가 나중에 무얼 할지는 아무도 모르거든." 이에 따라 무의식적으로 위협을 느끼고, 엄청난 스트레스를 받을 수 있다. "지금 내가 배우는 게 아무 쓸모가 없다면 대체 내 미래는 어떻게 될까? 내게 도움이 될지 확실하지도 않은 과목을 배우느라 왜 그렇게 많은 시간을 써야 하지? 그 시간에 내 친구들과 어울리며 어른 삶의 모습을 연습하면 안 되나?" 보통은 이러한 생각을 성찰하듯 의식적으로 곱씹지는 않지만, 잠재의식 속에서 뇌는 이를 위협으로 감지한다. 스트레스, 불안, 우울로 인한 치료가 필요한 청소년 수 증가도 어느 정도는 이러한 현실에 기인한다. 미국 보건 당국의 연구에 따르면, 2005년부터 2014년까지 우울증을 겪은 청소년의 수가 14% 늘었다. 스페인도 비슷하다. 스페인 아동·청소년 정신의학회의 2012 연구 결과, 스페인 청소년 10%가 우울증을 겪고 있는 것으로 드러났다. 마찬가지로, 2021년 10월 발간된 전 세계 아동의 심리 상태에 관한 유니세프 연간 보고서에 따르면, 10~19세 아동, 청소년들이 정신질환을 앓고 있으며, 그중 43%는 불안과 우울 때문이다. 관련 주체와 사회 전체가 함께 힘을 모아 지체 없이 해결해야 할 아주 심각한 문제다.

스트레스는 뇌에 아주 치명적이다. 기분뿐만 아니라 학습 능력에도 영향을 미친다. 다음 장에서 살펴볼 것처럼 약간의 압박감은 동기부여에 좋지만, 일정 한계를 넘어서면 주의력 결핍과 정서불안을 유발하며, 집행 기능을 관장하는 전전두피질 기능의 효율을 저하한다. 즉 지나치고 만성적인 스트레스는 계획 수립과 성찰을 방해하고, 이성적 사고에 기반한 의사결정을 가로막으며, 의식적으로 행동 및 감정을 조절하는 역량을 떨어뜨린다. 또한 자유자재로 사고할 수 있는 인지적 유연성도 감소한다. 이러한 악순환이 계속된다면 전문가에게 도움을 청해 악순환의 고리를 끊는 것이 필요하다.

극심하고 만성적인 스트레스 상황에서 청소년은 어찌할 바 모르고 정체될 수 있다. 편도체는 과도하게 활성화되어 감정을 마구 널뛰게 한다. 기억을 관장하는 해마 또한 정상적으로 기능하지 않게 된다. 스트레스와 연관된 호르몬 중 하나인 코르티솔이 지나치게 분비되면 기억을 방해하기 때문이다.

한 쥐 실험 사례가 이를 분명히 보여준다. 이전 장에서 설명했듯, 쥐는 미로의 출구를 찾는 데 매우 능하며 쉽게 길을 기억한다. 그런데 미로밖에 고양이를 두면(혹은 고양이 냄새를 내뿜는 장치를 하면), 스트레스가 극심한 나머지 출구를 찾지 못할 뿐만 아니라 사고가 정지해버려 앞으로 나아가지도 후퇴하지도 못한다. 이런 점에서 일부 연구가 시사하는 바는, 청소년이 부모 혹은 교사와 유지하는 관계가 쥐와 고양이의 관계처럼 될 수도 있다는 사실이다. 또한 어른과 청소년은 스트레스 상황에서 회복하는 능력의 차이를 보인다. 극심한 스트레스 상황에서 어른은 며칠이면 회복한다면, 같은 상황에 청소년은 몇 주가 걸릴 수 있다. 청소년은 매우 강하다. 하지만 동시에 몹시 연약하다.

청소년에게 스트레스를 유발하는 요인은 많지만, 그중 특히 사회적 소외가 치명적이다. 소외감은 청소년에게 가장 큰 스트레스를 주는 요인 중 하나다. 이전 장에서 고독감을 이미 다루었다. 청소년 중 약 절반이 고독감을 가끔 혹은 자주 느낀다. 청소년의 뇌는 또래와의 교제를 가장 우선시한다. 성인기 삶으로의 이행뿐만 아니라 사회 구조 학습의 지침으로써 관계를 구축해 나가려는 것이다. 만약 아이가 외롭고, 소외되고, 정서적 지지를 받지 못하며, 자신을 이해해주는 사람이 거의 없다고 느낀다면, 편도체는 위협의 상태로 활성화된다. "나는 내가 해야 할 것도 제대로 해내지 못해. 이렇게 무능하니 지금도, 미래에도 내게는 많은 위험이 닥칠 거야." 이로써 스트레스가 생기거나 더 극심해진다.

높은 코르티솔 수치로 인해 청소년은 걱정이 되는 상황이 닥치면 이를 우리보다 더 심각하게 받아들인다는 점을 기억하자. 따라서 결점이라 생각될 수 있는 자신의 특성을 더욱 심각하게 여기는 경향이 있다. 아이의 결점을 공개적으로 이야기함으로써 교정하려고 하는 경우가 있는데 이는 나쁜 생각이며, 결코 옳지 못한 전략이다.

당신이 청소년이었을 때를 떠올려보라. 분명 부모님이든, 선생님이든, 혹은 다른 사람이었든 간에 나쁜 의도는 아니더라도 당신의 부정적인 면을 공개적으로 이야기한 적이 있을 것이고, 이는 당신에게 불쾌한 기억으로 남았을 테다. 내 경우에는 많은 사람 앞에서 "얼굴 빨개지는 것 좀 봐. 그렇게 수줍어하지 좀 마."라는 이야기를 한 이들이 많았다. 결과적으로 나는 더욱 내성적인 사람이 되었고, 더 쉽게 얼굴을 붉히고는 했다(나는 옛날도 지금도 내성적이다. 비록 지금은 삶의 경험을 통해 그러한 성격을 조금 더 잘 감추기는 하지만). 그러한 말을 듣는 다른 많은 이들과 대비되는 입장에 놓인 나는 고독감을 느꼈다. 이런 고독감과 소외감(앞서 말했듯 과도한 코르티솔 분비로 더욱 증폭된다)은 또래 사이의 괴롭힘이나 비교를 통해서도 느끼게 된다. 비교의 경우 집단 안에서 이루어지기도 하며, 이상향을 왜곡된 현실로 바라보는 과정에서 스스로 이를 자신의 현재 모습과 비교하기도 한다.

스트레스가 정서적 외상emotional trauma에 미치는 영향은 지대한데, 청소년은 스트레스에 강하게 노출돼 있다. 청소년 약 4분의 1이 정서적 외상을 겪는다고 알려져 있으며 그 원인은 학교 따돌림, 성적 학대, 가까운 이의 죽음, 가정폭력 등이다. 정서적 외상으로 해마 크기가 줄어들면 새로운 지식을 학습하는 능력이 감소한다. 한편 편도체의 크기는 커져 감정 반응성이 더 높아지게 된다. 또한 인지 및 행동 측면에서 중요한 전전두피질의 뉴런 연결망이 정상적으로 발달하지 않는다. 따라서 전전두피질의 활동은 감소하고, 동기부여와 충동 조절에도 영향이 생긴다. 다른 한편으로는 약물 남용 경향이 생기는데, 다음 장에서 다루어보겠다. 하지만 이 모든 변화가 영구적이지는 않다는 사실을 강조하고 싶다. 이미 여러 차례 말했지만 뇌는 가소성이 굉장히 높은 기관이기에, 이후 새로운 경험과 학습을 통해 언급한 영향들을 상쇄할 수 있다. 하지만 물론 행동 교정이나 그릇된 점을 바로잡을 필요가 없게끔 차근차근 조화롭게 발달하는 것이 가장 좋다.

요약

청소년의 행동을 이해하기 위해 청소년 뇌의 세 가지 주요 기능에 주목할 수 있다. 첫 번째는 청소년기에 효율이 저하되는 집행 기능, 둘째는 반응의 과잉이 나타나는 정서적(감정) 기능, 마지막으로는 쾌감을 느끼기 위한 보상 추구다. 뇌 발달은 시행착오를 통해 이루어지므로 청소년은 이러한 인지 기능을 실험할 필요가 있다. 하지만 이를 가로막는 최대의 적은 극심하고 만성화된 스트레스다. 감정 과잉 반응을 심화하고 집행 기능의 효율도 낮춘다. 여기에 특정 호르몬이 청소년과 성인에게 각각 다르게 작용한다는 점이 더해져, 우리로서는 청소년을 이해하기 어려운 상황이 벌어질 수 있다. 청소년에게 스트레스를 유발하는 가장 큰 요인은 소외감이다. 그러므로 아이에게 정서적 지지를 보내는 게 매우 중요하다. 이런 점에서 기쁨은 자기 자신과 타인을 향한 신뢰를 드러내는 기본적 감정이다. 기쁨을 통해 대화를 끌어내고 과제를 원활하게 진행할 뿐만 아니라 역량 강화로 이어지기도 한다. 자신을 믿는 사람은 자기 삶을 관리하고 계획하는 능력이 제게 있다는 믿음이 더 강하다. 또한 뇌 안에서 쾌락, 동기부여, 낙관주의는 선조체와 도파민 작용으로써 함께 연관되어 기능한다. 이 중 하나를 자극하면 다른 두 가지 감정 상태도 활성화되고, 이로 얻을 수 있는 장점도 배가 된다. 청소년은 자극을 얻기 위한 도전과제가 필요하지만, 자신이 달성할 수 있는 수준이라고 인식하는 게 필요하다.

5장

동기부여·한계·위험 : 청소년기의
위험하지만 근사한 삼중주

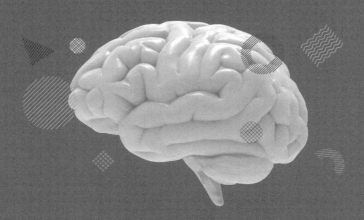

뇌의 보상 체계를 이루는 핵심은 뉴런 구조로서 선조체, 신경전달물질로서 도파민이 있다. 만족스러운 상황에서 청소년의 뇌는 성인보다 더 많은 양의 도파민을 분비하는 것으로 드러났다. 또한 그 만족이 사회적 요인이라면 도파민 분비가 더 오래 지속된다.

새끼 독수리에게 세상이란 작고 오목한 둥지뿐이었다. 삐죽삐죽한 가지로 지어져 부드러운 털로 덮이고 낭떠러지를 마주한 그 보금자리에 대해서만큼은 아주 잘 알았다. 하지만 둥지 밖에 대해서는 아무것도 몰랐다. 배가 고플 때 입을 쩍 벌리고 있으면 엄마 독수리나 아빠 독수리가 가까이 날아와서는 부리 안으로 먹이를 조심스레 애정을 담아 물려주었다. 그때까지 새끼 독수리가 해본 유일한 노력은 배가 고플 때마다 부리를 열며 삐악삐악 우는 것뿐이었다. 수 주 전, 알을 깨고 나올 때 겪었던 어려움은 이미 잊은 뒤였다. 알에 갇힌 채 갑자기 본능적으로 알에서 나가야겠다는 마음을 먹었을 때였다. 부리로 알을 조금씩 깨서 마침내 세상 빛을 보았을 때, 새끼 독수리는 완전히 녹초가 되어 있었다.

그때와 비교하면 많이 성장했기에 둥지라는 세상이 비좁게 느껴지기 시작했다. 무언가 해야겠다고 느끼면서도 그게 무엇인지는 알지 못했다. 매일 아침 눈을 뜨고 떠오르는 해를 바라보며, 선선한 아침의 산들바람이 깃털을 부드럽게 어루만지는 기쁨을 기대하는 것도 시간이 가면서 바래갔다. 점점 무료함을 느꼈다. 그러던 어느 날 아침, 가까이 날아오는 어미 새를 보고 새끼 독수리는 습관처럼 부리를 벌렸다. 하지만 무슨 일인지 어미 새는 먹이를 주지 않았다. 그저 둥지 주변을 빙빙 돌며 날갯짓만 했다. 그렇게 한참을 있더니 절벽 쪽으로 사라졌다. 시간이 얼마 지나지 않아 어미 새는 돌아왔고, 이번에는 먹이를 주었다. 그 후 며칠 동안 어미와 아비가 번갈아 침묵의 날갯짓을 했다. 둥지 주변에서 가만히 날갯짓하며 머무르면서도 먹이는 가져오지 않았다. '엄마 아빠가 왜 저러지?' 새끼 독수리는 부모를 보며 조용히 생각에 잠겼다.

그날 아침 눈을 뜬 새끼 독수리는 여느 때와 다름없는 하루가 되리라고 생각했다. 평소와 같이 어미 새가 둥지 근처로 왔지만, 가만히 비행하는 대신에 강한 힘으로 날갯짓해 새끼를 아무런 예고도 없이 떠밀어 절벽 밑으로 떨어뜨렸다. '이제 엄마는 나를 사랑하지 않아!' 절벽 밑으로 수직 낙하하며 새끼 독수리는 생각했다. 그러나 바로 그 순간에 아비 새가 나타나 떨어지는 새끼를 등으로 받아냈다. 안심한 새끼 독수리는 날개를 쭉 펼치고는 아버지 등에 제대로 자리를 잡았다. 절벽을 거슬러 올라 둥지로 돌아가기 위해 힘차게 움직이는 아버지의 강한 근육의 움직임이 느껴졌다. 수일간 어미와 아비는 같은 행위를 반복했다. 어떤 날은 아비 새가 새끼를 둥지에서 밀고, 다음에는 그것을 어미가 하며 번갈아 다른 역할을 맡았다. 하지만 어느 날 변화가 일어났다. 허공으로 추락하던 자신의 몸을 느끼던 새끼 독수리는 모든 것을 깨우쳤다. 무엇을 해야 하는지 갑자기 깨달았다. 자신을 받아주기를 기다리며 수직으로 떨어지는 대신 자신의 위엄 넘치고 강한 날개를 펄럭여 날아올랐다. 지금까지 수도 없이 봐왔던 부모님의 모습 그대로 말이다. 어엿한 성년 수컷 독수리로 거듭났다. 자기가 태어난 계곡의 모습을 이렇게 높은 곳에서 바라본 적이 없었다. 그 광경에 압도

당한 것도 잠시, 혼자 힘으로 날 수 있는 자만이 느낄 수 있는 강렬한 해방감을 음미했다. 자신을 기다리는 무궁무진한 미래에 가슴이 뛰는 것을 느끼며, 독수리는 생기가 넘치는 지평선을 굽어보았다. 어미 새와 아비 새는 새끼의 모습을 흐뭇하게 바라보고 있었다. 늘 그래왔던 것처럼.

출처 미상의 한 이야기가 있다. 1970년대에 샌프란시스코의 한 바bar에서 종업원 하나가 피로 누적과 과음 때문에 깜빡 잠이 들고 말았다. 바의 주인은 잠든 종업원을 발견하고는 잔뜩 화가 나 그를 깨웠다. 기지가 넘치는 청년이었던 종업원은 위기를 벗어나기 위해 말을 지어냈다. 본인은 일출을 보려고 기다리다가 잠이 들었는데, 캘리포니아의 하루가 시작될 때 일출의 빛깔을 담아 새로운 칵테일을 만들어보려 했다고 말이다. 마침내 날이 밝았고 종업원은 자신의 임기응변을 마무리하려 가지고 있는 재료를 섞기 시작했다. 오렌지주스 약간, 레몬즙 몇 방울, 파인애플 많이, 복숭아와 석류즙 약간…. 세계적으로 유명한 논알코올 칵테일인 샌프란시스코가 그렇게 탄생했다고들 한다. 내가 젊었을 때 가장 좋아했던 칵테일이다. 사실 나는 술을 전혀 즐기지 않는다. 당연히 몇 번 입에 대본 적은 있지만 말이다.

내가 술을 마셔본 것이 '당연'하다고 말한 이유는 이 사회 많은 곳에서 음주가 필수적인 것이 되어버렸기 때문이다. 어떤 이는 술을 조금도 마시지 않는 사람이 문제가 있다고 생각한다. 이 주제로 부모님, 조부모님과 이야기를 나눈 기억이 난다. 내가 청소년이었던 시절, 할아버지 집에 방문했던 날이었다. 나는 부모님은 물론 할아버지, 할머니와도 돈독했다. 조부모님으로부터 가늠할 수 없을 만큼 많은 것을 배웠다. 그날은 하지이자 카탈루냐의 중요한 축일인 '성 요한의 날Diada de Sant Joan'이었다. 부모님과 조부모님은 까바(카탈루냐 지방의 스파클링 와인-옮긴이)로 건배를 하자며 "한 잔인데 뭐 어때!"라고 말씀하시며 나를 부추겼다. 그분들도 늘 한 잔 이상은 마시지 않았다. 청소년답게 내 대답은 날카로웠다. "그런 말 마세요! 저는 안 마셔요!" 나는 샌프란시스코 칵테일이 탄생했던 바의 주인처럼 아주 성이 나서 대답했다. 그리고 나는 마약 등 약물은 아예 쳐다보지도 않았다. 그걸 즐기거나 중독이라도 될까 두려웠다. 젊은 시절 내게 그것을 권할 때마다 나는 늘 단호히 거절했다. 두려움 때문이었다.

약물 복용이나 알코올 남용은 청소년기에 흔히 시작되는 심각한 문제 중 하나다. 즐거움을 위해, 자신의 한계를 시험하기 위해, 위험을 느껴보고 싶어서, 사회적으로 믿거나 믿게 하려는 것에서 벗어나기 위해 행하는 일이다. 정서불안 때문이기도, 이해할 수 없거나 너무 엄격한 현실에서 벗어나기 위해서, 혹은 자기가 속한 무리에 잘 동화되기 위해서다. 이번 장에서는 약물 복용 문제를 중요하게 다룰 것이다. 하지만 그밖에도 이야기할 것은 많다. 청소년기와 매우 관련이 깊은 여러 주제에 대해 말하겠다. 청소년은 왜 그리도 정해진 한계를 깨고 싶어 할까? 위험한 행동을 하려는 청소년의 욕망 이면에는 무엇이 숨겨져 있을까? 또래와 어울리려는 끝없는 갈망은 어디에서 오는가? 인생에 대한 근원적 질문(나는 누구며 나는 어디로 가는가….)을 던지는 이유는 뭘까? 우리의 궁금증을 일으키는 이러한 주제에 대해 알아보겠다. 또한 청소년은 어디에서 동기부여를 얻으며, 청소년의 동기부여와 쾌감 추구는 무슨 상관관계가 있는지, 아이들이 주변에서 느끼는 많은 어려움을 극복하고 긍정적인 태도를 갖추도록 어떻게 도와줄 수 있을지 알아보자. 이게 바로 이번 장 첫머리 이야기에서 새끼 독수리가 마주한 현실이었다. 유아적 태도를 유지하던 새끼 독수리가, 부모가 제게 나는 법을 가르쳐주어 성년으로 이끌려 한다는 사실을 이해하고 있었을까? 부모라는 본보기가 없었다면 나는 법을 홀로 배울 수 있었을까? 그렇지 않다. 새끼 독수리를 부모로부터 분리해 따로 키우면 날아가려 시도하지 못한다는 사실이 관찰됐다. 새끼 독수리는 부모로부터 자극과 지지를 받고 그들을 본보기로 삼아야 한다. 기억하자. 자극, 본보기, 지지가 중요하다.

기세를 몰아 청소년의 뇌를 계속 파헤쳐보자.

위험 행동

왜 청소년 대부분은 위험을 그리도 좋아하고 정해진 한계를 뛰어넘으려 할까? 예전에 내가 아이들과 등산하러 갔을 때, 아이 중 하나가 재

있고도 의미심장한 말을 했다. 우리는 산을 자주 찾았다. 등산은 우리가 가장 좋아하는 운동이자 여가 활동이었다. 아이들이 나와 아내로부터 물려받은 취미다. 논외로 하나 덧붙여 말하자면, 하이킹은 회복탄력성, 끈기, 사회성을 함양하는 활동이라고 알려져 있다. 정상에 오르기 위해 노력을 해야 하고, 그 과정에서 함께 있는 이들과 서로 의지해야 하는 순간이 올 수 있기 때문이다. 지금 소개하는 일화가 일어났던 당시 우리 아이 중 한 명은 이미 청소년기였고 다른 한 명은 청소년기에 들어서기 직전이었다. 친구 부부 가족도 함께였는데, 그들의 아이들과 우리 아이들은 또래였다. 우리는 피레네산맥의 한 봉우리에서 벼랑과 몇 미터 지점에 떨어져 있는 가파른 비탈길을 따라 내려가고 있는 참이었다. 어른들은 천천히 조심스럽게 내려가고 있었지만, 내 작은 아이가 다리로 미끄러져 가며 산비탈을 달려 내려갔다. 중력을 실험하기라도 하는 듯한 모습이었다. 나는 아이에게 그렇게 뛰지 말고 주변을 살피라고 했다. 한순간의 방심으로 발을 헛디뎌 아래로 떨어질 수 있다고 말이다. 그러자 아이는 곧바로 무심히 이렇게 내뱉었다. "아빠, 내가 모험하도록 두세요!" 청소년은 위험에 무척이나 끌린다. 충만한 실존 감각뿐만 아니라 한계를 깨부수는 느낌 때문이다. 왜 한계를 부수려고 하며 그로 인해 무슨 결과가 생길까? 그 이유를 알기 위해서 우선 전 장들에서 다룬 내용을 복기해보자. 그 중 특히 '청소년 뇌의 삼각형'을 구성하는 세 방위점이 중요하다. 감정의 과잉 반응과 과민성(편도체), 집행 기능의 통제 효율 저하(전전두피질), 만족감과 쾌감에 대한 열망(선조체)이다.

부모와 교사들은 청소년이 아이나 성인보다 더 충동적이며 불필요한 위험을 마주하려는 경향이 있다는 사실을 안다. 만족감을 불러일으키는 활동을 추구하고 탐색하는 것이 아이 행동의 대부분(감히 말해보자면 거의 전부)에 동기부여를 제공하기 때문이다. 이때 만족감은 자기만족에 더해 또래의 평가에서 오는 만족이 중요한 부분을 차지한다. 어른들은 아이가 끊임없이 새로운 것을 탐색하는 것을 반항으로 해석하기도 한다. 우리에 대한 순종을 멈추기 때문이다. 분명 아이는 어느 정도 자신의 자주성을 확인하려고 하는 부분이 있다. 하지만 새로움의 추구는 가장 근본적인 과정이다. 어른들에게는 성가시고 피곤하더라도, 완전한 청소년 역량 발달을 위한 핵심이다. 청소년은 부모와 어른이 주는 안락함과 안정감에서 벗어나 스스로 세상을 누비고 독립심을 기르려 한다. 마치 둥지를 벗어나는 새끼 독수리와도 같다. 그러니 청소년은 새로운 경험에 열린 태도를 가져야 한다. 새로운 경험을 통해 자립심이 형성되기 때문이다. 또한 새로움의 추구는 창의력과도 연관된다. 청소년기가 인생의 결정적 삶의 단계인 이유가 바로 창의력이다. 앞서 언급한 것처럼 청소년기는 우리를 더 인간답게 만든다. 주변 환경의 창의적인 탐색이 인간다운 삶으로 나아가기 위한 근간이다.

창의력의 핵심은 이전과는 다른 시각으로 세상을 탐색하고, 기존의 사고방식에 머물러 있었더라면 놓쳤을 새로운 관계를 형성하는 것이다. 인류의 위대한 창조 중 많은 부분을 청년들이 이룬 것은 놀라운 일이 아니다. 청년들은 청소년의 반항심을 아직 간직하면서도 충분한 경험과 지식을 축적해 자신의 폭발적 창의력을 최대한 활용한다. 예를 들어 아인슈타인은 스물다섯을 갓 넘겼을 무렵 상대론적 물리학과 양자역학의 기틀을 마련한 과학 논문을 발표했다. 20세기의 위대하고도 혁명적인 성과였다. 한편 스티브 잡스는 그보다도 더 어린 스물한 살에 집 차고에서 마우스를 이용하는 그래픽 유저 인터페이스를 갖춘 최초의 개인용 컴퓨터를 생산해냈다. 이로써 기존의 시스템처럼 복잡한 글자 명령어를 입력할 필요가 없어졌다. 또한 파블로 피카소는 스물여섯에 역사상 최초의 입체파 작품 중 하나인 〈아비뇽의 처녀들〉을 선보였다. 예술의 개념에 혁명을 일으킨 작품이었다.

이제 경험의 일부로써 불필요한 위험을 찾고자 하는 청소년의 본능적 열망으로 돌아가 보자. 어른의 시선으로 보자면, 가장 큰 문제는 전전두피질의 미성숙이다. 그래서 자신의 행위에 따른 결과를 이성적으로 예측하고 이해하는 데 어려움을 겪는다. 그러니 청소년기의 위험 감수가 장기적으로 보면 좋은 진화전략이 될 수 있지만(우리의 조상이 아프리카를 떠나기 위해 계곡, 사막, 바다, 험준한 산맥을 넘는 위험을 감수하지 않았더라면 인류 역사는 크게 달라졌을 것이다), 단기적으로는 위험을 내포할 수 있다. 수만, 수십만 년 동안 모든 문화권과 사회에서 청소년은 이러한 양상을 보였다. 그리스 철학자들이 청소년을 묘사했던 것을 떠올려보라. 오늘날의 어른이 한 말이라고 해도 전혀 위화감이 없다. 예를 들어 아리스토텔레스는 "사리 분별이라고는 없는 그리스의 청소년들"이라고 했다. 하지만 그때와 지금 모든 것이 같지는 않다. 변한 것이 있다. 이 변화에 주목할 필요가 있다.

과거 청소년의 이동 반경은 현재보다 제한적이었고, 권위주의가 만연하던 시기에 청소년이 다양한 경험을 할 가능성은 지금보다 적었다. 현대 사회는 다르다. 인터넷과 디지털 기술의 발달로 물리적 공간에서의 이동뿐만 아니라 정신적 측면에서도 행동반경은 크게 넓어졌다. 이에 일부 사람은 청소년을 이전처럼(혹은 이전에 그렇게 했다고 우리가 생각하듯이) 엄하고 권위적으로 다루어야 한다고 말한다. 이 책 초반에 내가 소개했듯, 청소년과 청년의 정서 상태를 늘 주시해야 할 중요성에 대해 기고했을 때 그런 댓글을 많이 받았다. 그러나 청소년에게 권위주의적 태도를 보이는 것은 해결책이 아니다. 이유는 다양하다.

첫 번째로는, 많은 갈등 요소에도 불구하고 현대 사회는 이전보다 훨씬 더 사회 구성원을 잘 통합하기 때문이다. 과거보다 권위주의적 모습은 줄었고 각각의 다양성을 존중한다. 물론 다양성에 역행해 권위주의를 주장하는 사람은 늘 있기 마련이지만. 권위주의의 가장 보편적인 정의를 살펴보자. '권위의 행사를 통한 사회적 관계 종류의 하나로, 참여를 통한 합의 도달 없이 권력 행사자가 자신의 의지를 관철하는 것. 억압적이고 자유와 자주성이 부재한 사회 질서로부터 생겨나며, 권위 원칙에 입각하므로 비판을 허용하지 않는다'. 청소년기야말로 개인의 자주성을 탐색하고 비판적 사고의 기초인 성찰 능력이 성숙하는 중요한 삶의 단계다. 청소년이 이런 능력을 기르지 못하도록 우리가 막는

다면, 어찌 바르게 성장할 수 있겠는가? 물론 청소년이 그릇된 결정을 내릴 수도 있지만, 마찬가지로 올바른 선택을 할 수도 있다. 그러니 아이의 의사결정 능력을 최대한 키워주기 위해서는 아이에게 필요한 정보를 제공하고, 좋은 질문을 던져보며 성찰할 수 있는 환경을 조성해야 한다. 또한 부정적 사고를 멀리하고 긍정적인 삶의 태도를 유지하도록 우리가 도와야 한다.

청소년이 겪는 충동 조절의 어려움과 새로운 경험을 통해 만족을 느끼고자 하는 열망을 연구하고자 한 여러 흥미로운 실험이 있다. 그중 하나는 다음과 같다. 8~30세 사이의 실험 참가자에게 화면에 나타나는 불빛을 잘 보고 있다가 불빛이 깜빡거리면 화면에서 시선을 뗄 것을 주문했다. 금지된 것을 하고자 하는 충동을 통제하는 능력을 평가하기 위한 실험이었다. 여기서는 불빛이 깜빡거리면 그것을 계속 보지 않는 것을 의미한다. 이를 심리학에서는 '반응 억제'라고 부른다. 어린이의 경우 억제력이 없어 계속 불빛을 보는 경우가 많았다. 충동적인 행동 통제를 담당하는 전전두피질이 아직 몹시 미성숙하기 때문이다. 하지만 성인 대부분은 불빛이 깜빡거리면 눈을 뗐다. 성인의 집행 기능, 그중에서도 특히 충동 억제는 충분히 성숙하기 때문이다. 그렇다면 청소년의 경우는 어땠을까? 일부는 계속 화면을 보지 말라는 지시에도 불구하고 불빛에서 눈을 떼지 않았다. 반면 다른 청소년들은 성인만큼이나 빠르게 화면에서 눈을 뗐다. 뇌 성숙의 속도가 개인마다 다르다는 사실을 보여준다. 하지만 더 흥미로운 결과는 따로 있다. 이 실험을 진행하는 도중에 참가자의 뇌를 스캔해 뇌 활동을 관찰해보았다.

성인의 경우, 불빛이 깜빡거리면 무슨 일이 일어나는지 보고 싶은 충동을 억제하며 시선을 돌릴 때, 뇌 활동은 일부 뇌 부위에 한정되어 일어났고 활성화의 강도도 높지 않았다. 하지만 지시 사항을 따라 화면에서 시선을 뗀 청소년의 뇌에서는 훨씬 많은 부위가 활성화되었고 그 강도도 매우 높았다. 다시 말해, 일부 청소년은 자신의 충동을 잘 다스리지만 그러기 위해서는 성인보다 훨씬 더 큰 노력이 필요하다. 어른들은 청소년이 제 행동을 조절하기 위해 기울여야 하는 노력을 잘 인지하지 못한다. 그저 청소년도 우리처럼 행동해야 한다고 생각한다. 물론 청소년이 자기 자신은 물론 타인에게 유해한 행동을 보이는 것을 정당화하려는 것이 아니다. 그저 청소년이 자기 자신을 통제하기 위해서는 우리보다 훨씬 더 어려움을 많이 겪는다는 사실을 이해하자는 거다.

한계의 탐색과 가치평가 경향

두 번째로 소개할 실험은 보상 체계가 부정 평가보다 긍정 평가에 더 큰 중요성을 부여함을 보여준다. 유니버시티 칼리지 런던University College London의 연구팀은 9~26세로 구성된 어린이, 청소년, 청년 실험자 45명에게 여러 불운한 상황을 제시하고 각각이 일어날 확률을 계산해보라고 했다. 이가 옮거나, 사고로 중상을 입는 등의 상황이었다. 실험 대상자가 저마다 확률을 제시하면 실제 확률이 무엇인지 말해주었다. 그 후 얼마간의 시간이 지나 각 상황의 확률을 기억해보라고 했다. 청소년기 이전의 아동과 청년은 실제 위험의 확률을 잘 기억하고 있었다. 그러나 청소년은 자신의 추측보다 더 나은(위험이 더 적은) 상황이면 잘 기억했지만, 더 나쁜(위험이 더 많은) 상황은 잘 기억하지 못했다. 즉 청소년의 뇌는 가치평가 상황에서 부정 평가보다 긍정 평가를 더 잘 기억한다. 긍정적 정보를 처리하는 뇌 부위는 청소년 뇌 방위점 중 하나인 선조체에 집중되어 있고, 부정적 정보는 또 다른 방위점인 전전두피질에서 처리되는데, 전전두피질은 청소년기에 기능의 효율이 저하된다. 긍정적 정보를 처리하는 부위가 부정적 정보를 처리하는 부위보다 훨씬 더 활발한 활동을 보인다. 따라서 청소년은 성인보다 부정적 정보를 처리하는 능력이 떨어지고 위험을 수반하는 행동을 보이는 경향성이 더 높다.

이렇게 선조체가 활성화되면 신경전달물질 도파민을 대량으로 분비함으로써 청소년은 긍정적인 결과가 예상되는 사건을 그 반대의 경우보다 더 효율적이고 강도 높게 평가한다. 도파민은 만족감과 쾌감, 동기부여, 낙관에 관여한다는 사실을 떠올려보자. 위험 상황의 가치판단 경향성의 또 다른 예시를 보자. 2021년 중순쯤 한 영상이 인터넷을 통해 퍼졌다. 미국의 한 청소년 여자아이가 창밖을 내다보고 있을 때, 어미 곰 한 마리가 새끼 두 마리를 데리고 집의 뒤뜰로 들어왔다. 눈 깜짝할 사이에 집의 개들은 어미 곰에 맞섰고, 당연히 어미 곰은 개들

에게 앞발을 휘두르며 자신을 방어했다. 그때 아이는 한 치의 망설임
도 없이 마당으로 뛰어나가 자기 개들을 지키기 위해 곰을 말 그대로
강하게 밀며 내쫓았다. 그 행동이 불러올 부정적 결과를 깊이 생각하
지 않았을 것이다. 사랑하는 개들을 지킴으로써 자신이 얻게 될 긍정
적 결과가 곰과 맞섰을 때 나타날 수 있는 부정적 결과보다 더 크다고
무의식적으로 기대한 것이다. 다행히 그 누구도 다치지 않았다. 아이
는 물론 개와 어미 곰, 새끼 곰들 모두 무사했다.

긍정적 보상에 대해 더 높은 가치평가를 하는 경향은 다른 의사결
정 상황에서도 드러난다. 경제적인 결정을 내려야 할 때 청소년의 뇌
를 스캔해보면, 많은 보상을 기대할 수 있는 선택지가 있을 때 선조체
가 훨씬 더 강하게 활성화되는 것이 관찰되었다. 비록 그 선택지가 큰
위험 또한 내포하고 있음에도 말이다. 사실 선조체는 위험이 클수록
더 강하게 활성화된다. 뇌는 보상을 실제로 받는 경우보다 보상이 기
대되는 상황을 더 긍정적으로 평가한다. 그러므로 확률 게임에 사람
들이 그리도 열광하며, 특히 청소년이 빠질 가능성이 있는 것이다. 따
라서 이러한 행위(청소년의 우상인 스포츠 선수가 직접 이런 게임을 홍보할
때도 있다)로부터 청소년을 보호할 필요가 있다. 위험을 내포하며 쾌감
을 주는, 비록 적은 확률이지만 커다란 행운을 얻을 가능성을 암시하
는 이런 시스템에 중독될 위험이 있기 때문이다.

현재까지 진행된 모든 연구에서 가리키는 바는 청소년 행동의 가장
중요한 지표는 위험 지각이 아닌, 위험이 뒤따르더라도 보상이 예측되

는 것이다. 어떠한 행동을 함으로써 스스로 즐거움을 느끼고, 다른 또래로부터 선망을 받음으로써 아이는 만족감을 느끼리라고 예상한다. 그러므로 충동적인 행동을 하고 위험을 무릅쓰는 것이다. 이러한 사실은 SNS를 통해 흥한 인플루언서와 같이 요즘 아이들이 선망하는 유명인 중 일부가 거둔 성공을 설명한다. 한 가지 덧붙이자면, 타인으로부터 선망을 받는 것 또한 약간의 도파민과 옥시토신 분비 효과가 있는 것으로 관찰되었다. 신경호르몬 옥시토신은 사회성과 연관이 깊어, 청소년은 옥시토신으로 인해 자기가 우러러보는 대상을 모방함으로써 사회정서적 쾌감을 느끼고자 한다. 이 모든 이유로 인해 청소년은 개인 성장의 일부분으로써 정해진 규칙을 깨려고 한다. 아이의 인지 능력과 정신 능력이 올바르게 성숙하려면 어떠한 한계를 줘야 한다. 그 한계를 넘어서려 시도하리란 사실을 인지하며 우리는 아이 앞에 과제를 설정해야 한다. 이뿐만이 아니다. 아이가 스스로는 물론 주변 환경을 시험하는 과정에서 일부 한계를 깨나가는 것은 긍정적이다. 내 첫째 아이가 청소년이던 시절, 하루는 아이가 처음으로 친구들과 밤에 나간 적이 있다. 아들은 우리 부부에게 몇 시에 집에 돌아와야 하는지 물었다. 그때는 토요일 오후였다. 내 아이는 물론, 아이의 친구들도 신뢰를 받아 마땅한 모범 청소년이었다. 성인이 된 지금도 그들에 대한 신뢰는 여전하다. 나는 아내와 상의했다. 우리는 새벽 1시까지 돌아오라고 하려다가 그 대신 먼저 아이에게 물어보았다. "몇 시에 돌아와야겠다고 생각하니?" 그러자 아이는 "12시에 오면 괜찮을까요?"라고 물었고,

우리는 그러라고 했다. 아이가 돌아오는 소리가 들린 시각은 1시 45분이었다. 아이는 규칙을 어겼다. 그러나 과도하지 않은 선이었다. 다음날 나와 아내는 아들에게 간밤에 어땠는지, 재미있게 놀았는지 묻고는, 약속보다 늦게 돌아오게 되면 우리에게 알려달라고 부탁했다. 그후로 아이는 거의 예외 없이 그렇게 했다(가끔 규칙을 어기는 행동을 했지만, 그 정도는 사실 괜찮았다. 아이가 이 단락을 읽으면 분명히 놀라겠지만).

부모가 정해놓은 규칙이 없다면, 혹은 규칙이 현실과 지나치게 동떨어져 있다면, 청소년의 뇌가 바르게 발달하는 데 도움이 되지 않는다. 청소년이 규칙을 위반할 여건이 조성되지 않기 때문이다. 그러면 아이는 무의식적으로 다른 한계를 찾아 그것을 깨려고 할 것이다. 이는 청소년 자신과 타인에게 훨씬 더 위험한 상황을 초래할 가능성이 높다. 다양한 연구에 따르면 부모가 규칙을 설정하는 데에 무관심한 것은 청소년 범죄의 주요 원인 중 하나다. 청소년이 가정에는 없는 규칙과 한계를 깨려고 할 것이기 때문이다. 그러나 지나치게 엄격한 한계 설정은 아이들의 경험을 막고, 정서적 지지가 동반되지 않는 엄한 훈계는(청소년의 감정 과잉 반응을 잊지 말자), 뇌의 올바른 성숙을 저해한다. 이전 장에서 지나치게 엄격한 교육이 뇌와 인격 형성에 미치는 부정적 영향을 살펴보았다. 또한 과도한 엄격함은 기쁨, 만족, 동기부여, 낙관을 불러일으키는 신경전달물질 도파민의 분비를 제한한다. 진화적 관점에서 보면 한계를 넘으려는 충동은 자연선택에 의해 강화됐다. 인간이 새로운 생태계와 삶의 방식을 탐색하려면 필요하기 때문이다. 한계에 대한 도전은 우리 인류의 일부분이며, 그 변곡점은 청소년기다. 크게 보았을 때 인류의 사회적, 문화적 발전은 창의력과도 연관되는 이 청소년기적 특성에 바탕을 둔다.

동기부여·낙관·쾌감

도파민은 뇌의 중요한 신경전달물질이다. 물론 이외에 다른 신경전달물질이 많고, 하나같이 중요한 기능과 역할을 한다. 하지만 도파민은 청소년기의 뇌와 행동을 이해하기 위해 핵심적인 인지적 측면에 관여한다. 따라서 도파민에 대해 더 이야기해볼 것이다. 도파민은 1952년 발견되어, 그때부터 뇌 연구에 지대한 영향을 끼쳐왔다. 도파민은 선조체를 비롯한 보상회로와 연관이 있다. 이미 여러 차례 선조체와 그 기능을 이야기했다. 선조체는 청소년 뇌의 삼각형을 이루는 방위점 중 하나이기 때문이다. 아직 우리가 다루지 않은 내용은 어떻게 선조체의 중요성을 발견했냐는 것이다. 과학계에서 흔히 일어나듯 우연한 발견이었다.

도파민이 발견되고 2년 뒤, 캐나다 심리학자 제임스 올즈James Olds와 피터 밀너Peter Milner는 전기 자극이 불쾌감을 유발한다는 가설을 실험하고 있었다. 물론 실험 대상은 인간이 아닌 쥐였다. 실험은 간단했다. 쥐의 뇌 여러 부위에 전극을 이식하고 쥐가 철장 안 특정 위치를 지날 때마다 자극을 주었다. 쥐들은 불쾌감을 피하고자 어디를 지나가면 안

되는지 빠르게 학습했다. 그러다 올즈와 밀너는 뇌 안 깊숙한 부위 한 군데에 전극을 꽂았다. 당시에는 알려진 바가 거의 없던 선조체였다. 그런데 놀라운 일이 일어났다. 전극이 활성화되는 지점을 지난 쥐들이 그곳을 계속해서 오가며 자극을 받으려 하는 것이었다. 따라서 두 연구자는 뇌의 해당 부위가 불쾌감이 아닌 정반대의 감각, 즉 쾌감을 유발한다고 추론했다. 그렇게 선조체의 기능이 알려졌고, 도파민과의 연관성을 깨닫는 데에는 그리 오랜 시간이 걸리지 않았다.

뇌의 보상 체계를 이루는 핵심은 뉴런 구조로서 선조체, 신경전달물질로서 도파민이 있다. 만족스러운 상황에서 청소년의 뇌는 성인보다 더 많은 양의 도파민을 분비하는 것으로 드러났다. 또한 그 만족이 사회적 요인이라면 도파민 분비가 더 오래 지속된다. 즉 만족스러운 상황은 성인보다 청소년에게 더 큰 쾌감을 불러일으키며, 특히 사회적 요인에 기인할 때 더 그러하다. 하지만 주의할 점이 있다. 특별한 자극이 없는 상황에서 청소년의 뇌가 분비하는 도파민의 양은 더 적다. 이 사실은 상당히 큰 의미가 있다. 한편으로는 사회적 교류의 중요성을 드러낸다. 특히 같은 청소년기 또래와 어울리는 것이 이미 언급했듯 중요하다. 이로써 아이는 오랜 시간 행복을 느낀다. 모든 형태의 사회적 유대관계는 여기에 중요한 역할을 한다.

또한 청소년이 새로운 상황을 경험하려 하고 제게 만족을 주는 새로운 것을 탐색하는 이유는 이로써 느낄 수 있는 쾌감이 성인이나 청소년기 이전 아이들에 비해 높기 때문이다. 하지만 이를 바꾸어 말하면, 자극이 부재한 경우 청소년기 아이들이 느끼는 쾌감, 동기부여, 낙관(이 세 가지 모두에 도파민이 관여한다는 것을 상기하자)은 삶의 다른 어떤 단계보다 낮다. 그러므로 많은 경우 아이가 낙담하고, 지치고, 불안한 모습을 보인다. 절반까지 따른 물 한 잔을 보고 반쯤 차 있는 상태보다는 반쯤 비어 있다는 사실에 더 주목하는 경향이 있다. 마주한 문제에 불안은 더 커진다. 선조체가 활성화될 때 청소년은 아주 커다란 기쁨을 느낀다. 하지만 그렇지 않을 때, 성인에게는 일상적인 상황이 청소년에게는 슬픔과 걱정으로 다가올 수 있다. 바로 이 지점에서 어른은 자기 자녀와 학생들을 잘 이해하지 못할 수가 있다. 성인의 경우 기쁨과 낙담 중 무엇도 느끼지 않으며 평이하게 여겨지는 상황이 더 낮은 도파민 기본 수치로 인해 청소년에게는 매우 부정적으로 보일 수 있기 때문이다. 반대로 선조체가 활성화되면 성인보다 훨씬 큰 기쁨을 느끼니 양극단을 오간다.

물론 모든 사람은 서로 다르다. 도파민 회로는 복잡하다. 다양한 유전자가 관여하고, 유전자마다 여러 다른 요소가 관여한다. 그러므로 청소년 중 일부는 강한 동기부여와 낙관을 보이지만, 또 다른 이들에게는 동기부여를 일으키는 요소를 찾는 일이 쉽지 않은 것이다. 또한 이전의 경험도 결정적인 역할을 한다. 앞서 이전 장에서 유년기 동안의 어떠한 경험은 청소년기에 동기부여를 억제하는 요인이 된다고 살펴보았다.

도파민과 관련 있는 뇌 부위는 선조체뿐만이 아니다. 청소년기를 이해하기 위해 아주 중요한 전전두피질에도 도파민 수용체가 많다. 또한 전전두피질의 도파민 수용체가 있는 신경회로는 청소년기에 광범위한 재편성을 거친다. 그러므로 청소년은 흔히 특정한 목표에 대한 자신의 소망과 동기부여를 유지하는 데 어려움을 겪는다. 이는 계획 수립과 깊은 사고를 요구하기 때문이다. 부모와 교사는 종종 우리가 아이에게 많은 것을 주고 해주지만(혹은 우리가 그렇게 한다고 믿지만) 아이가 자신의 미래 준비에 이를 충분히 활용하지 않는다고 생각한다. 우리라면 훨씬 더 이 기회를 잘 활용하리라고 생각한다. 어른인 우리가 그런 기회를 더 잘 이용할지는 모르겠지만, 청소년 시절의 우리라면 지금 우리 아이들과 별다르지 않게 행동할 가능성이 크다. 목표에 집중하고 동기를 찾는 데 어려움을 겪으며 말이다. 그러나 우리는 청소년이 자신의 미래에 더 잘 집중할 수 있도록 도울 수 있다. 방법이 무엇일까? 사회정서적 만족감이 예상될 때 청소년의 계획 수립과 성찰 능력이 향상되는 것이 관찰되었다. 또한 의사결정 능력과 감정 통제 능력도 최적화된다. 구체적인 예시를 살펴보자.

앞서 말한 내용을 보여주는 재미있는 실험이 있다. 화면 정중앙에 빛나는 점이 하나 있고, 실험 대상자 집단은 이를 바라본다. 그러다가 한 번씩 갑자기 두 번째 점이 화면 한쪽 끝에 나타난다. 그때 실험 대상자들은 두 번째 점이 나타난 곳의 반대쪽 끝을 바라보아야 한다. 규칙은 간단했다. 화면에 나타난 두 번째 점의 정반대 지점을 바라보는 것이다. 아주 단순해 보이지만, 사실 거대한 충동 억제가 필요하다. 우리는 본능적으로 새롭게 나타난 점의 반대쪽이 아닌 점 자체를 보려는 충동을 느끼기 때문이다, 여기까지의 실험 조건으로는 청소년 실험 대상자가 성인보다 훨씬 실수 확률이 높았다. 하지만 청소년에게 시선 처리를 올바르게 할 때마다 보상을 약속하고 실험을 진행하면 실수 확률이 급감했다. 어떠한 보상이 기다리고 있다는 사실을 알 때 청소년의 목표 달성 의지와 동기부여는 높아진다. 그러니 청소년이 긍정적으로 볼 수 있는 상황을 조성하는 데에 어른의 역할이 매우 중요하다. 이러한 역할을 또래 청소년이나 지금 유행하는 인플루언서에게만 맡겨서는 결코 안 된다.

외재적 동기에서 내재적 동기로

이제 동기를 두 가지로 구분해서 살펴보자. 내재적 동기와 외재적 동기다. 명칭에서 알 수 있듯이 내재적 동기는 한 개인이 자아실현과 개인의 성장 등, 내적으로 자신이 소망하고 필요하다고 느끼는 것을 충족하기 위해 발생한다. 내재적 동기와 관련해서는 집행 기능을 통제하는 뇌 부위와 선조체가 활성화된다. 우리는 계속 청소년 뇌의 삼각형 안을 탐색하고 있다.

반면 외재적 요인은 개인이 한 행위를 하기 위해, 혹은 더 큰 흥미와 노력을 그 행위에 쏟기 위해 주변으로부터 받아야 하는 자극과 보상으로부터 나온다. 그러므로 청소년에게 가장 큰 외재적 동기는 주변의 긍정적 평가와 포용이다. 청소년이 만족스러운 학업 성취를 거두기 위해 가장 중요한 요인 중 하나는 부모, 교사, 사회 전체가 보여주는 기대감이라는 사실이 증명되었다. 타인의 성취에 대해 한 사람이 갖는 기대가 미치는 영향은 '피그말리온 효과'로도 알려져 있다. 이 명칭은 그리스 신화의 인물 피그말리온으로부터 유래한다. 피그말리온은 자신이 만든 조각상과 사랑에 빠지는 조각가로, 조각상이 실제 인물이었으면 하고 바라는 열망이 엄청났고, 결국 조각상은 인간이 된다. 청소년은 우리가 보이는 기대를 자신을 향한 신뢰로 해석한다. 이를 이후에 받게 될 보상으로 연결 짓고 동기부여로 이어지는 긍정적 결과가 나온다. 사춘기 청소년은 줄곧 "청소년은 게을러서 놀 궁리만 한다." "무책임하기 짝이 없다." "주어진 것을 소중히 할 줄 모른다." 따위의 이야기를 듣기도 한다. 청소년이 정말 놀기만 하고, 무책임한 태도를 보이며, 주어진 환경에 감사할 줄 모르는 사람으로 성장하기를 바라는가? 그렇다면 저런 이야기를 들려주는 것이 단언컨대 최고의 방법이다. 우리 아이들도 청소년일 때 어른들이 텔레비전을 비롯한 매스미디어에서 공공연하게 저런 말을 한다며 불평한 적이 한두 번이 아니다. 나도 그러한 것을 본 기억이 난다. COVID-19 팬데믹이 발발했을 때, 일부 매체에서는 젊은이들이 코로나 확산의 주범이라고 질책하며 무책임하다고 했다. 실제로 방역수칙을 위반한 젊은이들은 소수에 불과했는데 말이다. 나는 이런 발언을 들을 때마다 우려스러웠다. 어른이라고 그런 사람이 없지 않다는 사실을 간과한 모양이다.

낙관 등을 불러일으키는 동기를 스스로 찾는 능력을 말하는 자발적 동기부여self-motavtion의 성숙은 청소년기에 시작해 청년기에 끝난다. 유년기 아이들에게 주변 환경은 놀라움으로 가득한 새로운 것투성이인데, 이로부터 아이들의 동기부여가 일어난다. 자신을 둘러싼 모든 것을 본능적으로 학습의 대상으로 삼는다. 한편 청소년기부터 자발적 동기부여 능력이 성숙하기 시작한다. 즉 개인의 성숙을 위해 외재적 동기를 유발하는 요소가 내면의 내재적 동기 탐색과 공존해야 하는 시기다. 하지만 동기부여에 있어서 아마도 가장 중요한 시기는 청소년기 직전 시기다. 청소년기를 앞둔 아이들은 이미 주변 환경을 잘 알기 때문에 아이를 놀라게 할 만큼 새로운 것을 찾아내기란 쉽지 않다. 바로 이 시기에 '정서적 정전停電'이라 불리는 현상이 일어나 청소년의 발달을 크게 저해할 수 있다. 청소년기를 앞둔 아이들에게 정서적 지지를 보내고 동기부여를 일으키는 환경을 조성하는 것은 이후 청소년기를 맞이해 아이들이 올바르게 성숙하기 위해 매우 중요하다. 이미 여러 차례 말했듯 청소년기 모습은 아이가 태어날 때부터, 혹은 그 이전부터 형성되기 시작한다.

동기부여가 일어나면 뇌에는 포도당과 산소의 형태로 더 많은 양의 에너지가 공급된다. 포도당과 산소는 보통 뉴런이 대사에너지를 얻는 데 사용한다. 그러니 동기부여가 일어나면 뇌는 더욱 효율적으로 기능하며, 우리는 더 오랜 시간 피로를 느끼지 않고 일할 수 있다. 이제 특별한 자극이 없을 때 청소년의 기본 도파민 수치가 낮다는 점과 앞에 말한 사실을 연결 지어 보자. 동기부여가 없으면 청소년의 뇌는 더욱 피로하고 효율이 떨어진다. 많은 청소년에게 관찰되는 사실이다. 청소년이 게을러서 피곤해하는 것이 아니다. 그저 충분한 동기부여가 없을 뿐이다.

이제까지 우리는 동기부여가 평온함, 만족감, 낙관 등의 심리 상태와 관련이 있다는 사실을 확인했다. 동기부여와 관련해 염두에 두어야 할 다른 중요한 요소가 있다. 바로 각성arousal이다. 뇌가 활성화된 상태를 묘사할 때 쓰는 단어다. 뇌의 활성화 정도는 뇌의 다양한 부위와 관련을 맺는다. 그중에서도 청소년 뇌의 삼각형을 이루는 세 방위점, 즉 편도체와 선조체, 전전두피질이 크게 관여한다. 그런데 이번에는 시상이라는 다른 주인공이 등장한다. 편도체와 매우 가까이 있으며 주의력을 관장하는 부위다. 뇌가 잘 활성화되기 위해 약간의 스트레스는 도움이 된다. 물론 낮은 정도로 알맞은 수준이어야 하며, 만성화를 피하려면 지속 시간은 짧아야 한다. 극심하거나 만성적인 스트레스가 불러오는 부정적 영향은 이미 앞서 이야기했다. 적정 수준의 스트레스는 주의력을 높이고 다른 곳으로 주의가 분산되는 것을 막는다. 이전 장에서도 말했듯이 이중 어느 정도는 놀라움이라는 감정 상태를 느낄 때 발생하는 효과다.

교사들은 학생의 주의를 끌기 위해 수업을 시작할 때 동기부여를 일으키는 질문을 하고는 한다. 교과과정과 직접 관련된 질문은 아니고, 학생의 답에 따라 점수를 매기려는 건 더더욱 아니다. 학생이 주의를 집중하도록 쉬운 도전과제를 설정하고, 이미 알고 있는 지식이나 상상력을 활용해 다양한 답을 도출하게끔 하는 것이다. 이 과정에서 약간의 아드레날린이 분비되며 학생들의 뇌가 활성화된다. 하지만 스트레스가 미약한 수준을 넘어 만성화되면 안 된다. 만약 우리가 이때 던지는 질문이 학습 내용과 직결되면 지나친 양의 아드레날린이 분비되어 중간 이상의 스트레스 지수가 수업 내내 유지될 수 있다. 특히 수업 내용을 잘 따라오지 못하는 학생의 경우는 더욱 그러하다. 가정환경에서 예를 들어보자면 우리가 아이들에게서 듣고자 하는 것을 직접적으로 언급하는 대신, 아이들의 뇌가 편안한 상태에서 활성화될 수 있도록 다른 이야기를 먼저 아이들에게 건네는 것이 좋다. 낮은 수준의 스트레스도 만성화되면 해롭기 때문에 주의해야 한다. 낮은 스트레스가 만성화되면 쾌감을 느끼고 기쁨을 불러오는 자극에 반응하는 능력이 저하되는 무쾌감증anhedonia이 생길 수 있다는 사실이 관찰되었다. 무쾌감증이 발현되면 삶의 거의 모든 활동으로부터 흥미나 만족을 느끼지 못한다. 달리 말하면 인생을 즐길 수 없게 된다. 이미 우리가 심리적 보상, 만족감, 기쁨의 중요성을 거듭 확인한 만큼, 이러한 상황은 매우 치명적이다.

마지막으로, 노력과 도전 또한 그 자체로 보상을 촉진하므로 선조체를 활성화한다는 사실이 드러났다. 그러므로 앞으로 나아가기 위한 노력과 새로운 지식을 습득하려는 의지가 한데 모여 다른 동기부여 기제와 시너지를 일으킬 수 있고, 그 결과 뇌를 활성화한다. 청소년 또한 노력해야 하며, 자신이 극복해야 하는 도전과제를 맞닥뜨려야 한다. 아이들에게 너무 쉬운 길만 제공해서는 안 된다. 아이들이 '식은 죽 먹기'라고 생각할 만한 상황만 만들어주면 성장에 역효과가 날 수 있다. 아이들이 넘고 부수어야 할 한계가 있어야 하는 것처럼, 일정한 노력을 요구하는 도전과제도 있어야 한다. 2018년에 발표된 연구 결과에 따르면, 노력으로 인한 보상을 느끼려면 노력 주체인 개인이 자신의 주관에 따라 노력이 충분히 가치가 있다고 생각해야 한다. 그것이 중요하다. 우리의 노력이 과연 가치가 있는 것인지 알기 위해 뇌는 본능적으로 비용과 효용을 계산하고, 그 결과는 이후 노력할지를 결정하는 중요한 지침이 된다. 다시 말해 달성 가능하다고 보이는 도전과 이를 위한 노력은 뇌에 동기를 부여하고 활성화한다. 청소년이 보기에 도저히 불가능해 보이는 것을 하라고 요구한다면 그저 청소년의 사기를 꺾고 말 것이다. 이 맥락에서 유년기 경험은 매우 중요하다. 뇌가 비용과 효용을 계산할 때 매우 유용한 데이터베이스가 되기 때문이다. 간단히 생각하면 비용과 효용 원칙이 청소년 뇌의 특성과 결합한다고 보면 된다. 자라온 사회 및 교육적 환경에서 많은 심리적 보상을 경험한 경우 (격려나 주변에서의 적절한 자극)라면 새로운 경험에 노력을 쏟고 도전을 받아들이려는 경향이 높아진다.

약물 복용

청소년을 비롯해 사회 전체가 대처해야 하는 가장 심각한 문제 중 하나가 약물 복용이다. 약물에는 각성 효과가 있는 약물과 진정 효과가 있는 약물이 있다. 약물 종류는 다양하다. 알코올과 같이 합법적인 것이 있지만 불법 약물도 있고, 의사와의 상담 없이 약물 복용이 이루어지기도 한다. 2016년 실시된 '스페인 중등 교육 약물 복용 설문조사'에 따르면 14세에서 18세 사이 청소년이 음주를 시작하는 평균 연령이 14세이며, 흡연을 시작하는 나이도 이와 비슷하다고 한다. 또한 대마는 16세에서 17세 사이, 엑스터시 같은 합성 마약은 17세, 코카인은 18세에 평균적으로 사용을 시작한다고 드러났다. 또한 치료 목적의 각성 혹은 진정 작용 향정신성 약물 복용도 대체로 이때 시작한다. 그러나 이 경우도 적절한 복용량을 지키지 못하는 경우가 빈번하다. 물론 모든 청소년이 약물 복용의 길로 빠지는 것은 아니지만, 통계 수치를 보면 분명 우려할 만한 수준이다. 여러 설문조사에 따르면 매주 대마를 피우는 청소년은 15% 정도이며, 한 달에 1회 이상 음주를 한다고 답한 이들은 70%였다. 그중 20%가 조금 넘는 답변자가 설문 시점까지 최근 30일 동안 술에 취한 적이 있다고 말했다. 우울증, 불안증세, 수면 장애 등을 치료하기 위해 향정신성 약물을 복용하는 청소년은 15%에 근접한다.

상기 언급한 약물 중 일부는 일상적으로 통용된다. 그러나 위의 모든 약물은 뇌에 해롭다. 뉴런망의 활발한 재편을 경험하는 청소년기에는 이런 약물이 큰 악영향을 끼칠 수 있다. 일부 약물이 사회적으로 널리 쓰이고 통용된다 해도 그 유해성이 경감되는 것은 아니다. 약물의 유해성 설명에 지면을 지나치게 할애하고 싶지는 않지만, 어쨌든 경각심을 불러일으키는 몇 가지 데이터를 공유해야 할 것 같다. 예를 들어 흡연은 폐와 심혈관계에만 유해한 것이 아니다. 담배를 몇 대 피고 나면 청소년의 뇌는 니코틴 수용체를 형성하고, 이로써 중독이 되므로 담배를 끊기가 어려워진다. 니코틴으로 가장 손상을 많이 입는 부위 중 하나는 세로토닌을 이용하는 뉴런 연결 부위다. 세로토닌은 도파민과 같이 신경전달물질이지만, 기능은 조금 다르다. 기분과 감정 조절에 관여하며, 세로토닌 결핍은 우울감으로 이어진다는 사실이 관찰되었다.

알코올의 경우 진정 작용이 있으며 억제력을 잃게 한다는 사실이 알려져 있다. 또한 소화기 및 간을 비롯한 일부 장기에 손상을 입힌다. 알코올은 아주 쉽게 중독을 유발한다. 세계보건기구는 알코올을 헤로인과 같은 등급의 중독성이 강한 하드 드러그hard drug로 분류했을 정도다. 하지만 많은 사회에서 음주는 보편화되어 있다. 파티를 열거나 삼삼오오 모여 잠깐 즐거운 시간을 보낼 때 적은 양이라도 주류가 빠지는 경우를 보기 힘들다. 청소년에게 주류 판매는 금지돼 있지만, 우리 어른들이 좋은 본보기가 되어주지 않을 때가 많다. 또한 청소년의 음주 욕구를 더 자극하는 요소가 하나 있다. 청소년의 뇌는 알코올의 진정 작용으로 인해 나타나는 양상(구토, 숙취, 비틀거림)을 성인보다 더 잘 조절한다. 그러므로 청소년은 자신이 술을 더 잘 마실 수 있다고 느끼고, 이로써 뇌에 가해지는 영향은 더욱 커지며 중독이 심화한다. 알코올은 가바GABA, Gamma-Aminobutyric Acid라는 신경전달물질의 분비를 촉진하는데, 가바는 알코올의 진정 작용과 유관하다. 하지만 청소년의 뇌는 가바의 수용체가 충분하지 않기 때문에 술을 많이 마시면서도 가바의 진정 작용을 성인보다 덜 느끼는 것이다. 이 외에도 알코올이 뇌에 미치는 치명적인 악영향이 더 있다. 그리고 특히 청소년이 이에 더 취약하다. 바로 해마와 같은 일부 뇌 부위의 뉴런 연결을 감소시키는 것이다. 해마의 기능은 기억 관장이라는 사실을 상기해보자. 그러므로 해마가 손상을 입으면 어마어마한 양의 새로운 지식을 습득해야 하는 청소년 시기의 학습이 어려워질 수밖에 없다. 또한 집행 기능이나 감정 상태와 연관되는 일부 뉴런망도 음주로 타격을 입는다. 따라서 정서장애, 충동성, 우울 등을 앓을 가능성이 커진다.

사회 일각에서는 마리화나가 그다지 유해하지 않다고 말한다. 혹은 마리화나가 '천연'이기에 담배만큼의 유해성은 없다고 한다. 이는 완전히 잘못된 생각이다. 천연 성분이라고 반드시 무해하거나, 합성물질이라고 반드시 유해하다는 공식은 없다. 마리화나를 피울 때 몸에 흡수되는 물질 중, 향정신성 성분인 THCtetrahydrocannabinol가 있다. THC는 아주 빠른 속도로 뇌에 도달한다. 인간의 뇌는 이와 비슷한 엔도카나비노이드endocannabinoid라는 물질을 자체적으로 생성하며, 정신과 육체에 많은 작용을 한다. 예를 들어 기억의 장기화, 스트레스 대처, 식욕, 면역체계 등에 관여한다. 마리화나의 THC는 우리 뇌가 만들어내는 엔도카나비노이드의 수용체를 교란해, 기억과 감정 상태에 영향을 주고, 스트레스 대처와 면역체계 등 우리의 건강과 직결되는 신체 기능에 지장을 준다. 한편 일부 뉴런 연결의 형성을 교란해, 이후 청소년이 성인기에 이르면 정신증psycosis, 심각한 우울증, 불안, 조현병 등 심리 질환을 겪을 가능성이 다섯 배 증가한다. 심지어 이전 장에서 청소년기 경험으로 변할 수 있다고 말했던 지능지수IQ도 떨어질 수 있다. 물론 모든 청소년이 같은 양상으로 영향을 받는 것은 아니다. 타격을 입는 정도는 약물 복용과 더불어 특정한 유전적 경향성에도 달려 있다. 하지만 어쨌거나 약물 복용이 악영향을 초래한다는 사실은 틀림없다.

엑스터시나 모든 암페타민류 약물 등의 하드 드러그는 더욱 심한 부작용을 초래한다. 이러한 약물은 세 가지 신경전달물질의 정상적인 작용을 방해한다. 감정 상태와 관련이 있는 세로토닌, 동기부여와 낙관, 기쁨, 만족 등에 관여하는 도파민, 여러 인지적 측면 중에서도 주의력과 관련이 있는 노르에피네프린 등이다. 청소년기에 이러한 약물 복용을 피하는 것이 얼마나 중요한지는 이미 충분히 강조했다고 생각하기에 더 이상의 설명은 하지 않겠다. 하지만 우리가 점점 더 많은 양을 더 빠른 시기에 섭취하는 것이 있다. 바로 에너지드링크다.

에너지드링크는 1960년대 아시아에서 탄생해, 1980년대에 유럽으로 건너갔다. 유럽식품안전청의 연구에 따르면, 2010년대 중반에 약 68%의 청소년이 에너지드링크를 마셔본 경험이 있었다. 에너지드링크는 보통 카페인과 타우린이라는 두 가지 정신활성물질을 공통적으로 함유한다. 카페인은 우리가 스트레스에 대해 말할 때 언급했던 아드레날린이 뇌에서 분비되도록 촉진하는 역할을 한다. 그러니 이미 높은 스트레스 수치를 보이는 청소년에게 카페인 음료는 이를 더 가중한다. 한편 타우린은 신경전달물질 가바의 작용을 방해함으로써 집중력을 높인다. 그러므로 에너지드링크의 주요 기능은 집중력 향상과 활력 작용이다.

그러나 2019년 스페인 국가 보건원이 내놓은 연구 결과에 따르면 청소년기 에너지드링크 섭취는 기억력 손상과 정서 불안을 불러올 수 있고, 심지어 불면증도 야기한다(앞서 말했듯이 수면은 매우 중요하다). 아직까진 많은 관련 연구가 진행된 건 아니지만, 뇌는 가소성이 있고 주변 환경 조건에 따라 뉴런 연결을 형성해가므로, 에너지드링크를 계속해서 마시면 장기적으로 뉴런 연결에 손상이 생길 수 있으니 주의해야 한다.

청소년기 약물 복용을 부르는 여러 가지 요인이 있다. 우선 첫 번째는 사회에서 청소년이 불공정하다고 느끼는 것으로 인한 불쾌감과 불안이다. 둘째는 가정에서 인정받지 못하는 등의 갈등 상황과 스트레스와 불안을 유발하는 개인적인 문제를 회피하기 위한 분출구로서의 약물 복용이다. 셋째는 또래와의 유대감과 교류를 높이기 위함이다. 이 중 어떤 것이 복용 계기가 됐든 약물은 뇌에 중독을 일으킨다. 뇌의 보상회로에서 도파민이 작용하는 지점을 화학적으로 활성화하기 때문이다. 청소년의 뇌는 보상회로의 활성화를 추구하므로, 만약 활성화가 충분히 이루어지지 않으면(즉 충분한 동기부여를 얻지 못하거나 노력이 주위로부터 정당한 평가를 받지 못한다고 여기면), 다른 방법을 통해 심리적 보상을 얻으려 한다. 그중 하나가 바로 향정신성 약물의 복용이다. 따라서 이렇게 그릇된 길 대신 청소년이 사회적으로 어울리거나 운동, 가족 활동, 교육 등을 통해 동기부여를 유지하고 자극을 받을 수 있도록 돕는 것이 중요하다. 이로써 청소년이 약물 복용의 길로 빠질 가능성이 줄어든다.

약물 복용에 대해 마지막으로 한 가지를 더 이야기하고 다음 주제로 넘어가겠다. 청소년기에 마리화나 등 약물을 복용하면 성세포, 난자, 정자 등에 후성 유전 표지가 형성되는 것으로 관찰됐다. 이러한 후성 유전 표지는 이후 대를 이어 유전될 수 있다. 3장에서 말했듯이 후성 유전 표지는 기존의 유전자 위에 붙어 유전자 고유의 메시지는 바꾸지 않으면서도 기능을 조절하는 역할을 한다. 이 경우에 부모 세대에 형성된 후성 유전 표지를 가지고 태어난 사람은(부모가 청소년일 때 복용한 향정신성 약물로 인해 이 표지가 생겨났을 수 있다) 청소년기에 이르러 충동성, 불안, 우울을 겪을 확률이 더 높다. 그러니 부모가 되겠다고 결심하기 이전부터 이미 자녀의 미래 모습에 대한 책임이 있음을 기억해야 한다.

청소년기의 사회적 뇌 : 무리 짓기

어느새 청소년 뇌에 대한 설명이 막바지에 다다르고 있다. 이제 우리가 이야기할 것은 책 전반에 걸쳐 많이 언급됐던, 매우 중요한 부분이다. 바로 사회적 교류에 대한 청소년의 커다란 욕구다. 사회적 결속 형성은 인간의 기본 욕구다. 우리가 개인으로서 살아남고 종이 존속할 수 있는 이유는 함께 의지하기 때문이다. 그러므로 타인과의 관계 형성은 뇌에 가장 강력한 동기부여를 일으키는 원천 중 하나다. 청소년은 유년기까지 삶의 중심을 구성했던 부모와의 강한 애착으로부터 서서히 독립한다. 그러므로 이를 상쇄하기 위해 반드시 새로운 관계가 필요한데, 주로 또래 청소년과의 유대관계가 중요한 역할을 한다. 이로써 청소년은 사회에서 자신의 자리를 탐색하고 누구를 의지하고 믿을 수 있는지 알고자 한다. 청소년은 자기 또래와 아주 적극적으로 함께 시간을 보내려 하고, 또래 친구의 말이나 행동이 본인의 행동에 아주 중요한 작용을 한다. 긍정적인 방향으로든 혹은 부정적으로든 말이다. 사회적 교류를 관장하는 뇌 부위가 청소년의 경우 성인보다 더 높은 강도로 더 오랫동안 활성화되는 것이 관찰됐다. 이는 청소년이 본능적으로 사회적 교류에 부여하는 중요성을 나타낸다. 그러므로 주위로부터 무시 받는다고 느낄 때 청소년은 정서적으로 가장 크게 타격을 받는다.

2010년 영국의 연구자들이 진행한 실험이 이를 잘 보여준다. 청소년과 성인으로 구성된 실험 대상자에게 온라인 게임을 하게 했다. 게임은 다른 플레이어들과 함께 공을 주고받으며 상대팀 골대에 득점을 하는 내용이었다. 실험 대상자들은 실제 사람과 게임을 한다고 생각하고 있었지만 사실 모두 인터랙티브 시뮬레이션interactive simulation이었다.

실험 대상자 각각은 프로그래밍된 가상 플레이어와 게임을 하고 있었고, 게임 속 가상의 동료는 실험자에게 첫 2분간은 세 번 패스를 한 이후 더는 패스를 하지 않는다. 그러므로 실험자는 실제 사람이라고 믿고 있는 자신의 동료들이 자기를 신뢰하지 않는다고 생각한다. 이때 실험자의 뇌 활동을 모니터해 보았다. 물론 실험 참가자 중 그 누구도 팀플레이에서 배제되고 팀원들로부터 무시 받은 것에 대해 기분 좋아하지 않았다. 하지만 청소년과 성인의 차이는 상당했다. 청소년의 경우 불안을 나타내는 뇌 부위가 훨씬 많이 활성화됐다. 게임 이후 이들을 대상으로 여러 심리 양상을 관찰하기 위한 평가를 진행했다. 모든 청소년은 성인보다 더 높은 불안을 보였고 기분이 가라앉아 있었다. 즉 소외감은 청소년에게 가장 나쁜 것 중 하나다. 뇌 형성에 미치는 중장기적 영향이 매우 클 수 있다. 그러므로 청소년 사이에 따돌림이 발생하면 이를 빠르게 해결해야 하고, 어른들은 청소년이 자신을 중요한 사람이라고 느낄 수 있도록 해주어야 한다.

　다른 청소년과의 상호작용을 통해 청소년은 모든 측면에서 자기 자신과 또래의 자질을 시험한다. 무슨 수를 써서라도 또래 무리에 들어가려 한다. 하루는 내가 아무 생각 없이 우리 아들의 친구가 한 행동을 비판한 적이 있다. 그러자 아이가 펄쩍 뛰어올라 길길이 날뛰며 친구를 옹호하는 것이 아닌가! 물론 약간의 과장을 섞었지만, 어쨌든 아이를 진정시키는 데 꽤 시간이 걸렸다. 이렇게 자신을 무리와 동일시하는 것을 '무리 짓기'라고 하며, 이 현상으로 나타나는 모습은 매우 흥미롭다.

무리 짓기는 사회 집단에 속해 소속감을 느끼려 하는 본능적 경향이다. 우리의 타고난 모습 중 하나다. 아기는 태어날 때부터 '자기 사람'과 '그 외의 사람'을 구분하는 법을 배운다. 또한 상대방에 따라 다르게 반응한다. 내가 항상 흥미롭게 생각하는 사례를 소개한다. 대학 신입생의 첫 수업 때, 서로 알지 못하는 이들에게 조별 과제를 내준다. 교수자는 무작위로 조를 짜고 일주일 동안 조원들과 주어진 과제를 하게끔 한다. 매일 과제의 진행 상황을 확인하기 위해 간략한 설문지를 채우게 한다. 하지만 설문의 진짜 목적은 각 조가 얼마나 잘 뭉치고 있는지 보기 위함이다. 조별 과제 시작 후 이틀에서 사흘 후면 일명 '이중 잣대 법칙'이라 불리는 모습이 나타난다. 학생들은 아주 빠르게 '자기 사람'과 '그 외의 사람'을 나누어 각각을 아주 다르게 대한다. 며칠 동안 흥미로운 활동을 함께 했다는 사실만으로, 어려운 도전과제를 함께 나누었고, 기쁨과 놀라움의 감정을 공유했다는 사실만으로 '자기 사람'이 아직 잘 알지 못하는 '그 외의 사람'보다 더 성실하고, 총명하며, 믿을 만하고, 재미있다고 평가하는 것이다. 우리 뇌는 특정 무리와 자신을 동일시하고 소속감을 느끼는 동시에, 그 외의 사람과는 구분을 짓고자 한다. 그러므로 청소년 무리는 비슷한 복장을 하고, 같은 표현을 사용하며, 심지어 다른 무리와 다투기도 한다. 이 사실은 청소년 무리 사이에 벌어지는 언어적, 신체적 다툼을 설명(정당화는 아니다)한다. 또한 같은 맥락에서, 한 무리에 속한 청소년이 다른 학생을 '다르다'고 생각하고, 현재 속한 곳에 해당 학생이 있을 자격이 없다고 생각하는 데서 따돌림이 발생할 수 있다. 다시 강조하지만, 상황을 이해하기 위한 설명이 될 뿐 따돌림을 옹호하려는 것은 절대 아니다. 다른 학생을 따돌리는 건 그 행위를 하는 학생의 의지에서 비롯되니까 말이다. 피해 학생을 비롯해 관련된 모든 사람이 입는 피해 예방이 사회적 우선순위가 되어야 한다.

그렇다면 왜 한 청소년이 다른 학생을 괴롭히면 다른 청소년도 이에 가담하는지 의문이 든다. 다시 무리 짓기로 설명(정당화가 아니다)을 해볼 수 있다. 많은 시사점을 제공하기에 내가 아주 좋아하는 실험 하나를 여러분께 소개한다. 폴란드계 미국 심리학자 솔로몬 애쉬Solomon Asch가 1956년에 한 실험이다. 이 실험을 다양한 환경에서 변주해가며 여러 차례 실시해본 결과, 늘 같은 결과가 도출되었다.

신입생이 첫 학기 수업을 듣고 있는 대학교로 돌아가 보자. 학생 한 명에게 야외 실습과제를 내준다. 그 학생이 밖에 있는 동안 교실 안의 학생들에게는 동료 학생이 돌아오면 교수자가 말도 안 되는 질문을 하나 던질 것이라 말한다. 모든 학생은 그 질문에 틀린 답을 내놓아야 한다. '예' '아니오'로 간단히 답할 수 있는 질문이다. 야외 과제를 마친 '순진무구한(학문적 실험에서 피실험자에게 대체로 이런 표현을 쓰고는 한다)' 학생이 돌아오면 교수는 이미 다른 학생들에게 설명했듯이 말도 안 되는 명제를 하나 말하고, 이것이 참이라고 생각하는 학생은 손을 들라고 한다. 미리 말을 맞춘 대로 모두가 손을 든다. 물론 아무것도 모르는 실험 대상자 학생만 빼고. 하지만 대부분 몇 초 동안 혼란스러워하며 망설이다가 순진무구한 학생 또한 손을 들기 마련이다. 학생의 뇌는 도저히 거부하기 힘든 신호를 보낸다. "너만 튀고 있잖아. 무리 안에 있으려면 다른 학생들과 똑같이 행동해야지." 그래서 청소년들은 대체로 무리의 규칙에 대해 올바르거나 합당한지 별다른 숙고를 하지 않고 이를 따르는 경향이 있다. 애쉬 교수가 진행했던 실제 실험에서는 실험 대상자에게 하나의 선분을 보여준 후, 다른 종이에 그려진 세 선분 중 이와 길이가 같은 것을 찾아내게 했다. 시각적으로 길이의 차이는 극명해 답은 분명했다. 실험의 목적은 순진무구한 피실험자가 동료들의 오답에 어느 정도까지 동조하는지를 보기 위함이었다.

메타인지와 공감

청소년기 동안 주변 사회적 맥락은 완전히 변한다고 이 책에서 계속 곁가지로 설명했다. 청소년은 사회성을 강화하고 연마해야 한다. 이는 여타 능력과 마찬가지로 연습과 시행착오를 통해서만 얻을 수 있다. 사회성을 기르는 과정에서, 타인의 의도를 선험적으로 알기 위해서 그의 심리 및 정서 상태를 추론하는 능력을 키워야 한다. 여기에는 많은 요인이 개입한다. 표정을 읽는 것부터 시작해 더 복잡한 인지 능력을 차근차근 배워야 한다. 청소년 뇌의 세 방위점이 다시 등장할 차례다. 집행 기능(전전두피질), 감정(편도체), 보상 탐색(선조체)이다. 이 세 부위의 발달 속도 불일치와 각각의 기능 등 이미 언급한 내용을 다시 설명하지는 않겠다. 이제 우리가 아직 다루지 않았으며 사회성과 매우 밀접한 두 가지 측면을 이야기할 것이다. 사회성 말고도 우리 인생의 많은 부분에 개입하며, 청소년의 다양한 행동을 설명하는 요인이기도 하다. 바로 자기 인식과 메타인지다.

자기 인식과 메타인지 모두 청소년기에 점진적으로 성숙한다. 그 생물학적 기능은 자신의 심리 상태를 모니터링할 수 있게 돕는 것이다. 청소년기 중반에 이르는 만 15세쯤이면 (물론 뇌 발달은 개인차가 크지만), 청소년의 기본적 사고력은 성인에 비견될 정도가 된다. 특히 그중 다음의 기능 향상이 두드러진다. 첫 번째는 주의력이다. 선별적 주의력은 물론 두 개 이상의 자극에 동시에 집중할 수 있는 능력이 생긴다. 두 번째는 기억력이다. 집행 기능을 통한 단기 작업 기능과 해마가 관여하는 장기 기억 모두를 말한다. 세 번째는 정보 처리의 가속화다. 뇌량 등 다양한 뇌 부위가 협업해 정보를 처리한다. 마지막으로, 메타인지와 자기 인식을 통한 체계성이다.

메타인지는 자신의 생각과 사고 과정을 판단하고 이에 대해 숙고할 수 있는 인지적 능력을 말한다. 메타인지를 통해 사람은 의식적으로 사고하는 동안 자기의 정신 활동을 모니터링할 수 있다. 자신의 능력과 지식 수준을 이해하고, 과제의 난이도를 판단하고, 새로운 지식을 습득하기 위해 적절한 전략을 펼칠 수 있는 능력을 포함한다. 이로써 청소년은 점차 자기 자신을 더 바르게 이해하며, 학습 관리 능력이 성숙하고, 인지적 노력의 필요성을 이성적으로 판단한다. 또한 메타인지로써 자신이 범한 잘못을 깨닫고, 원인이 된 행동이나 사고를 교정해 같은 실수를 저지르는 일을 막을 수 있다는 점이 중요하다. 비록 청소년기에는 '잘못'의 개념이 주변 환경의 인식과 매우 밀접한 연관이 있지만 말이다. 예를 들어 청소년기에는 또래 친구들과 어울려 다른 아이를 괴롭히거나 따돌리는 등의 '비행'을 하지 않는 것을 잘못으로 인식할 수 있다. 하지만 언제나 염두에 두어야 하는 사실은 저마다 뇌의 발달 속도가 다르고, 생물학적 내재적 요인이 중요한 역할을 한다는 사실이다. 즉 유전적, 후성 유전적 요인과 개인이 겪었던 매우 중요한 경험, 시행착오를 통해 받는 자극 등이 중요하다. 또한 심리적 보상은 시냅스 형성을 촉진하고, 또 시냅스는 정신 기능을 강화하는 등의 순환 고리가 형성된다.

메타인지의 성숙은 청소년의 미래 설계 능력이 점진적으로 성장하는 것이다. 즉 하나의 과제를 수행하기 위해 더욱 적절한 전략과 자원을 선택하고, 과제 수행 과정을 관찰해 필요에 맞게 방향을 재설정하는 능력이다. 또한 메타인지로써 과제 수행 과정의 효율성과 최종 결과물 및 사용된 전략을 평가하기도 한다. 따라서 청소년기에는 실존에 관한 중요한 질문을 던지곤 한다. 나는 누구인가? 나는 어디에 있는가? 어째서 모든 것은 이런 모습이고, 다른 모습이 아닐까? 나는 어디로 향하고 싶은 걸까? 등이다. 그러므로 성인은 청소년이 좋은 질문을 스스로 던지도록 돕지만, 그 질문에 우리가 대신 답해주어서는 안 된다. 자기

가 직접 답하는 과정에서 선조체가 활성화되고 도파민이 분비되어 쾌
감과 평온함, 낙관을 느끼고 동기부여가 일어난다는 사실이 관찰되었
다. 또한 세로토닌이 분비돼 기분이 좋아진다. 따라서 아이가 스스로
좋은 질문을 하고 그에 대한 답을 찾도록 도와야 한다. 아이가 우리 마
음에 드는 답을 하느냐는 중요하지 않다. 주변 환경을 탐색하는 과정
에서 가능한 모든 답을 찾아보아야 한다.

　자기 인식은 우리가 의식을 가진 존재라는 사실을 스스로 인식하게
해주는 정신 작용이다. 자기 인식을 통해 한 개인은 주변 세계를 해석
하고, 새로움과 불확실성 앞에 심사숙고해 대처할 수 있다. 청소년기
자기 인식이 성숙하는 과정에 여러 뇌 부위가 관여한다. 각각의 부위
모두 꼭 필요한 기능을 하지만 그 어느 하나도 홀로 충분하지 않기 때
문에 여러 뇌 부위를 연결하는 역동적이고 변화무쌍한 연결망이 중요
한 역할을 맡는다. 감각기관에 의해 자극을 받은 뇌는 시상에 신호를
보낸다. 시상의 뉴런 구조는 필터링 작업을 거쳐 어떤 신호가 유의미
하고 유용한지 판단한다. 이로써 주의를 집중하고 뇌의 활동이 증가한
다. 청소년기에 일어나는 아주 재미있는(이미 청소년기 뇌의 비밀을 많이
엿본 우리에게는 그다지 재미있지 않을 수도 있지만) 현상이 있다. 청소년
에게는 또래와의 사회적 교류가 최우선이므로, 다른 어떤 사안보다 이
에 관심을 둔다. 보통 청소년 학생을 가르치는 일이 어려운 이유는 동
급생이 하는 말과 행동에 주의를 빼앗겨 교사가 하는 말에 귀를 기울
이지 않기 때문이다. 이들은 멍하니 있는 게 아니라, 친구들에게 온전

히 집중해 있는 것이다. 이 현상을 막을 수 없다면 해결책은 결국 아이들에게 도움이 되는 방향으로 이를 활용하는 것이다. 바로 또래 교수법peer instruction이라 부르는 방식이다. 청소년 스스로 학습 내용을 준비해 동급생과 공유하며 배우는 것이다.

주의력 중추 시상에 대해 다시 얘기해보자. 시상은 전전두피질, 선조체, 편도체 등 청소년 뇌의 세 방위점을 비롯한 다양한 뇌 부위와 연계되어 기능한다. 이번에는 기억력을 관장하는 해마도 등장한다. 이 같은 다양한 뇌 부위와의 연결은 이전의 기억과 감정 상태를 의식적으로 자각하게 한다. 그러면 시상이 이러한 척도를 바탕으로 입력되는 정보 중 중요하고 보상을 일으킬 만한 것에 우선순위를 부여한다. 그때 우선순위가 부여된 정보는 대뇌피질로 전송되어 그곳에서 의식화하여 합리적인 분석이 이루어진다.

이 일련의 과정은 청소년의 사고를 점차 '추상적'이고 '정교하게' 확장한다. 이 두 단어는 사회적 교류를 정의하기에 적절한 단어다. 또한 이로써 청소년은 토론 능력이 향상되며, 이 능력은 사회적 역량의 발달과 밀접하다. 청소년 아이가 있거나 키워본 부모들은 청소년이 얼마나 토론에 대한 의욕이 넘치는지 잘 알고 있다. 청소년은 의견 개진 능력을 향상하기 위해 실제로 경험이 필요하고, 따라서 자주 부모를 스파링sparring 상대로 활용한다. 내가 청소년일 때의 일화가 하나 생각난다. 함께 암벽 등반을 하던 친구들 모임이 있었다. 그 당시는 우리가 빙벽등반을 할 때였는데, 모임의 한 친구가 우리에게 들려준 얘기다.

친구는 아버지와 두 시간 동안 쉼 없이 말싸움을 했다. 시험 전날에 등반을, 그것도 위험한 코스를 가겠다고 말이다. 결국 두 시간의 설전 끝에 아버지를 설득했으나(아니면 그분은 지친 나머지 기권한 것인지도 모른다), 아주 만족스럽게 이렇게 말했다는 것이다. "됐어. 그냥 집에 있을래. 등반 안 가." 당시 내 친구의 뇌에서 가장 중요한 것은 친구들과 모임에 가는 것보다 아버지를 말로써 이기고 자기의 뜻을 관철하는 것이었다. 그리고 그 사실을 자랑스레 이야기했다. 우리는 친구의 승리를 축하해주었다. 그렇다. 청소년기 자녀들은 우리와 말싸움을 해야 한다. 그리고 결코 제 뜻을 굽히지 않는 때가 있다. 아이에게는 그것이 자신의 사회적 능력 향상을 위한 연습이다. 물론 우리 어른들은 아이를 상대하느라 녹초가 되고는 하지만.

지금까지 살펴본 바와 같이 메타인지와 자기 인식은 일명 '사회적 뇌'의 발달과 성숙을 위해 꼭 필요하다. '사회적 뇌'는 사회적 인지와 타인의 이해에 관여하는 모든 뇌 부위를 총칭한다. 여기에는 청소년 뇌의 세 방위점을 비롯한 다양한 뇌 부위가 포함된다. 뇌의 특정 부위는 공감에 관여한다. 공감은 타인의 정서적 경험에 반응하는 능력을 말한다. 즉 타인의 입장에서 상황을 바라보며 그의 감정이 어떨지 이해하고 느껴보려는 것이다. 이는 청소년기에 활성화되는 본능적인 사회적 행동이다. 따라서 청소년은 주변 환경은 물론 또래가 겪게 되는 일에 매우 민감하게 반응한다. 하지만 본능적인 사회적 행동임과 동시에, 자신의 감정을 조절하고 안정적인 사회관계를 유지하기 위해 이를 훈련하고 함양해야 하기도 한다. 공감 능력 덕분에 다른 필수 사회적 감정인 관대함, 이타심, 협동 등이 발달할 수 있다. 사실 청소년은 아이나 어른보다 더 이타적인 경향이 있다. 물론 어떨 때는 그 정반대로 보이는 행동을 하지만 말이다. 그러므로 아이가 어떠한 활동을 하게끔 장려하려면, 그 어떤 다른 동기보다도 다른 이를 돕는 사회적 배경이 있는 활동이어야 아이가 가장 큰 유인을 느낀다. 이런 상황에서 아이들은 처음으로 사회적, 정치적 소신을 갖게 된다. 하지만 동시에 외부의 의견 주입에 매우 취약하다. 아직 성찰 능력이 발달하고 있는 단계이기 때문이다. 청소년들은 자신이 가진 선택지와 의견에 매우 급진적인 모습을 보인다. 또래 친구의 의견을 반문 없이 받아들이고, 그렇게 형성된 생각에 부합하지 않는 권위적 논리에 의문을 품는다. 청소년 뇌의 격변은 아이의 삶 전반에 영향을 미친다. 이러한 격변 없이는 청소년기도 없고, 우리 인류의 현재 모습도 없을 것이다.

요약

청소년은 경험에 열린 자세를 취해야 한다. 새로운 경험을 하며 자립심을 키우기 때문이다. 심리적 보상을 얻기 위한 새로움의 탐색은 창의력과 연관된다. 창의력 덕분에 청소년기는 인간 삶의 매우 중요한 단계로 여겨지며, 청소년이 정해진 한계를 깨게끔 이끄는 것도 창의력이

다. 즉 인지 및 정신 능력이 올바르게 성숙하려면 우리는 아이들에게
한계를 설정해주어야 한다. 아이들이 이 한계를 깨려고 할 테고, 어쩌
면 불필요한 위험까지도 감수하리라는 사실을 염두에 두면서 말이다.
하지만 이는 건강한 과정이다. 이로써 자립심과 성찰 능력이 성숙해가
는 과정에서 아이는 필요한 정보를 찾고 스스로 좋은 질문을 던진다.
이때 우리가 대신 이 질문에 답해서는 안 된다. 아이가 직접 답을 찾는
과정이 아이에게 동기부여가 되고 심리적 보상감을 안겨주기 때문이
다. 보상감이 있는 상황에서 청소년은 성인보다 더 많은 쾌감을 느낀
다. 특히 보상의 배경에 사회적 요인이 있으면 더욱 그렇다. 반면 아무
런 자극이 없으면 청소년의 뇌에서 발생하는 쾌감, 동기부여, 자극은
줄어든다. 그래서 이럴 때 아이들은 낙담하고, 지치고, 불안해 보이며,
맞닥뜨리는 문제에 대해 더 큰 걱정을 느낀다. 또한 집행 기능 통제 능
력이 상대적으로 미성숙하기에, 분명한 목표를 향해 자신의 바람과 동
기를 집중하는 데 어려움을 겪는다.

또한 청소년은 제 앞에 극복해야 하는 과제가 있다고 느끼고 노력
해야 한다. 모든 일을 우리가 대신 해결해줘서는 안 된다. 노력은 보상
감각으로 이어진다. 하지만 도전과제를 아이들이 가치 있고 할 만한
것으로 여겨야 한다. 한편 약물 복용으로 인한 부작용을 생각해볼 때,
청소년이 동기부여를 비롯해 다른 길을 통한 보상 감각과 자극을 받도
록 해주어야 한다. 사회적 교류, 운동, 가정환경, 교육 등이 중요한 역
할을 해야 한다. 사회적으로 인정받지 못하는 상황은 아이들이 가장

부정적으로 평가하는 것이다. 그러니 지금까지 알아본 내용은 다시금 등장하는 세 단어로 요약할 수 있다. 자극, 본보기, 지지다.

6장

청소년의 뇌는 무엇을, 어떻게 배우고 싶어 할까?

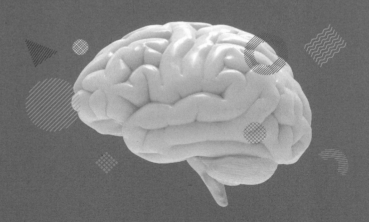

본능이란 한 개인의 삶과 생물 종의 존속 유지에 도움을
주는 행동 양식과 반응의 합을 이른다. 그러니 배움이란
행위는 어떤 식으로든 생존과 관련 있어야 한다. 그렇다
면 학습이 우리의 본능임은 어떻게 알 수 있으며, 생존과
어떤 관련이 있을까? 이 질문에 대한 답을 앎으로써 학습
이라는 본능의 생물학적 기반을 더욱 잘 활용할 수 있다.

침팬지는 한 치의 망설임도 없이 매달려 있던 나뭇가지를 놓고는 있는 힘을 다해 멀리 뛰어올랐다. 목표물인 다른 가지까지 무사히 도달하리라는 확신은 없었다. 어미 침팬지는 불안함에 소리를 내질렀고, 또래 침팬지들은 눈도 깜빡 못하고 입을 벌린 채 그 광경을 지켜보았다. 그가 왜 저런 행동을 하는지 아무도 이해하지 못했다. 침팬지 자신조차도 그 이유를 몰랐다. 한쪽 나뭇가지에서 다른 쪽으로 나아가는 동안 제 털을 힘차게 흔드는 바람을 느꼈다. 아니면 그저 벅찬 마음 때문에 털이 쭈뼛 서는 것인지도 몰랐다. 침팬지의 머릿속은 오직 하나로 가득했다. 뛰자, 뛰자, 뛰자…. 그로 인한 위험은 물론 결과에 대해서는 단 한 순간도 생각하지 않았다. 모두에게 영겁과도 같았던 1초 남짓의 시간이 지나고, 침팬지의 날쌔고 강한 손가락이 그가 향하던 나뭇가지를 미끄러졌다. 비극적인 결말이 코앞으로 다가온 것만 같았던 순간, 허공으로 추락하려던 찰나에 침팬지는 죽을힘을 다해 나뭇가지를 붙잡았다. 또래 침팬지들은 기쁨의 아우성을 하며 팔을 이리저리 흔들었고, 어미 침팬지는 안도의 한숨을 내쉬었다. 한편 도전을 무사히 마친 침팬지는 환희에 차 포효했다.

고작 몇 주 전만 하더라도 비슷한 시기에 태어난 다른 침팬지들과 마찬가지로 혼자 놀곤 했다. 돌멩이와 땅에 떨어진 나뭇잎, 자잘한 나뭇가지, 개미 등이 놀이 도구였다. 그리고 늘 어미를 강하게 끌어안고는 어미가 가는 곳을 따라다녔다. 하지만 더는 그때가 기억나지 않았다. 문득 자신이 성장했다고 느끼자 처음으로 위험을 감수해보기 시작했다. 무리의 어른 침팬지들은 절대로 하지 않을 행동이었다. 하지만 분명 그들도 그렇게 무모했던 젊은 시절이 있었으리라. 또한 침팬지는 제 기쁨을 드러내는 것이 좋았다. 환희에 찬 몸짓을 할 때마다 또래 침팬지들은 다가와 그를 따라하며 비슷한 몸짓을 해 보였다. 이후에 친구들이 자신과 비슷하게 위험한 행동을 하고 즐거워하자, 침팬지는 또 다른 위험 행동을 선보였다. 이윽고 모든 어린 침팬지들은 어른들을 따라 하는 것을 즐겼다. 때로는 어른들의 행동을 더욱 과장해 보였다. 어른 침팬지들은 인내심을 가지고 이들을 묵묵히 바라보았다.

어린 침팬지들은 함께 놀고 어른들을 모방하면서 부지불식간에 인생에서 가장 중요한 사실을 배웠다. 그들이 앞으로 평생 기억할 진리였다. 음식을 얻고 맹수를 피하는 것보다 더 중요한 사실이었다. 바로 동료들이 항상 곁에 있으며, 가끔 그들에 대해 불평하고 화를 내며, 불만의 표시로 이를 드러내곤 하는 어른들 또한 늘 같은 자리에서 어린 침팬지들을 지켜보고 있었다는 것이다. 어린 침팬지들은 자신들도 언젠가 나이가 들고, 이후에 어린 침팬지들이 자기를 모방하고 터무니없이 위험한 행동을 하는 모습을 인내심을 갖고 바라보게 되리라는 것은 전혀 예상하지 못했다. 침팬지는 미래를 예측하는 능력이 없기에 그러한 모습을 그리지 못하는 것이다. 침팬지에게는 오직 현재, 그리고 과거가 되어버린 순간의 아스라

한 기억만 있을 뿐이다.

십수 년 전 이탈리아 학자들이 인간과 침팬지의 놀이를 비교하는 논문을 쓴 적이 있다. 그들이 발견한 가장 큰 차이는 침팬지의 경우 새끼들이 혼자 노는 유아기가 사람보다 훨씬 짧다는 사실이다. 어린 침팬지들은 빠르게 어울려 놀기 시작한다. 사실 그 외에는 유사점이 더 많다. 어린 인간 아이들과 마찬가지로, 자기 또래와의 상호작용이 시작되고 나면 침팬지의 놀이는 점점 더 복잡해진다. 또한 둘 다 어른을 흉내내기 좋아하며, 유년기가 끝나갈 때 불필요한 위험을 감수하려 한다. 이미 우리는 2장에서 침팬지는 청소년기라고 딱 집어 부를 만한 시기가 없다고 말했다(유년기에서 바로 청년기로 넘어가는 것에 가깝다). 하지만 침팬지 또한 짧은 시간 동안 자신의 능력을 시험해본다. 때로는 어처구니없는 행동까지 벌여가면서. 앞에서 소개한 이야기의 주인공 침팬지처럼 말이다.

놀이는 모든 포유류가 유년기에 새로운 지식을 습득하는 본능적 방식이다. 어린 개체가 상당히 안전한 환경에서 성인의 행동을 따라 하는 방법이다. 놀이 당시에는 불필요한 활동으로 보일지라도 미래를 위해 꼭 필요하다. 다시 말해 놀이는 성인의 삶을 위한 준비다. 인간 또한 마찬가지다. 주위 환경으로부터 새로운 지식을 얻기 위해 본능적으로 택하는 방식이 놀이다. 스페인왕립학술원RAE이 정의하는 '놀다jugar'는 놀이의 이러한 측면을 명시적으로 보여준다. '재미와 즐거움을 느끼고, 특정한 자질을 개발하기 위해 기쁜 마음으로 무언가를 하는 것'. 그렇다. 기쁨을 느끼며 자질을 개발하는 것, 이는 곧 우리가 보게 되겠지만 '신뢰를 바탕으로 학습하는 것'과 마찬가지다.

포유류 중 진화적 관점에서 우리 인간과 가장 유사한 종은 침팬지와 보노보다. 이는 놀이를 통해 쉽게 확인할 수 있다. 침팬지 준성체 subadult는 놀이를 할 때 기쁨의 표정을 보인다. 침팬지의 감정 표현은 우리와 사뭇 다르기에 침팬지가 말 그대로 미소를 짓는다고 말할 수는 없지만, 분명 기쁨을 표현한다. 그리고 한 침팬지가 이러한 감정 표현을 하면, 다른 동료들이 다가와 감정을 교류한다. 이는 사회적 학습의 분명한 예시다. 이전 장들에서도 언급했듯이 기쁨은 신뢰를 드러내는 기본적인 감정 중 하나이며, 이에 관여하는 뉴런망과 신경전달물질 차원에서 동기부여 및 낙관과 연관된다. 신뢰, 동기부여, 낙관은 교육의 핵심을 이룬다.

이번 장에서는 청소년 뇌에 대해 우리가 아직 다루지 않은 몇 가지 교육적 양상을 이야기하고자 한다. 이로써 청소년의 뇌가 새로운 지식을 습득하고자 할 때 무엇을 탐색하는지, 또 어떻게 새로운 지식을 얻는지 전반적인 그림을 그려보겠다. 지금까지 우리가 살펴본 내용은 부모는 물론 교육자들에게도 유용하고 흥미로울 것이다. 교육 행정가들에게도 도움이 되는 내용이기를 바란다. 이번 장에서 다룰 주제도 마찬가지다. 교육은 가족, 교육기관, 사회 전반을 포함하는 공동의 과제이기 때문이다. 청소년의 뇌에 대한 개괄적인 설명이 교육에 대해 여러분이 가지고 있는 기존의 지식에 보탬이 되었으면 한다.

침팬지와 인간의 놀이는 상당히 많은 유사성을 공유한다고 말했다. 또한 두 포유류 모두 유희를 통해 주위로부터 지식을 습득한다는 점도 말했다. 하지만 물론 커다란 차이도 있다. 인간의 놀이가 훨씬 더 복잡하고 많은 추상과 예측을 포함한다. 또한 유년기 이후에도 놀이는 계속된다. 많은 학습을 할 수 있는 생물학적인 조건을 갖춘 청소년기에도 놀이를 한다. 그 이후에도 마찬가지다. 우리는 청장년층이 되고 난 후에도, 평생 놀이를 계속한다. 우리가 성인기에도 굉장한 학습 능력을 유지할 수 있는 이유다.

이 외에도 침팬지와 인간을 차별화하는, 청소년기의 핵심을 구성하는 요소가 있다. 인간의 미래 예측 능력이다. 무엇이 일어날 수 있을지 생각해보고 그에 맞추어 우리가 필요한 것을 준비한다. 침팬지는 아니다. 침팬지의 삶은 현재와 과거의 어렴풋한 기억만으로 구성되어 있다. 미래에 대한 예측은 없다. 예를 들어, 침팬지는 간단한 도구를 사용하는 것으로 알려져 있다. 창의력을 발휘해 도구를 정교하게 제작하는 것은 할 수 없다. 하지만 호두 껍데기를 깨기 위해 돌을 사용하거나, 즐겨 먹는 개미를 잡기 위해 나뭇가지를 뜯어 개미굴을 쑤시는 등의 활동을 한다. 그래서 이번 장 첫머리의 침팬지 이야기에 돌멩이, 나뭇잎, 나뭇가지, 개미가 등장한 것이다. 침팬지는 거닐다가 호두나무를 발견하면 돌을 집어 들어 호두를 깨고는 만찬을 즐긴다. 다시 길을 떠나면, 아무리 유용하게 사용했던 돌이라고 하더라도 가져가지 않고 이를 버린다. 그러다가 호두가 주렁주렁 열린 다른 나무를 발견하면 새로운 돌을 찾기 위해 주위를 살핀다. 만약 적절한 돌을 구하지 못하면 호두를 먹지 못한 채로 자리를 뜬다. 이들은 아주 가까운 미래도 예측하지 못한다. 방금 사용한 돌을 어쩌면 다시 사용할 수 있다는 생각조차 못하고 돌을 버리는 것이다. 계속해서 살펴보겠지만, 이 예측 능력은 청소년기에 대단히 중요한 교육적 영향을 발휘한다.

제대로 활용해야 하는 삶의 두 번째 기회, 청소년기

이전 장들에서 청소년의 뇌는 가소성이 뛰어나며 무척 유연하다고 거듭 이야기했다. 즉 뇌에서 뉴런 연결이 계속 일어나는데, 이는 타고난 유전적 체계뿐 아니라 가족, 사회, 교육 등의 환경적 자극도 중요하게 작용한다. 청소년의 뇌는 장거리 연결을 우선으로 생성한다. 즉 이성과 감정 등에 관한 인지 능력을 관장하는 다양한 부위가 서로 연결된다. 교육 용어로 말해보자면, 청소년기에 이르면 다면적 학습 능력이 충분히 갖추어진다. 이러한 종류의 지식은 평생에 걸쳐 유용하게 사용할 수 있다. 따라서 청소년은 청년과 더불어 방대한 학습을 하는 시기다. 중고등학교, 모든 종류의 직업 교육, 대학교육 등이 다 이 시기다. 다시 말해 뇌는 언젠가 유용하게 쓸 수 있으리라 판단하는 정보의 학습을 더 선호하며 더 원활하게 진행한다. 수학, 역사, 언어를 배울 때 아무런 이유 없이 배우는 것보다 장기적으로 도움이 될 만하다고 여겨질 때 효율적인 학습이 가능하다.

이유는 간단하다. 어른에게 모든 것을 완전히 기대던 유년기를 거쳐, 우리 자신이 대부분을 스스로 처리해야 하는 시기인 성인기에 도달하기 전까지의 과도기가 청소년기다. 이런 이행 기간 동안 우리는 예상치 못한 도전과 상황에 자율적으로 맞서야 한다. 우리가 살면서 마주하는 도전과제 대부분은 우리 주변의 다양한 양상을 동시에 다루는 것을 요구한다. 문제가 생겼을 때 학교에서 배운 역사, 수학, 과학, 언어 등을 그대로 적용해 해결할 수 있는 경우는 극히 적다. 한 상황 앞에서 매번 같은 방법을 택하라고 배운다면 새롭고 다른 상황을 맞닥뜨릴 때 어떻게 대처해야 할지 모를 것이다. 사고가 정지해 얼어붙거나, 쓸데없는 답을 내놓기만 할 것이다.

뇌는 전혀 관련이 없어 보이는 요소를 서로 연결하고 다면적 학습을 가능하게 함으로써, 더욱 복잡하고 넓은 뉴런망을 구성할 수 있다. 이로써 한정된 지식을 조합해 활용하며, 사색 능력과 창의력을 더해 예상치 못한 상황에 새로운 답을 내놓을 수 있다. 하나의 예시를 들어보겠다. 우리가 매일같이 소고기, 감자, 완두콩을 이용해 똑같은 스튜를 만들어 먹는다고 해보자. 늘 같은 재료와 양, 동일한 레시피를 사용해서 말이다. 그러던 어느 날 시장에 갔는데 완두콩이 없다면 우리는 다른 방식으로 스튜를 만들 수 없어 굶을 것이다. 완두콩 대신 당근을 넣는다든지 하는 새로운 방법은 전혀 떠올릴 수 없을 것이기 때문이다. 말도 안 되는 예시라고 생각하지는 말기를 바란다. 주변 환경 중 한 가지 요소라도 자신이 기존에 알고 있는 대로 흘러가지 않으면 완전히 사고 가 정지해버리는 사람을 여럿 본 적 있다. 내가 대학에서 가르쳤던 학 생 중에도 있었다. 한 학생은 대학 최종 과제물을 매우 우수하게 제출 했지만, 평가 요소 중 하나인 '결과 분석'에서 정해진 기준을 따르지 않 아 다소 감점을 받았다. '완두콩'을 넣는 것을 잊어버렸다고 비유할 수 있겠다. 그러나 한 부분에서 좀 미진했다고 해서 과제물 평가 전체에 큰 영향이 가지는 않는다. 약간의 감점이 전체 결과에 반영되긴 했지 만, 그 학생의 과제는 전반적으로 굉장히 좋은 평가를 받았다. 규칙을 적용했을 때 깎인 부분은 채 1%도 되지 않는다고 하겠다. 하지만 학생 에게 이러한 결과를 이해시키리란 어려웠다. '모 아니면 도'라는 사고 방식을 가진 것 같았다. 그 상황을 마치 학업 실패와도 같이 받아들였 고, 나는 결국 낙담한 학생의 시각을 바꿀 수 없었다. 한 부분만 빼고 는 그의 과제가 굉장히 우수하다고 설명해도 받아들이지 않았기 때문 이다. 교육기관은 물론 가정을 포함하는 가정환경에서는 학생들에게 교육의 다면성transversality과 유연성을 이야기하고, 새로운 상황에서 새 로운 대안을 내놓을 수 있도록 깊은 사고와 창의력을 북돋아야 한다.

지금까지 설명한 상황과 같은 맥락에서, 이 책에서 여러 번 이야기 한 두 가지 내용을 강조하고 싶다. 바로 회복탄력성과 어려운 과제 설 정의 중요성이다. 신경교육학 컨퍼런스에서 이러한 이야기를 하면, 그 렇게 했을 때 오히려 청소년과 청년이 회복탄력성을 잃고, 노력에 더 소극적인 태도를 보이게 되지 않냐고 묻기도 한다. 그런 질문을 받을 때마다 반박할 거리는 늘 있었지만, 한두 번을 뺀 대부분 경우는 아주 건설적인 비판들로써, 내 발표를 개선하는 데 큰 도움이 되었다. 회복 탄력성이란 역경과 고난 앞에서 적응할 수 있는 능력으로 이해할 수 있다. 한편 노력은 어려움을 딛고 무언가를 쟁취하기 위해 힘을 쏟으며 열과 성을 다하는 것이다. 이 두 가지는 청소년의 종합적 성장을 위해 몹시 중요하다. 아이들이 마주하는 복잡한 과제, 역경, 난관을 우리가 대신 제거해 줄 필요는 없다. 하지만 그러한 상황이 닥쳤을 때 혼자라고 느끼지 않도록 곁에 있어야 한다. 아이가 필요로 하는 것을 도와주되, 올바른 결정을 내리는 주체는 아이가 되어야 한다. 물론 청소년이 마주하는 고난과 과제가 아이의 나이와 역량을 놓고 볼 때 적정한 수준이어야 한다. 자신이 편안하다고 느끼는 영역comfort zone을 조금 벗어나되, 지나치면 동기부여가 이루어지지 않으며 발달 또한 저해될 수 있으므로 주의해야 한다. 그러므로 음주를 동반한 무질서한 파티를 즐기는 등의 일부 청소년의 행동은 자기 자신의 성숙을 통제할 수 있는 능력을 잃어버린 모습을 보여준다고 할 수 있다. 주위 환경이 지나치게 많은 것을 요구하는 데 비해 적절한 지지를 받지 못한다고 느낄 때 청소년은 차라리 자기통제를 잃는 쪽을 택한다. 상황의 엄격성보다도 부모나 교사 등 성인으로부터 받는 지지의 부재가 그들을 더 낙담하게 한다. 대학교육에서도 어렵고 까다로운 과목일수록 교수자는 상담 지도를 자주 실시하여 학생들에게 신뢰를 불어넣어주어야 한다. 학생이 마주한 문제를 대신 해결해주는 게 아니라, 학습 과정에서 누군가 자기 곁에 있다는 느낌을 받게 해주기 위해서다.

또한 이 기간 청소년기에 전형적으로 일어나는 뉴런 가지치기를 통해 청소년 뇌의 일부 뉴런 연결이 제거된다. 이전 장들에서 언급했듯이 뉴런 연결 일부는 유전적으로 정해진 수순에 따라 없어지며, 성인의 삶에서 쓸모없는 유년기의 전형적 행동 양상이 사라져간다. 한편 어떤 뉴런 연결은 사용되지 않거나 자극이 이루어지지 않아 없어진다. 이러한 양상을 종합해 보았을 때, 뉴런 가지치기 과정은 뇌의 효율성을 증진하고, 뇌에 과부하가 걸리지 않게 하여, 성인기의 필요를 충족하는 새로운 연결이 형성되게끔 공간을 마련해준다.

하지만 일부 연결은 나중에 다시 필요할 수 있음에도 불구하고, 우리가 청소년에게 과도한 엄격성을 보임으로 인해 연결이 비활성화되기도 한다. 그렇게 사용하지 않는 뉴런 연결이 소멸하면 특정 순간에 유용하게 쓰일 수 있는 학습 내용을 잃을 수 있다. 이는 교육에서 상당히 중요한 부분이다. 다른 예를 들어보겠다. 현재 유아 교육과 초등 교육 일부 과정은 미술, 음악 등의 교과목을 통해 조형 능력과 미학적 능력을 함양한다. 미학은 지각의 본질을 연구하는 철학의 한 분파로, 진화적 관점은 물론 개인의 성장과 성숙 측면에서 인간 발전을 구성한다. 유용하면서 심미성까지 갖춘 물건은 현대 호모 사피엔스modern Homo sapiens 들어 사용을 시작했다. 우리는 2장에서 이미 인류 진화를 이야기하며 8만 년에서 10만 년 전에 커다란 변화가 일어났다고 말했다. 이때 복잡한 언어적 능력과 동시에 인류 첫 예술 활동을 시작했다. 또한 유년기에 감정 및 집행 기능과 연관된 기본적 인지 능력이 발달하는데, 미학적 능력과 지각 능력도 이때 함께 발달함이 관찰되었다.

교육 예시에 대해 계속해서 이야기해보자. 교육적 관점에서 미술과 음악 두 분야는 빼놓고 말할 수 없다. 미술은 창의력 자극은 물론 감각의 탐색과 사용을 돕는다. 또한 추상과 연관된 뇌 부위를 활성화한다. 나이를 막론하고 창의력, 감정, 탐구력은 중요하다고 이미 이야기했다. 감정이 넘쳐흐르고 뇌가 새로움을 추구하는 청소년을 포함해서 말이다. 추상 능력 또한 중요하다. 한 대상의 특성이나 특정 기능을 그 대상의 다른 특성으로부터 개념적으로 분리해, 이를 탐구해볼 수 있기 때문이다. 추상은 청소년기에 발달하는 성찰과 추론에도 핵심 역할을 하며, 기본적 문화 활동인 독서의 근원에도 추상 능력이 있다. 예를 들어 알파벳 'E' 그 자체로는 아무런 소리가 없다. 우리가 추상적 사고를 통해 문화적 합의로 해당 소리가 있다고 정한 것(언어에 따라 같은 알파벳을 두고 발음이 다르기는 하지만)이다. 또한 논리학이나 수학도 추상 능력과 떼놓고 말할 수 없다.

한편 음악은 뇌의 감정 체계를 활성화한다. 미술과 마찬가지로 음악도 창의력, 감각의 탐색과 사용을 깨운다. 또한 언어, 논리, 수리에 관여하는 뇌 부위를 활성화한다. 그러므로 음악과 미술 모두 일종의 언어라고 할 수 있으며, 음악의 선율 안에는 수학의 논리 원칙이 숨어 있다. 가소성이 높고, 유연한 유년기의 뇌가 자극을 받아 발달하는 과정에서 분명 미술과 음악이 핵심 역할을 한다. 현 교육 과정도 이를 고려해서 구성되었다. 하지만 개인적으로 충분하지는 않다고 생각한다. 그리고 아이들이 성적 성숙기를 마무리하는 단계와 청소년기 초기 사이인 중학생이 되면 미술과 음악은 교육 과정에서 자취를 감추거나 부차적인 것으로 여겨진다. 더는 필요가 없어서일까?

물론 청소년의 뇌는 다른 지식도 많이 습득해야 한다. 그러므로 학습 내용 균형 재조정이 필요한 것이다. 하지만 미술과 음악은 유년기 이후에도 여전히 중요하다. 우리 뇌, 진화적 역사, 인간으로서의 발달을 이루는 중요한 구성 요소이기 때문이다. 미술과 음악 발전이 이루어지지 않은 문화권은 하나도 없다. 청소년기에 이르러 예술 활동을 도외시하면, 관련된 뉴런 연결이 사용되지 않고 가치 없는 것으로 여겨지며 이를 불필요하게 잃고 역효과가 날 수 있다. 그렇다고 예술과 관련된 온갖 교외 활동을 아이들에게 전부 받게 하자는 것은 아니다. 스트레스로 인한 악영향은 이미 앞에서 이야기했다. 모든 사람은 휴식을 취하고 매일 여가를 가지며 스트레스의 만성화를 피해야 한다고도 이야기했다. 창의력, 감성, 추상 등은 인간에게 필수적이고, 교육적 관점에서 볼 때 모든 차원의 자극을 일으키며 청소년의 종합적 발달에 기여한다. 따라서 이와 관련된 활동에 가치를 부여하고 유지하는 것이 교육기관이 맡아야 할 역할이다.

모든 학생이 공동의 학습 목표에 도달하기 위해 각자의 역할을 다하는 협력 활동 또한 빠져서는 안 된다. 협력학습은 유아 교육과 초등 교육에서 흔히 볼 수 있지만, 중등 교육이 시작되면 비중이 줄어 고등학교나 의무 교육 과정 이후에는 거의 사라진다. 학생들이 배워야 하는 다른 과목의 양이 너무 많다는 이유를 들면서 말이다. 하지만 우리는 사회적 동물이기에 협동은 우리 존재의 본질을 이루므로, 협동심을 기르는 것은 그 자체로 중요하며 공감 능력을 심화하는 길이다. 청소년이 수업 시간에 다른 학생과 협동하는 기회를 만들어주지 않으면 협동에 관여하는 뇌 연결의 일부 혹은 상당 부분을 잃을 수 있다. 물론 협동은 우리 인간의 기초적 본능이기에 이와 관련된 뇌 연결이 전부 사라지는 일은 없겠지만, 상당 부분 감소할 수 있다. 이러한 현상을 대학 수업에서도 볼 수 있다. 내가 강의하는 과목 중 하나인 유전자 분석genetic analysis에서 수강생들은 학기 동안 세 개의 질문지에 온라인으로 답해야 하며, 이는 평가 항목의 일부다. 각 질문지는 열다섯 개의 질문으로 구성되어 있고, 그중 대부분은 정답을 가려내기 위해 문제 해결 과정을 거쳐야 한다. 각 질문지는 열흘 동안 원하는 만큼 자유롭게 접속해 답할 수 있다. 학생들이 주어진 시간 안에 최종 답안을 제출하면 이후 과목 성적에 이를 반영한다. 나는 항상 학생들에게 혼자 문제를 해결하는 것에 만족하지 말고 동료 학생과 함께 머리를 맞댄 후에 최종적으로는 저마다 답변을 제출하라고 권한다. 내가 학생들에게 유일하게 부탁하는 것은 정답 도출의 과정을 이해하지 못한 채로 답을 하지 말고, 그 대신 학습을 심화할 수 있도록 타인과 협동을 해보라는 것이다. 많은 학생은 나의 말을 따르지만 매 학기 상당수가 협력 학습을 거부한다. 그중 많은 경우는 불필요한 경쟁의식에 휩쓸렸기 때문이다. 어쩌면 고등학교 때 갖게 되는 개인주의적 성향(대입 시험 성적이 100% 경쟁으로 결정되기 때문이다)이 타고난 협동심을 감소하게 만드는 것일 수 있다. 내가 보기에 이러한 모습은 우리가 해결해야만 하는 교육계의 악습이다.

실제 사례는 계속해서 들자면 끝이 없겠지만, 지금까지 소개한 예시를 바탕으로 뉴런 연결이 제대로 사용되지 않아 일어나는 뉴런 가지치기를 어떻게 막을 수 있을지 생각해보자. 뇌의 가소성과 뉴런 가지치기 모두 청소년기에는 양날의 검이다. 제대로 사용되면 인지적 유연성이 증가한다. 또한 이를 활용해 기존에 충분히 개발되지 않았던 능력을 신장하거나, 부적절한 태도를 교정할 수도 있다. 뇌의 가소성이 높다는 것은 우리가 늘 기억해야 하는 사실이다. 하지만 이러한 특성을 부주의하게 활용하면 부작용이 발생할 수 있다. 여러 능력이 저하되거나 올바르지 못한 태도가 생기는 등이다. 따라서 이번 꼭지의 주제를 〈제대로 활용해야 하는 삶의 두 번째 기회, 청소년기〉로 정한 것이다.

청소년 교육의 우선순위를 확실히 알고 있으면 유전학 또한 우리 편이 된다. 2장에서 유전에 관해 이야기한 내용을 기억하는가? 유전율을 언급했었다. 유전율은 간단히 말하면 사람마다 보이는 모든 인지적 특성(혹은 모든 생물학적 특성)에 유전의 영향력이 미치는 정도다. 예를 들어 성인의 경우 지능의 유전율은 70% 정도다. 즉 사람마다 지능의 차이를 표준검사로 측정했을 때 나타나는 차이의 70%는 우리 유전자가 결정한다는 뜻이다. 나머지 30%는 환경에 기인한다. 가정환경과 역사, 사회적 맥락에서 받는 자극, 어떠한 교육을 받았는지 등이 여기에 해당한다. 그런데 각 생물학적 특성의 유전율 값은 평생 일정하게 유지되는 것이 아니라, 삶의 주요 단계에 따라 변한다. 특정 시기에는 환경적 영향이 유전보다 중요하다. 인지적 측면에서는 유전적 영향이 유년기 초반에 전반적으로 적게 나타나기 때문에 이 시기 교육, 자극, 학습을 강조할 수밖에 없다. 또한 재미있는 사실은 청소년기에 잠시 유전적 영향이 줄어든다는 것이다(표 16). 다시 말해 청소년기 이전 시기와 청

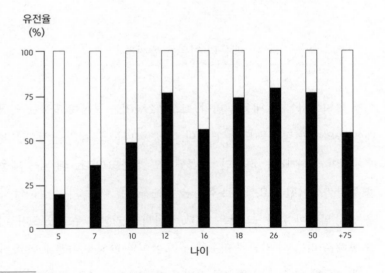

표 16 나이에 따른 지능지수IQ의 유전율. 표의 막대는 각 나이대의 유전적 영향을 가리킨다. 막대 상단의 흰색 부분은 환경적 영향이 미칠 수 있는 정도를 나타낸다. 유년기와 청소년기에는 다른 시기에 비해 환경적 요인이 큰 영향을 미침을 주목하자. 청소년기가 유년기 이후 두 번째 기회라는 증거다.
출처: 다비드 부에노(2019).

년기에 비해 그 사이의 청소년에게 환경적 요소가 훨씬 중요한 역할을 한다. 청소년기라는 인생 두 번째 기회에 받는 교육과 자극, 어떤 경험을 어떻게 하는지(특정 경험 당시의 감정 상태) 같은 것들이 청소년이 이후 어떤 어른이 될지를 정한다. 여기서 주의할 점은 앞서 말했듯이 자신감 강화나 능력 향상 등 긍정적인 면에서 두 번째 기회가 되기도 하지만, 제대로 활용하지 못하면 부정적인 결과를 불러올 수 있다는 사실이다. 주변으로부터 정서적 지지를 잃거나 잘못된 본보기를 모방함으로써 나쁜 습관을 얻으면 이러한 결과가 생긴다.

배움의 이유는 뭘까?

이전 꼭지에서 다룬 내용을 바탕으로 청소년기는 물론이고 모든 연령대에 유의미한 질문을 던질 수 있다. 그중 하나는 '교육은 어떤 기능을 수행해야 하는가?'다. 하지만 더 근원적인 질문도 있다. '왜 뇌는 배움을 원할까?' '어떤 필요성으로 학습을 하는가?'다. 이 두 가지 질문의 답을 먼저 알아야 한다. 그 답은 100% 생물학적 기원을 두고 있으며, 이를 통해 우리는 뇌 기능에 기초해 우리 아이와 학생을 어떻게 더 올바르게 교육할 수 있을지 무수한 방법과 아이디어를 얻을 수 있다. 사실 부모와 교사는 청소년으로부터 이러한 질문을 정말 많이 받는다. "왜 이걸 배워야 해요?" 타당한 답을 찾기 어려울 때면 "배울 때가 됐으니 배우는 거야."라고 무심한 답변을 내놓기 일쑤다.

가장 먼저 짚어볼 점은 인간에게 학습은 생물학적 본능이라는 사실
이다. 우리가 학습하는 모든 내용은 문화적 요소가 많이 작용한다. 사
람마다 배우는 지식과 개발하는 역량은 서로 다르다. 태어나고 성장한
나라와 지역에 따라 상이한 문화·사회·역사적 배경, 교육 과정의 영
향을 받았기 때문이다. 예를 들어, 우리는 본능적으로 말을 배운다. 구
어 발화 능력의 발달은 본능에 따른다는 이야기다. 모든 사람은 주변
에서 말하는 것을 듣고 따라 하며 말을 배운다. 아기에게 말이 어떻게
트이는지 가르치지는 않는다. 아이가 단어를 정확히 발음하도록 단어
를 반복해 말하고, 복잡한 문장을 구성하는 법을 알려주긴 하지만, 기
본적인 구어 학습은 본능이다. 하지만 유아기에 어떤 언어에 노출되어
이를 모방하며 배우게 되느냐는 환경적인 문제다. 부모가 사용하거나,
아이가 자라는 사회에서 통용되는 언어를 배운다.

본능이란 한 개인의 삶과 생물 종의 존속 유지에 도움을 주는 행동
양식과 반응의 합을 이른다. 그러니 배움이란 행위는 어떤 식으로든 생
존과 관련 있어야 한다. 그렇다면 학습이 우리의 본능임은 어떻게 알 수
있으며, 생존과 어떤 관련이 있을까? 이 질문에 대한 답을 앎으로써 학
습이라는 본능의 생물학적 기반을 더욱 잘 활용할 수 있다. 그러니 알
아보도록 하자. 학습이 본능이라는 논리적 이유는 많다. 그리고 그 모
든 이유는 뇌가 어떤 학습을 원하는지 단서를 준다. 우선 우리는 절대
학습을 멈출 수 없다. 멈추고 싶어도 불가능하다. 아침에 일어나 같이

사는 사람들과 이야기를 나누고, 거리에 나가고, 학교나 직장에 가고, 동급생이나 교사들과 대화를 하고, 책을 읽고, 라디오를 듣고, 텔레비전을 보고, 무언가에 대해서 생각하는 등의 모든 활동을 통해 우리 뇌는 지식과 경험을 축적한다. 이것을 자각하지 못할 때가 많지만 말이다. 어느 날 아침, 잠에서 깨어났을 때, 평생에 걸쳐 배움을 멈추지 못한다는 사실에 지친 나머지 그날은 새로운 것을 하나도 배우지 않기로 다짐했다고 해보자. 하지만 온갖 노력을 다해도 결코 배움을 멈출 수 없다. 오히려 새로운 것을 하나도 배우지 않겠다는 생각에 사로잡히면 하는 일에 더 집중하게 되고 결과적으로 더 많은 것을 배울 것이다.

방금 한 이야기가 말도 안 된다고 생각할 수도 있겠지만, 교사들은 이 전략을 실제로 가끔 활용한다. 앞서 이야기했듯 8, 9년 전부터 나는 매년 2학기에 유전자 분석을 강의한다. 수강생은 대체로 바이오 기술 전공 학부생이다. 이 강의는 이론적 지식을 많이 다루기보다는 몇 가지 지식을 다양한 부문에 적용하기 위해 깊은 사고를 해야 하는 과목이다. 유전자 분석 수업에서 가장 가르치기 까다로운 부분은 양적 유전학quantitative genetics이다. 그래서 매년 양적 유전학을 가르치는 차시가 되면 나는 학생들에게 "지금부터 여러분에게 이야기할 내용은 시험 범위에 들어가지 않습니다."라고 말한다. 학생들이 기를 쓰고 배울 필요가 없다는 뜻도 된다. 거의 모든 학생은 필기를 위해 준비해둔 노트와 펜, 노트북에서 손을 떼고, 편하게 자세를 고쳐 앉는다. 그러고는 놀랍게도 더욱 집중해 수업을 듣는다. 마치 시험에 비중 있게 출제될 내

용이라고 들은 것처럼! 20분 동안 나는 양적 유전학의 기초를 설명한
다. 그리고 학생들에게 긴장과 놀라움을 주는 발언을 한다. "미안하지
만 여러분을 속였어요. 방금 설명한 내용, 시험에 출제합니다!" 학생들
이 동요하는 모습을 잠시 지켜본 후에 말을 잇는다. "하지만 걱정하지
마세요. 지금부터 모든 내용을 천천히 다시 설명할 테니 필기를 하면
됩니다." 그리고 수업의 남은 30분 동안 나는 천천히 양적 유전학의 기
초를 다시 설명한다. 출제가 안 된다고 말한 수업 초반 20분 동안은 학
생들이 양적 유전학의 가장 중요한 부분을 이해하도록 한다. 학생들은
시험에 안 나오니 배울 필요가 없다고 생각하면서도 수업에 집중한다.
이것은 호기심 때문이다. 호기심은 흥미와 집중을 불러온다. 중요해 보
이는 주제보다 호기심이 청소년의 흥미와 주의를 더 강하게 자극한다.

　이제 학습이 본능일 수밖에 없는 첫 번째 이유를 보았다. 우리가 피
하려 해도 배움을 피할 수 없으므로 이는 본능이다. 이로써 학습을 어
떻게 도울 수 있는지 첫 번째 단서도 얻을 수 있다. 가르치고자 하는
내용에 일화를 동원하고, 호기심과 작은 놀라움, 새로운 이야기를 더
해 설명하는 것이다. 하지만 이외에도 우리가 시도할 수 있는 방법은
매우 많을 것이다.

　실생활에서 모든 본능의 충족은 심리적 보상과 쾌감을 일으킨다. 우
리 뇌는 이 방법을 통해 필요할 때 본능을 충족하고, 이로써 인류의 생
존과 존속을 가능하게 한다. 본능이란 한 개인의 생존과 생물 종의 존
속을 유지하는 데 도움을 주는 행동 양식과 반응의 합을 말한다고 했

던 것을 기억하자. 예를 들어, 먹고 마시는 행위는 생존과 직결되는 본능이다. 먹지 않거나 마시지 않으면 영양실조 혹은 탈수로 죽게 될 것이다. 우리는 허기지면 먹고, 갈증을 느끼면 마신다. 그 이후에 어떠한 평온함, 즉 기분 좋은 안정을 느낀다. 이것이 바로 먹고 마시는 본능을 충족시켰을 때 느끼는 보상이다. 이미 짐작한 분도 있겠지만, 이런 본능 충족에 따른 만족에 관여하는 뇌 부위는 선조체다. 청소년이 어떻게든 활성화하려 하는 그 부위다. 거식증과 같은 섭식장애에 대해 간단하게 이야기해보겠다. 이는 아주 심각한 문제다. 스페인 청소년 중 5%가 거식증을 앓고 있고, 그중 대부분은 여자아이다. 먹고자 하는 본능을 거부하는 이 질환의 원인은 다양하다. 건강하지 않은 미적 기준으로 인한 영향 그리고 스트레스 등이 원인이다. 심지어 유전적 영향도 어느 정도 있다고 밝혀졌다. 십몇 년 전부터 거식증을 앓는 청소년은 꾸준히 증가하고 있는데, 원인 중 하나는 청소년기의 스트레스 증가다.

본능에 따랐을 때 보상 감각과 쾌감을 느끼는 다른 예로 성교가 있다. 성행위를 하는 이유는 많지만, 가장 기본적인 생물학적 본능으로 보면 번식이다. 성교 없이는 번식할 수 없어 멸종될 것이다. 따라서 성행위에는 쾌감이 따른다. 또한 성행위로써 강한 사회적 결속을 형성하기도 하므로, 성교라는 본능에 따르는 쾌감의 효용이 더욱 강조된다.

본능과 관련된 마지막 예시를 들어보겠다. 사회적 존재로서 타인과 어울리려는 본능이다. 우리가 세상에 태어나고 가장 먼저 관심을 보이는 대상 중 하나는 타인의 얼굴이다. 이렇게 사회화의 길이 시작된다.

그래서 우리는 친구나 동료들과 함께 있고 싶어 하고, 그들과 우리의 경험을 나누려 한다. 청소년의 뇌는 쉼 없이 또래와의 교제를 추구한다. 이를 달성하지 못하면 고독감과 스트레스 지수가 증가한다. 청소년기에 느끼는 고독감은 자존감을 떨어뜨리고 불안과 우울감을 불러온다.

이제 핵심 질문으로 돌아가 보자. 학습이 생물학적 본능이라면, 학습은 심리적 보상, 평온, 쾌감을 일으켜야 한다. 내가 강연에서 이 내용을 언급할 때마다 늘 떠오르는 책이 있다. 스페인의 물리학자이자 박물관학 전문가인 호르헤 와겐스버그Jorge Wagensberg의 저서《배움의 기쁨El gozo intelectual》이다. 해당 도서의 한 단락에서 저자는 친구와 나눈 대화를 소개한다. 그들이 배움의 행위와 배운 내용에 대한 사색을 통해 느끼는 쾌감이 성행위 시 느끼는 쾌감과 비슷하거나 심지어 이를 초월한다는 것이다. 성행위와 비슷한 쾌감까지는 안 가더라도(물론 비슷할 수 있지만), 학습이 우리의 본능이라면 적어도 심리적 보상은 느껴야 할 테다. 그리고 이러한 보상 감각이 발생한다는 사실이 증명되었다. 예를 들어 아기가 단어 하나를 배웠을 때 주위에서 칭찬과 인정을 받으면, 아기의 뇌는 도파민을 분비하여 강한 심리적 보상과 기쁨을 느끼고, 다시 새로운 단어를 배우고자 하는 의지가 생긴다. 중요한 내용이므로 다시 반복해 강조하겠다. 아기가 단어를 배울 때 주위에서 칭찬하고 인정해주는 모습을 보면 보상감과 기쁨을 느낀다. 그러므로 부모의 경청은 자식들이 말을 배우고 더 풍부한 언어 구사를 하도록 자극한다. 반대로 부모가 자녀의 이야기에 귀 기울이지 않고, 심지어 아기의 옹알이를 방해하면 아기의 구어 능력 향상을 방해하는 셈이다. 이후에 읽고 쓰는 법을 배우며 복잡한 생각과 의견을 구성할 수 있기 위해 먼저 구어를 제대로 구사하는 것은 필수다. 또한 도파민은 쾌감, 동기부여, 낙관과 관련된 신경전달물질이라는 사실을 기억해보자. 이때 도파민 분비로 느끼는 쾌감이 학습과 관련 있다. 그러므로 이번 꼭지의 제목인 〈청소년의 뇌는 무엇을, 어떻게 배우고 싶어 할까?〉에 대한 첫 번째 답을 내놓자면 우리는 본능으로 인해, 심리적 보상과 쾌감으로 인해 배우려 한다고 답하겠다. 그러므로 학습 과정에서 심리적 보상을 느껴야 학습이 생물학적 목적에 더욱 부합한다.

그러나 나이가 들며 배움의 행위로부터 심리적 보상감을 분리하는 경우가 종종 보인다. 그러므로 유아기의 학습을 분석해보는 것이 더 적절하다. 아기는 이러한 면에서 마치 백지와도 같다. 본능적으로 학습하고, 기쁨을 느끼기 위해 배운다. 성인이 되면 어떤 사람들에게는 배움과 보상감이 여전히 한데 묶여 있지만, 어떤 사람에게는 이 연결 고리가 끊어진다. 지금 이 책을 읽고 있는 당신은 확실히 전자에 속한다. 만약 당신이 새로운 지식을 얻음으로써 어떠한 만족도 얻지 못한다면 왜 이 책을 읽겠는가? 물론 나이가 들면 학습으로 느끼는 기쁨이 서서히 줄어드는 경향이 있긴 하다. 왜인지 뇌는 시간이 갈수록 우리가 배워야 할 것이 줄어든다고 여긴다. 이는 거짓이다. 우리가 아는 것보다 배워야 할 것이 언제나 훨씬 많다. 하지만 배움에 따른 기쁨은 점점 감소한다. 이는 정상이다. 하지만 배움 뒤에 오는 만족감이 한순간

에 돌연 사라진다면 그것은 문제다. 이러한 현상은 유년기의 막바지
나 청소년 이전 시기, 혹은 청소년기 동안 일부 아이들에게 나타난다.
원인이 무엇일까?

그 원인을 우리는 이미 간접적으로 다루었다. 우리의 학습이 주변
으로부터 인정받고 긍정적 평가를 받을 때 도파민이 분비된다고 했다.
그러나 성인의 경우 반드시 이러한 과정이 필요하지는 않다. 성인의
전전두피질은 충분히 성숙하기에 외부의 인정 외에도 스스로 동기부
여와 보상감을 찾을 수 있다. 많은 경우 우리 어른들이 무언가를 알더
라도, 남들은 우리가 그것을 안다는 사실을 모른다. 하지만 남들이 알
아주는 것과는 별개로 그것을 배우는 과정 자체로 만족감을 얻는다.
피레네산맥에 함께 올랐던 친구를 예로 들어보겠다. 그 친구는 독학
으로 중국어를 배우고 있다. 성조와 언어 구조 때문에 어려워 보이는
그 언어를 배우면서 희열을 느낀다고 한다. 자기가 배운 내용을 보여
주면 우리의 얼굴이 경탄으로 물드는 모습을 보며 만족을 느낄 때도
있겠지만, 근본적으로 그 친구는 외부의 보상이 아니라 내면의 만족
을 위해 배운다. 하지만 유년기 전전두피질은 아직 성숙하지 않고, 청
소년기에 이르면 전전두피질 기능의 효율이 저하되기까지 한다. 유년
기의 아이들과 마찬가지로 청소년들은 지식을 습득하는 자기의 노력
을 주위로부터 인정받고자 하는 욕구가 있다. 이 또한 교육에서 상당
히 중요한 지점이며, 배우고자 하는 생물학적 본능과 연관된다. 더 자
세히 설명해보겠다.

유아기를 비롯한 유년기 초반의 아이가 새로운 것을 배울 때마다 부모와 교사는 기쁨을 강하게 드러낸다. 아이들은 이러한 반응을 통해 자신이 인정받았다고 느낀다. 하지만 그 이후에는 점점 학습이 의무로 변해간다. 새로운 학습에 대한 인정도 점점 줄고, 심하면 사라지기까지 한다. 아이의 학습 성취를 성적에 따라 평가하면 상황은 더욱 심각해진다. 다른 학생들과 비교해 꾸준히 좋은 성적을 받는 학생이 있다. 우리가 성적이라는 척도로만 학습을 평가하면, 일부 학생은 거의 항상 인정받고, 다른 학생들은 거의 항상 인정받지 못할 것이다. 그렇다면 아무도 노력을 인정해주지 않는데 왜 배우려 애쓰겠는가? 바로 여기, 노력에 열쇠가 있다. 어린이나 청소년이 노력하고 그 노력이 인정받을 때 그들의 뇌에서는 도파민이 분비된다. 물론 성인도 마찬가지다. 직장에서 우리가 특정 업무에 기울인 노력이 상사나 동료로부터 인정받으면 동기부여가 되고 더 행복하지 않은가? 이러한 감각은 한 단어로 귀결한다. 도파민이다. 세로토닌(전향적 태도), 아세틸콜린(기억력), 엔도르핀(기쁨과 안정) 등의 신경전달물질도 관여하지만, 도파민이 가장 중요한 역할을 한다.

교육적 측면에서 볼 때, 가정과 교육기관 모두 우리 아이와 학생의 노력을 인정해주어야 한다. 이로써 아이의 뇌에서 학습을 통한 새로운 지식 습득 행위가 보상 감각으로부터 분리되는 것을 막을 수 있다. 청소년과 어린이에게는 자극과 지지가 필요하다. 아이에게 모든 것을 쉽게 주거나 해결해주어서는 안 되고, 다만 아이가 도전과제를 마주할 때 자극을 주고 지지를 보내야 한다는 말이다. 이러한 자극과 지지는 긍정적 평가와 인정으로부터 나온다. 본보기의 필요성 또한 상기하자. 우리 어른들은 새롭게 배우는 과정을 즐기는 모습을 아이들에게 보여 주며, 따라 하고픈 좋은 모범 사례를 제공해야 한다.

그렇다고 해서 아이들의 행동을 무조건 긍정적으로 평가하거나 거 짓말을 하자는 건 아니다. 개선이 필요한 점이 있으면 알려주기도 해 야 한다. 아이들의 성취와 진전을 함께 확인하고, 개선해야 할 부분은 고칠 수 있도록 상호지지의 환경을 조성해야 한다. 학교와 가정 모두 가 해야 하는 일이다. 이전 장들에서 말했듯이 비난은 청소년기 자녀 와 학생들로부터 우리를 멀어지게 할 뿐이다. 반면에 아이가 더 나은 방향으로 나아가게끔 제안하며 지지와 자극을 통해서 우리는 아이들 과 더 가까워질 수 있다.

우리가 배우려 하는 이유는 학습은 본능이며, 이 본능이 잘 유지되면 학습 후에 심리적 보상감을 느낄 수 있기 때문이다. 하지만 우리가 증명 해야 하는 다른 중요한 사실이 있다. 학습이 정말 생물학적 본능이라면, 생존과 관련이 있어야 한다. 다음 꼭지에서는 이 점을 다루어 보겠다.

퍼즐의 마지막 조각 : 학습은 어떻게 생존과 연관되는가

어린이와 마찬가지로 청소년은 주변 환경과 경험을 통해 학습한다. 물론 부모, 교사, 사회가 직접적으로 제공하는 지식을 통해서도 배운다. 그렇다면 뇌는 왜 그리도 새로운 지식을 갈망할까? 왜 우리는 다른 포유류처럼 유년기에 얻은 지식으로 이후에 살아가는 것에 만족하지 못하는 걸까? 물론 침팬지나 보노보처럼 아주 짧은 유사 청소년기를 겪는 예외가 있지만 말이다. 이유는 매우 간단하다. 우리가 모르는 사이에 우리 뇌는 늘 감각기관으로부터 받아들이는 정보를 통해 현재의 순간을 평가한다. 또한 지금까지 축적된 경험은 물론 경험 당시의 감정 상태와 새로운 정보를 비교한다. 그런 후에 미래를 예측하고는 일어날 수 있는 변화에 대비하고자 한다. 가지고 있는 모든 정보를 척도로 어떤 행동을 해야 최적의 선택일지 결정한다. 축적된 경험이 많을수록 앞으로 어떤 행동을 해야 하는지 뇌가 바르게 판단한다. 그리고 바른 판단은 생존 확률을 높인다.

불확실하고 변화무쌍하며 새로움 가득한 미래를 더 잘 예측하기 위해 우리는 학습한다. 닥쳐올 변화에 위험이 도사리고 있는 경우, 우리는 변화를 예상함으로써 자신을 보호할 수 있고, 이는 우리의 생존 확률을 높인다. 하지만 항상 우리가 방어적 태도를 보여야만 하는 것은 아니다. 기회를 가져올 변화라면 이를 예측해 기회를 더 잘 활용하며 적극적으로 대응하는 것 역시 우리의 생존에 역시 긍정적인 영향을 미칠 것이다. 우리가 기회를 예측하지 않으면, 기회가 다가왔음을 깨닫는 순간에 이미 기회는 우리 손을 떠나고 있을 것이다. 우리는 매번 더 잘 예측하기 위해 배움을 멈추지 않는다. 이러한 사실은 다시금 교육의 중요성을 보여주고 청소년과의 관계를 정립하는 지침을 제공한다.

학습이 본능이라는 사실의 첫 번째 함의는 청소년이 지식의 미래 가치를 인식할 때 새로운 지식을 더 쉽게 획득할 수 있다는 것이다. 이때의 가치는 새로운 환경에 적용 가능해야 한다. 그것이 학습의 생물학적 목표기 때문이다. 그러므로 두 번째 함의는 청소년에게 지식을 전하고 아이들이 이를 습득하는 과정에서, 우리가 전하고자 하는 개념 및 과정과 더불어 아이들의 성찰 능력과 창의력을 길러주어야 한다. 그리고 단순 지식보다는 기초 자질 함양에 더 신경 써야 한다. 사실에 기반한 지식은 특정 맥락에서 매우 유용하지만, 시간이 지나면 정보의 효용 가치가 떨어지기도 한다. 가령 유럽 국가의 수도 이름이나 크렙스 회로(우리가 섭취하는 음식물을 최대의 대사 에너지로 전환하는 대사 과정) 등이 그러한 지식이다. 구 유고슬라비아 연방의 해체, 발트해 국가들의 독립 등으로 지난 몇십 년간 유럽 국가 숫자는 많아졌다. 또한 아무리 널리 알려지고 많은 사람이 학습한 과학 지식일지라도 새로운 지식의 등장에 따라 조금씩 변할 수밖에 없다.

물론 이런 단순 지식을 많이 습득해 새로운 학습 과정에서 참고로 삼는 것은 중요하다. 하지만 그보다 개인의 자질이 가진 지속력이 더 강하다. 비판적 분석 능력, 감정 조절, 회복탄력성, 노력, 협업 및 개인 업무, 자기주도적 학습, 암기, 계획 수립, 의사결정 등은 현재는 물론 미래에 항상 필요한 능력이다. 이 사실을 뇌는 잘 인지하고 있다.

한편 변화나 새로운 사실 앞에 모두가 같은 방식으로 대처하지는 않는다. 기존의 경험을 현재 상황에 비추어 미래를 예측하는 것을 말하는 게 아니다. 새로운 일을 마주했을 때 각자 어떠한 모습으로 반응하는 경향이 있는지를 말하고자 한다. 극단적으로 보면 어떤 이들은 변화에 대해 매우 높은 빈도로 두려움을 보이며 대응한다. 반면 어떤 이들은 호기심을 보인다(표 17). 그 누구도 양극단 중 하나에만 머무르지는 않는다. 우리는 두 지점 사이에서 움직이며 매번 다른 대응 방식을 취한다. 그렇지만 각자 두려움과 호기심 중 어느 하나에 좀 더 치우치는 경향이 있다.

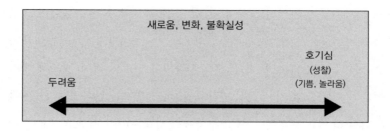

표 17 새로움, 변화, 불확실성에 대응하기 위한 서로 반대되는 두 방향성을 보여준다. 우리 모두 양극단 사이를 오가며, 늘 같은 방식으로 대응하지는 않는다. 하지만 일부는 호기심보다 두려움을, 다른 일부는 두려움보다 호기심을 더 드러낸다.

다른 장들에서 이미 언급했듯이, 두려움은 우리가 위협 상황에서 숨거나 도망치도록 하는 기본적이고 충동적인 감정이다. 이는 우리 자신을 보호하는 최선의 방법 중 하나다. 실제 위협 상황에서 두려움을 느끼는 것은 피할 수 없다. 두려움과 공황은 다르다. 공황 상태에서는 사고가 정지하지만 두려움은 자기보호 기제다. 하지만 문제는 변화가 위협인지 기회인지(혹은 중립적인 상황인지) 제대로 알지 못하면서 습관적으로 두려움을 가지고 반응하는 것이다. 두려움으로 대응하는 사람들은 덜 혁신적이며 덜 전향적이다. 혁신적이고 전향적인 사람들이 변화를 추구하는 것과 달리, 새로운 상황을 피하기 때문이다. 또한 그런 사람들의 삶의 질은 더 낮을 수밖에 없다. 삶은 필연적으로 계속해서 변화와 새로움이 생겨나기에 그 안에서 두려움과 불편함을 계속해서 느낄 것이기 때문이다. 우리가 사는 세상은 역동적이며 변화무쌍하다는 사실을 잊지 말자. 마지막으로, 두려움으로 반응하는 사람들은 새로운 지식을 습득하기가 어렵다. 우리가 배우는 것은 모두 새로운데, 새롭다는 이유로 이를 불편하게 느낄 것이기 때문이다. 우리가 이미 아는 것을 배우는 일이란 없다. 그것은 떠올리는 것일 뿐이다.

반면 호기심으로 반응하는 사람은 더 혁신적이다. 변화를 두려워하지 않기 때문이다. 또한 변화를 보고 호기심을 느끼므로 더 전향적이다. 호기심은 어느 정도 쾌감을 유발하기도 한다. 우리가 이미 알고 있는 보상 중추 편도체를 활성화한다. 결과적으로 여기에 속하는 사람들은 기회를 활용하는 데 더욱 능하다. 그러므로 새로움에 직면하면 그게 무엇인지 확인하기 위해 분석한다. 위기로 드러나면 자기방어 체계로써 약간의 두려움을 갖는 것은 괜찮다. 그게 아니라 기회라면 준비한 대로 이를 십분 활용할 것이다.

두려움이 가장 기본적 감정 중 하나라면, 호기심은 신뢰와 놀라움에서 나오는 기쁨과 성찰이 뒤섞인 것이라 말할 수 있다. 요약해서 말해보자면 성찰은 청소년기에 성숙하는 집행 기능 통제력으로부터 나온다. 한편 기쁨은 자신감과 신뢰로 드러나는데, 자기 자신과 주변을 믿어야 우리는 호기심을 가질 수 있다. 그렇지 않으면 편도체는 두려움의 상태로 활성화될 것이다. 마지막으로, 놀라움은 시상을 통해 주의력을 활성화하고, 선조체와 도파민을 통해 동기부여, 심리적 보상, 쾌감, 낙관을 느끼게 된다. 분명 호기심은 우리가 삶에서 계속 나아가게 하는 가장 강력한 동인을 제공한다. 우리 청소년 자녀와 학생들도 마찬가지로 호기심을 가져야 계속 앞으로 나아갈 수 있다.

그래서 내가 결국 하고자 하는 이야기가 무엇일까? 아주 간단하다. 두려움과 호기심의 가장 큰 차이는 그로 인한 감정 상태와 집행 기능의 통제 능력이다. 우리 학생과 자녀가 자기 삶을 주도하는 혁신적이고 전향적인 사람으로 성장하기를 원한다면, 교육 단계마다 호기심을 불어넣어 주어야 한다. 즉, 성찰하고 신뢰와 놀라움을 느끼는 환경을 조성해야 한다. 다시금 같은 내용을 강조해보자. 자극, 지지(특히 정서적 지지), 본보기가 필요하다. 호기심, 놀라움, 성찰을 위해서 자극이 필요하다. 자신과 타인에 대한 신뢰를 유지하고 신장하기 위해 지지가 필요하다. 그리고 바른 행동 모델을 제공하기 위해 모범이 되는 본보기가 필요하다. 이게 미래를 지향하는 교육의 핵심이 되어야 한다.

교육은 어떤 기능을 수행해야 하는가?

몇 꼭지 전에 '교육은 어떤 기능을 수행해야 하는가?'라는 수사적 질문
을 던졌다. 하지만 이 질문에 답하기 전에 '왜 뇌는 배움을 원할까?' '어
떤 필요 때문에 학습을 하는가?'라는 질문에 먼저 답하고자 했다. 이
두 질문에 대한 답을 이미 내놓았으니 아직 답하지 않은 첫 번째 질문
으로 돌아갈 차례다. 수사적 질문이라고는 했지만 사실 보기보다 더
중요한 내용을 담고 있다. 이미 여러 차례 말했듯이 청소년의 뇌는 아
주 유연하고 융통성 있어 주변으로부터 지식과 경험을 습득해 나간다.
극단적으로 생물학적 용어를 사용해보자면 그 목적은 '생존'이다. 그러
니 뇌는 모든 것, 혹은 거의 모든 것에 적응할 수 있으며, 모든 종류의
교육 전략을 체화할 수 있다. 여기서 우리가 기억해야 할 점은 뇌가 학
습하는 모든 내용과 방식은 천천히, 점진적으로 뉴런 연결망을 형성해
나간다는 것이다. 이로써 한 사람의 미래 행동 양상, 자기 인식, 주변
인식, 주위와의 관계 형성 등에 영향을 미친다. 달리 말하면 청소년의
뇌가 모든 교육 체계에 적응할 수 있긴 하지만 각각의 체계는 특정 뉴
런 연결을 촉진하고, 특정한 양상이 나타나게 한다. 이로써 나타나는
주요한 변화가 바로 우리가 앞서 질문을 던진 이유다. '교육은 어떤 기
능을 수행해야 하는가?'

　두려움을 느끼며 교육을 받는 청소년을 생각해보자. 정학을 당할까,
놀림거리가 될까, 친구들이 비웃을까, 선생님이 꾸짖을까, 부모가 자

기를 낙오자라고 생각할까…. 이 아이는 자신이 습득한 지식과 경험을 기반으로 뉴런 연결망을 형성할 것이다. 신뢰, 도전, 호기심, 자극, 노력에 대한 긍정적 평가를 기반으로 형성된 다른 아이의 뉴런 연결망과는 사뭇 다른 모습일 것이다. 이전 꼭지에서 다룬, 변화에 대처하는 서로 다른 반응 방식(표 17)을 떠올려보면, 이 경우 우리는 아이에게 두려움이 가득한 환경을 만들어주는 것이다.

또한 뇌에서 두려움과 분노는 매우 밀접한 연관을 갖는다. 분노는 이전 장들에서 언급했듯이 또 다른 원초적 감정 중 하나로, 쉽게 공격성을 불러일으킨다. 두려움과 분노의 상관관계는 매우 논리적이다. 두 감정 모두 실제 혹은 상상의 위협 상황 대처를 위해 필요하다. 두려움은 우리가 숨거나 도망치게끔 하고, 분노는 공격적으로 맞서게끔 한다. 따라서 많은 경우에 이 두 감정은 함께 나타난다. 각각의 상황마다 둘 중 무엇이 우세한 정도는 다르지만 말이다. 두려움이 분노로 이어질 때, 두려움 또한 공격성을 부른다. 즉 두려움에 기반한 교육 전략은 혁신과 전향성이 떨어지며, 맹신하고 권위적인 강요에 순종하는 사람과 사회를 만들어낼 뿐만 아니라, 내재적 공격성 또한 높인다. 반면 신뢰, 도전, 호기심, 자극을 통한 교육은 더 혁신적이고 전향적이며 성찰력과 유능감을 갖춘 사람을 길러낼 것이다.

많은 청소년에게 만성적인 스트레스를 유발하는, 지나치게 엄격하고 경직된 교육 시스템도 마찬가지로 문제다. 혹은 반대로 자극과 도전이 충분히 주어지지 않아 아주 느슨한 교육 시스템도 옳지 않다. 아이들에게 노력하고 가끔 안전지대를 벗어나는 도전을 하게끔 독려하지 않기 때문이다. 만성화된 스트레스가 개인의 행동과 인격에 어떤 악영향을 미치는지, 그리고 사회정서적인 지지가 동반된 도전과 자극이 얼마나 중요한지는 이미 앞서 이야기했다. 그러므로 상담 교육에 방점을 두고, 수업 중 사회정서적 측면에서 긍정적이고 제안하는 교육을 하는 것과, 청소년 학생 사이의 개인주의와 지나친 경쟁을 요구하는 교육은 서로 다르다. 이 모든 요소가 뇌 형성에 영향을 미치기에, 우리는 자신에게 '교육은 어떤 기능을 수행해야 하는가?'를 물을 수밖에 없다. 장기적 안목을 가지고 답해야 하는 질문이다. 우리가 어떤 답을 내놓느냐에 따라 우리가 택하는 교육 전략은 달라진다. 학습 내용 또한 여기에 달려 있지만, 내용에 따른 차이가 낳는 결과가 매우 유의미한 수준은 아니다. 학습 내용 자체보다 그 내용을 전달하는 방식과 전략이 교육 결과의 차이를 결정하는 중요한 요소다.

하지만 이쯤에서 주의해야 할 게 있다. 우리가 던진 질문에 대해 신경과학이나 교육학이 답을 줄 수는 없다. 신경과학이 전하는 바는 '뇌는 모든 것에 적응하지만 우리가 어떻게 하느냐에 따라 뉴런 신경망이 모습을 달리하며, 이는 개인의 반응과 행동에 영향을 미친다'는 사실이다. 교육학은 다양한 방법을 이용해 효과적으로 지식을 전수하기 위해 필요한, 귀중한 방법과 도구를 제공한다. '교육은 어떤 기능을 수행해야 하는가?'에 대해서는 먼저 개인이 각자 답해야 하며, 그다음은 사회적 합의에서 나온다. 교육기관은 사회 및 문화적 환경의 특성에 따라 도출된 답을 반영하여 교육을 실시한다. 또한 우리가 위 질문에 내놓는 답변은 결코 이념성을 배제할 수 없다. 만약 누군가 이념이 개입되지 않은 중립적인 교육 전략이 있다고 말하면 거짓말이다. 교육으로써 우리는 미래 사회의 일부 모습을 미리 그려가기 때문이다. 그리고 거기에 이념이 있다.

양극단이 있을 때 우리는 그사이 중간지점을 오가기 마련이지만, 극단적 예시를 하나 들어보자. 박식하며 걸출하고 경쟁력이 있는 전문가를 양성하기 위한 교육이 있을 수 있다. 이러한 교육의 첫 번째 목표는 각자의 전문 분야에서 최고가 되는 것이고, 학생 간의 경쟁을 부추긴다고 해보자. 이 목적을 달성하기 위한 전략은 분명하다. 우선 최대한 개인주의적인 과제와 교육이다. 그리고 해당 교육 체계의 기준에서 가장 뛰어난 학생을 고난이도 선별 시험으로 가려낸다. 그렇게 우수한 학생으로 뽑힌 이들이 개인의 종합적 발전으로 볼 때 어쩌면 다른 부문에서는 뛰어나지 않을지도 모르지만 말이다. 그러고는 다른 면에서 뛰어난 자질을 보일 수도 있는 학생을 배제한다. 몹시 경쟁적인 사회는 이런 교육을 추구한다.

또한 다른 극단적 예시를 보자. 자신의 환경에 융화되고 사회 집단 속에서 참여하되, 전향적이고 혁신적인 주체가 아닌, 모든 것을 있는 그대로 맹신하는, 순종적이며, 현상 유지만을 원하는 사람을 길러내는 교육이 있을 수 있다. 이때의 교육 전략은 두려움을 주는 것에 더해 비판 의식, 성찰, 호기심이 결여돼 있고, 단순 암기에 집중해 시험에도 외운 것을 그대로 적게 한다. 권위주의에 뿌리를 둔 사회에서 특히 이런 교육 체계를 사용하고는 한다.

다음으로 들 예시는 교육에 대한 나의 이상에 바탕을 둔다. 나의 '이상'이라는 말에서 알 수 있듯 상당한 이념적 요소가 내포되어 있다 (앞서 들었던 다른 예시도 마찬가지다). 교육은 존엄한 삶을 위한 도구로써 쓰일 때 인간을 존엄하게 만들 수 있다. 하지만 '존엄성'이라는 단어는 우리가 이를 어떻게 정의하느냐에 따라 모든 것을 의미할 수도, 아니면 공허한 메아리일 수도 있다. 이러한 맥락에서 나에게 존엄성이란 단어는 다양한 요소를 내포한다. 첫 번째로 다름에 대한 존중이다. 모든 청소년은 (유전적으로도, 환경적으로도) 다르기 때문이다. 그러므로 청소년 각각의 필요와 가능성에 맞추어 도전, 자극, 과제를 저마다 다르게 주되, 늘 정서적 지지를 보내주어야 한다. 아이들에게 엄격하지 말라는 말은 아니다. 어느 정도의 엄격함은 필요하다. 그러나 그 엄격함의 정도란 적절한 자극을 유발하고, 아이들이 가끔 안전지대를 벗어나고 난관을 헤쳐 나가는 법을 배우게끔 돕는 선이어야 한다. 절대 만성적 스트레스를 유발하지 않아야 한다. 그리고 재차 강조하지만, 항상 아이들 곁에서 정서적 동반자가 되어주어야 한다.

존엄성이 내포하는 두 번째 요소는 바로 개인의 차이를 받아들이되, 동시에 아이들이 평생 인지적 성장을 계속할 수 있도록 최대한의 가능성을 열어주는 것이다. 비단 지적인 능력만이 아닌 정서적 능력도 키워주어야 하며, 유능감과 성찰적 사고력, 회복탄력성 등을 함께 신장하는 것을 말한다.

세 번째는 전문성 함양이다. 하지만 단 하나에 초점을 맞추는 대신 전반적인 영역에서 전문성 향상을 찾아보아야 한다고 제안하고 싶다. 성인의 삶에서 전문성은 아주 중요한 부분을 차지하며, 어떻게 이를 계발하고 가꾸느냐가 인간 존엄성에 영향을 준다고 생각한다.

네 번째는 사회적 교류다. 우리는 사회적 존재여서 타인과 함께 조화를 이루는 삶을 살아야 하기 때문이다. 하지만 수동적이고 맹신하며 순종적인 객체가 아니라 그와 정반대여야 한다. 호기심과 혁신, 전향적인 태도, 성찰 능력, 자기 자신과 집단의 미래를 결정하고 관리하는 능력이 필요하다. 청소년 뇌에 대해 지금까지 말한 모든 내용이 바로 이 목적을 이루기 위함이다.

청소년 뇌의 교육 방법과 서두르지 않기 위한 길잡이

이제 이번 장을 마무리할 때가 왔다. 청소년 교육에 대해 다루고 싶은 영역과 고찰은 아직도 많다. 하지만 결국 지금까지 말한 내용과 겹치는 부분이 많을 것이다. 부모와 교육자가 수행해야 하는 각각의 역할 차이는 있지만, 결국 청소년의 뇌와 관련해 부모에게 유용한 것은 교사에게도 마찬가지로 유용하다. 그러므로 나는 이미 다룬 내용 중 청소년 교육에 가장 중요하다고 생각하는 항목을 나열한 목록을 다음과 같이 길잡이로 소개한다.

- 일과 중, 청소년의 뇌는 아이나 어른의 뇌보다 다소 늦게 깨어난 다. 이는 청소년의 일주기 리듬이 늦추어진 탓이다. 그러므로 청 소년 자녀가 8시에 기상하도록 강제하는 것은 역효과를 낼 수 있 다. 학교 수업 시간을 바꿀 수 없다면, 적어도 오전 첫 수업들은 너무 촘촘하게 구성하지 말아야 한다.

- 한 개인의 뇌는 타인이 자신을 어떻게 인식하는지 인지하고, 이 를 마치 본인의 생각인 것처럼 받아들인다. 그러니 우리가 학생 을 믿어주면 아이들이 자기 자신을 더 믿을 것이다. 아이들이 주 어진 과제를 성공적으로 완수하리라고 우리가 생각하면 실제로 아이가 그것을 이룰 가능성이 크다. 우리가 아이를 어떻게 바라 보는지 각별히 신경 쓰자. 우리의 시선은 우리의 감정 상태를 반 영하고, 이는 아이에게 영향이나 타격을 줄 수 있기 때문이다.

- 청소년의 뇌는 어떻게든, 무슨 수를 써서라도 또래와 교제하려 고 한다. 이를 적극 활용하자. 그룹 활동과 협동 학습 전략을 구 성하고 또래 교육을 실시하며 말이다. 무슨 수를 써서라도 아이 들이 또래와 함께 어울리려 한다면, 이를 활용해 건강한 환경을 조성해주자.

- 아이들이 집행 기능을 단련할 수 있게 해주자. 집행 기능 중추인 전전두피질은 청소년기에 아직 성숙하고 있으므로 여기에 자극

을 주어야 한다. 아이들이 계획하고, 숙고하고, 결정하고, 자신의
정서 상태를 관리할 수 있게끔 기회와 시간을 주어야 한다. 여기
서 시간을 주자는 말은 그저 양적 개념을 뜻하는 것이 아니라, 자
극과 지지를 주되 스트레스가 없는(혹은 짧은 시간에 적은 스트레
스) 환경에서 질적으로 높은 시간을 주자는 말이다.

- 아이들이 활발한 신체 활동을 하도록 돕자. 진화적으로 우리 뇌
가 적응한 삶의 방식은 신체적인 움직임은 많지만 변화의 템포
는 느린 삶이다. 뇌가 정서적 균형을 유지하려면 신체적 움직임
과 심리적 안정 두 가지 모두 필요하다.

- 동기부여를 심어주는, 아이의 능력에 맞는 도전과제를 부여하
자. 변화를 추구하고, 건강한 방식으로 한계를 깨려고 하는 아이
들의 열망을 채워주자. 아이들을 지나치게 쉬운 길로 인도해서
는 안 된다. 그리고 가끔씩은 안전지대를 벗어날 수 있도록 해
주어야 한다. 또한 아이들에게 요구하는 수준을 잘 조절해, 절
대 지나쳐서는 안 된다. 어떤 상황에서든 아이에게 정서적 지지
를 보내야 한다.

- 수업 사이에는 휴식을 취하게 하고, 지나친 방과 후 과제를 주어
서는 안 된다. 청소년기에 많은 것을 배워야 하고, 그렇게 하는
것은 좋다. 하지만 일과 중 휴식을 취하는 것 또한 필요하다. 이
는 아이들이 자신은 누구이며 어떤 사람이 되고자 하는지 찾는
데 도움이 된다.

- 아이의 태도를 교정하려 할 때마다(청소년기에 자주 일어나는 일이다), 제안하는 방식으로 말하자. 한 가지 가능성으로의 기회를 제시해야지, 정해진 결론을 강요해서는 안 된다.

또한 청소년기가 인생의 중요한 두 번째 기회라고 생각하되, 결코 이때 모든 것이 결정되거나 끝나는 게 아님을 명심하자. 뇌는 청년기에 도달하고 장년기에 이르러서도 계속 가소성을 유지한다. 그러므로 인지적으로 성장하고 자신의 역량을 알아가며 계발하기 위한 시간과 기회는 언제나 있고, 이를 통해 각자 자기의 삶을 조정해나갈 수 있을 것이다.

요약

우리는 본능에 따라 학습한다. 미래에 유용할 것이라 여기는 지식의 습득은 심리적 보상감을 준다. 그러므로 학습 과정은 이러한 감각을 제공해야 한다. 청소년이 노력한 후에 주변으로부터 인정을 받을 때 뇌에서 도파민이 분비돼 낙관과 동기부여가 생긴다. 아이가 이룬 성취를 종합적으로 평가해주고, 상호지지를 느끼는 환경을 조성해야 한다.

뇌는 언젠가 유용하게 활용할 수 있을 것이라 보이는 내용을 학습하기를 선호한다. 특히 학습 당시의 시점과는 다른 상황에서도 이를 사용할 수 있으리라는 판단이 들 때 더욱 그러하다. 그러므로 창의력, 비판적 분석 능력, 회복탄력성, 노력, 감정 조절, 협동 작업 및 개인 작업, 암기, 계획 수립, 의사결정 등 여러 환경에서 활용할 수 있는 기본 자질 심화가 중요하다. 자녀가 혁신적이고 전향적이며, 자신의 삶을 지휘할 수 있는 사람으로 성장하기를 바란다면 교육 과정 전반에서 호기심을 길러주어야 한다. 즉 성찰, 자신감, 놀라움이 필요하다. 아이가 어려움 이나 난관을 겪지 않게 해서는 안 된다. 가끔은 안전지대를 조금 벗어 나는 것도 필요하다. 하지만 언제나 아이 곁을 지키며 외롭지 않도록 정서적 지지를 보내야 한다.

뇌의 가소성과 뉴런 가지치기는 청소년기 동안 양날의 검이다. 잘 사용되면 인지적 유연성과 아이들의 역량이 증가한다. 또한 이전에 제 대로 키워지지 않은 능력을 신장하고, 적절하지 않은 태도를 교정하 기도 한다. 하지만 부주의하게 사용하면 역효과를 낼 수 있다. 역량이 줄고 적절하지 않은 태도를 갖추게 된다. 미래를 내다보는 교육의 핵 심은 자극, 정서적 지지, 모범 사례다. 호기심, 놀라움, 성찰 강화를 위 해 자극이 필요하다. 아이의 신뢰와 자신감 향상을 위해 정서적 지지 가 필요하다. 마지막으로, 바른 행동 모델을 아이에게 전하기 위해 모 범 사례가 필요하다.

7장

어른들 또한 한때 청소년이었다
(그 시기 덕에 우리가 어른이 되었다)

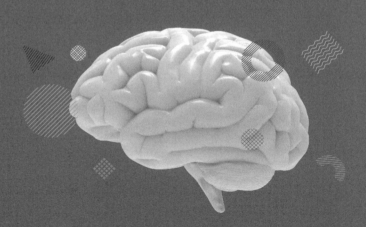

외부 자극에 대한 청소년의 평가와 그들이 느끼는 감정 및 충동 조절의 어려움으로 인해, 어른들에게는 평범한 상황 앞에서 청소년은 강렬한 희열의 기쁨을 경험하기도 하지만, 한편으로 극심한 슬픔과 걱정을 느끼기도 한다. 이게 상호 몰이해와 갈등을 유발하는 또 다른 지점이다.

오래전부터 전해 내려오는 전설에 따르면, 어느 작은 나라 남쪽 계곡의 한 마을에 구두장이 가족이 살고 있었다. 하루는 가족이 둘러앉아 저녁을 먹는데 아버지가 맏아들에게 이렇게 말했다.

"아들아, 어느덧 네가 훌쩍 자라 늠름한 청년이 되었구나. 이제 너도 일을 배워서 생계를 꾸리고 머지않아 네 가족을 만들어야 하지 않겠니. 그리고 이제 나도 가게에 일손이 좀 필요하구나. 곧 있으면 겨울이고, 너도 알다시피 겨울에는 발이 시려서 구두를 사러 손님들이 많이 오니까."

아들들은 아버지의 말씀을 귀 기울여 가만히 들었다. 어머니는 자랑스레 웃으며 덧붙였다.

"아들아, 너는 참 운이 좋은 거란다. 네 아버지는 나라에서 제일 구두를 잘 만드는 사람이잖니. 아버지에게 잘 배워서 구두를 만드는 집안 전통을 이어받으렴. 너희 할아버지나 증조할아버지가 하셨던 것처럼 말이야."

다음날부터 집의 장남은 아버지의 구둣가게에서 견습생으로 일하기 시작했다. 시장에서 구할 수 있는 가장 튼튼한 가죽을 무두질하고, 가죽을 정해진 크기로 자른 후, 마을의 가장 좋은 실로 꿰어내는 일이 일과가 되었다. 아버지가 늘 해온 대로 다른 재료 없이 가죽으로만 구두를 만들었다. 빠르게 일을 익힌 장남은 아버지가 가르쳐준 그대로 구두를 만들기 시작했다.

그런데 하루는 친구들과 어울리던 중 새로운 발상이 떠올랐다. 친구 중 하나가 자신의 아버지를 따라 나무꾼으로 일하고 있었는데, 그 친구의 말을 듣자 하니 코르크나무 껍질은 만져보면 늘 따뜻하고, 차가워지는 법이 없다고 했다. 그렇다면 구두 안에 코르크를 얇게 밑창으로 깔아서, 차가운 땅을 밟을 때 발이 덜 시리게 하면 어떨까? 이런 구상에 대해 깊게 생각할 새도 없이, 아버지와 상의하지 않고 바로 행동에 옮겼다.

아버지는 아들이 만든 구두를 보고는 몹시 엄하게 꾸짖었다.

"아들아, 나는 네게 그렇게 구두를 만들라고 가르친 적 없다. 너는 가장 질이 좋은 가죽, 튼튼한 실, 소중한 시간을 낭비했다. 왜 갑자기 그런 터무니없는 생각을 한 게냐? 코르크 쪼가리가 덧대진 신발을 누가 사고 싶겠니? 도대체 머릿속에 뭐가 들었냐? 내가 가르친 대로만 하면 될 것을 왜 말을 듣지 않는 거냐? 너에게 거는 기대가 크다. 두 번 다시 나를 실망시키지 말거라."

아버지의 꾸지람을 듣고 기분이 나빴던 아들은 문을 거칠게 닫으며 구둣가게를 나가버렸다. 그날 밤 집에 돌아온 아버지는 저녁을 먹으며 온 가족에게 그날 있었던 일을 설명했다. 그러고는 분노에 차 덧붙였다.

"대체 어디까지 할 작정인지 모르겠어. 왜 자식들은 부모 말을 듣지 않는 거야? 대체 뭐가 되려고 그래? 내가 해온 대로만 하면 되는데, 그게 뭐가 어렵다는 거야?"

그러자 식탁 한구석에서 느릿하고 조용한 목소리로 할머니가 입을 열었다.

"아들아, 너도 마찬가지였단다. 그 아비에 그 아들이 따로 없구나. 돌아가신 네 아버지 밑에서 일하던 때에, 어느 날 갑자기 네가 구두에 끈을 달아서 발에 신발이 더 잘 맞도록, 비가 와 진흙으로 땅이 뒤덮이는 날이면 구두가 벗겨지지 않도록 했던 것 기억나지 않니? 우리가 나라에서 제일가는 구두 장수 가족으로 이름을 날리게된 이유가 뭐라고 생각하니? 네 아버지도 너의 행동에 화를 냈고, 너도 그날 문을 쾅 닫고 나가버렸잖니. 하지만 그때 이후로 구두끈을 달기 시작했지. 머지않아 모든 구두에 얇은 코르크 밑창을 덧댈지 어떻게 아니? 도대체 왜 네 옛날 모습을 기억 못 하는 거냐?"

이 책의 막바지를 향해 달려가고 있다. 우리는 청소년의 뇌가 어떠하고, 어떤 과정으로 형성되어 가는지 살펴보았다. 또한 유아기부터 모습을 갖추어가는 생물학적 과정이 어떻게 청소년기 행동의 대부분을 설명할 수 있는지 알아보았다. 청소년이 보이는 많은 행동은 부모 혹은 교사와의 갈등을 유발한다. 여기서 한 가지 질문이 떠오른다. 우리도 한때는 청소년이었는데, 왜 그들을 이해하는 게 이렇게나 어려울까? 우리의 청소년기가 지금 아이들의 청소년기와 그렇게나 달랐나? 아니면그저 아이들의 행동을 해석하는 시각에 달려 있나?

어떠한 관점에서 청소년의 태도를 바라보고 해석해야 할까? 어떠한 기준으로 아이들을 관찰하고 판단해야 할까? 우리가 청소년이었던 시절의, 지금과는 다른 사회적, 역사적 맥락에서? 아니면 어른이 된 지금, 청소년에게는 없는 많은 경험을 가졌지만, 청소년에 비해서는 다소 떨어지는 뉴런 가소성을 가지고 판단할까? 그것도 아니면 앞서 구두장이의 일화처럼 우리가 기억하고 싶은 모습의 우리 청소년기로부터 지금의 청소년을 판단할까? 이 모든 게 핵심 사안이다. 우선 청소년기가 끝나는 무렵에 대해 고찰해보자.

청소년기를 넘어(그러나 아직 성년은 아닌)

청소년기는 특정 나이에 끝나는 것이 아니며, 분명하게 판가름할 수 있는 분기점이 있지도 않다. 성장의 모든 과정이 그렇듯, 뇌의 모든 부위와 행동 양상의 성숙은 점진적으로 이루어진다. 사람은 저마다의 속도가 있다. 생물학적, 유전적 특성은 물론, 교육을 받고 성장한 환경과 그 안에서 경험한 것, 그리고 주변으로부터의 지지를 바탕으로 성장한다. 나는 내가 강의하는 대학에서 이러한 차이를 자주 맞닥뜨린다. 10년 넘게 나는 대학에서 상담 지도를 하고 있다. 30명 정도 되는 학생들이 고등학교를 막 마치고 만 18세쯤 학부에 들어오는 순간부터, 4년 뒤 졸업할 때까지 맡는다. 이 학생들이 졸업하면 또다시 다른 30명 그룹과 4년 동안의 상담이 시작된다. 첫 학기가 되면 나는 서로 알아가기 위한 모임을 마련한다. 으레 하듯이 돌아가며 자기소개를 한

후에, 학생들에게 각자의 학습 동기와 흥미, 대학에서 기대하는 바 등을 묻는다. 이때 학생의 답변과 이야기를 들으며 학생이 얼마나 성숙한지 가늠할 수 있다.

일부 대학교수나 고등학교 교사들에게서 자주 듣는 이야기가 있다. '해가 갈수록 들어오는 신입생이 점점 더 미성숙하다'는 것이다. 또한, '학생들이 점점 더 아는 게 없다'라는 이야기도 너무나 많이 들었다. 그러나 이 내용을 자세히 다루지는 않겠다. 어쩌면 정말로 학생들이 예전보다 지식이 적거나, 지엽적인 요소를 기억하는 정도가 떨어지는지도 모른다. 하지만 분명 현재의 교육은 예전과 다르다. 학생이 미래에 자기 발전을 해나가는 데 필요한 경쟁력과 자질을 기르는 추가된 부분이 있다. 변화무쌍하고 불확실한 미래 앞에서 개인의 성공과 역량을 담보하기에 가장 좋은 방법은 자기관리 능력을 높이고, 새로운 지식이 생겨나면 이를 흡수해 예측불허의 상황에 이를 적용하는 것이다. 물론 사실적 지식도 갖추어야 한다. 하지만 사실적 지식의 학습과, 지식을 적용하고 이를 새로운 방식으로 종합하는 능력을 놓고 보면, 이제 교육은 후자에 초점을 맞추는 방향으로 흘러가고 있다. 하지만 말했듯이 이 주제에 대해 더 깊게 들어가지는 않겠다. 여기에 대해서 나는 이미 신경교육에 대한 주제로 다른 책들에서 많이 이야기했다.

그렇다면, '해가 갈수록 들어오는 신입생이 점점 미성숙하다'라는 문장은 참일까? 일부는 그럴 수도 있겠지만 결코 대부분이 그렇지는 않다. 내가 상담하는 학생과 처음으로 모임을 가질 때, 일부 학생은 이미 청년기에 접어들었고, 많은 학생은 아직 청소년기의 마지막 시기를 지난다. 4년이 지나 학업을 마칠 때가 되면 거의 모든 학생은 어엿한 청년이 되어 있다. 분명 이는 전보다 더 많은 책임감을 가져야 하기 때문이기도 할 테다. 학생들의 지도 교사인 나조차도 학생들이 기대한 성과를 내지 못했을 때 독촉하지 않는다. 학생이 나를 원할 때 내가 기꺼이 응하리라는 것을 아는 상태에서, 학생은 도움이 필요할 때 도움을 청하는 결정을 스스로 내려야 한다. 또한 학생들은 학업 진행 과정에서 방향을 재조정해야 한다. 이렇게 커지는 책임감이 청소년기를 마무리하는 변화의 주요 기폭제 중 하나다. 졸업을 앞두고 있음에도 아직 청년기로의 이행이 이루어지지 않는 학생들이 가끔 있다. 한 학생의 사례가 생각이 난다. 그 학생은 졸업을 얼마 남기지 않은 상태에서 내게 계속 상담 수업을 해달라고 부탁했다. 미래에 무엇을 해야 할지 결정할 수가 없다는 것이었다. 공부를 계속하고 싶은지, 석사를 할지, 석사를 하더라도 어떤 공부를 할지조차 알지 못했다. 혹은 일을 찾고 싶은지, 어떤 직렬이 마음에 드는지도 몰랐다. 이전 장들에서 말했듯 청소년기에 이르면 아이들은 자기 삶의 주인공을 넘어서 감독으로 거듭나야 한다. 나는 바로 이점이 청소년기에서 청년기로의 이행에 중요한 지점이라 생각한다. 대학에서 거의 25년 동안 강의를 한 나의 경험으로 미루어 볼 때, 새로 들어오는 학생들의 성숙한 정도는 유의미한 변화가 없다고 말하고 싶다. 하지만 그렇다고 해서 변화가 아예 없었다는 것은 아니다.

가장 두드러지게 나타나는 변화 중 하나는 부모와 사회가 청소년에게 주는 유능감에서 찾아볼 수 있다. 1장에서 말했다시피 한 개인이 청소년의 행동 습성을 버리기 시작하는 시점은 부모와 사회가 그들을 청소년으로 대하는 대신 성인으로서 동등한 권리와 책임을 지닌다고 인정해 줄 때다. 조금 더 강조해보자면 다른 성인과 완전히 같은 권리와 책임이다. 막 청년이 된 이들은 아직 경험이 부족해 미숙한 탓에 실수할 확률이 높다. 그래도 어쨌든 이제 이들이 어른이 되었다는 사실을 인정해주지 않으면, 청소년에서 청년으로 나아가지 못할 것이다. 만약 자녀가 가족과 같이 살고 있는 상황에서, 계속 청소년기에 정한 규범을 반문 없이 따르라고 하거나, 우리의 말에 순종하라고 한다면 온전한 성숙은 더욱 어려워진다.

물론 아무리 다 컸다고 하더라도 여전히 우리의 자식들이고, 우리가 가르치는 학생들이다. 하지만 이들을 같은 권리와 의무를 지닌 성인으로 대해야 할 때가 온다. 그렇다고 해서 부모나 교사를 친구처럼 대해도 된다는 말이 아니다. 각자의 역할은 다르지만, 같은 성인으로서 대하고 아이에게 필요한 존중과 신뢰를 보내야 한다. 그러므로 비교적 일찍 독립하거나, 학업을 계속하는 대신 일찍 일을 시작하는 청년들이 청소년다운 태도를 더 일찍 떨치는 경향이 있다. 성숙해지려면 물리적으로 독립해야 한다는 것은 아니다. 아이들의 새로운 지위를 인정해주자. 어쩌면 어떤 아이들은 또래보다 다소 늦게 성숙해질지도 모른다. 하지만 보통 그 원인은 어른들이 아이의 성숙을 가로막기 때문이다.

그중에는 SNS의 인플루언서 등을 따라 하는 이유도 있다. 청소년에게 완전한 자유를 주자는 말은 아니다. 오히려 그렇게 하면 역효과가 난다 (전 장에서 얘기한 한계 설정의 이야기를 떠올려보자). 사실 한 지붕 아래서 같이 사는 성인들 간에도 각자 완전한 자유를 가질 수는 없다. 공존을 위해서는 기본적인 규칙을 세우고 이를 지키는 게 필요하기 때문이다. 우리의 뜻을 권위적으로 강제하지 말고, 우리 자신에게 적용하는 규칙을 이제 성인이 될 이들에게도 똑같이 적용하자.

하지만 청소년기를 뒤로하고 청년기로 진입하는 것이 자기만의 정체성과 인격 형성을 위한 학습을 완료했음을 의미하지는 않는다. 청년의 뇌는 여전히 매우 가소성이 높다. 그러나 청소년과 다르게 어느 정도 경험이 축적되어 있다. 그러므로 청년들은 지금 그 어느 때보다 자신의 학습 능력이 뛰어나다고 생각한다. 그리고 실제로도 그렇다. 높은 가소성과 축적된 경험의 조합은 청년기에만 겪을 수 있다. 나이가 들수록 경험은 계속해서 쌓여가지만, 뇌의 가소성은 점차 줄어든다. 뇌의 가소성은 유년기와 청소년기에 정점이지만, 그때는 경험이 부족하다. 그러므로 이 두 요소가 조화를 이루는 청년기에는 자기가 주도하는 거대한 변화를 펼칠 수 있고, 스스로 자기를 인식하는 모습대로 살아갈 수 있다. 여기서 바로 이전 장들에서 다루었던 것처럼 청소년기 인격 형성의 중요성을 느낄 수 있다. 그게 성인기의 출발점이다. 청소년기 전전두피질에서 형성되는 뉴런 연결 덕에 청년기에는 기획, 추상, 신중함, 통찰력, 객관적 평가 능력 등이 자라난다. 사회심리학자 케네스 켄

싱턴Kenneth Kensington의 연구에 따르면 청소년기와 성인기 초반 사이
인 20세~30세는 자유와 변화(또한 우유부단)의 시기로, 청소년기에 가
졌던 근심과 고민을 마무리 짓는 단계다. 성인기에 접어든 후 어떠한
시점에 이르러 자녀를 갖기로 결정하면, 우리 자녀의 청소년기 모습은
어떨지 문득 생각하게 될 것이다. 이제 이번 장 첫머리에 제기했던 핵
심 질문으로 돌아가 보자. 청소년을 이해하는 건 왜 이리도 힘들까? 적
어도 고대 그리스 이후부터, 그 오랜 세월 동안 시대를 거듭하면서, 왜
지금의 청소년이 이전보다 못하다고 생각해 온 것일까?

청소년 vs 어른(혹은 에일리언 vs 프레데터)

성인의 뇌와 대비되는 청소년 뇌의 일부 특성을 다시 분석해보자. 상
호이해를 가로막고 오해를 부르는 원인이다. 전혀 새로운 개념은 아
니다. 그저 우리가 청소년의 태도를 평가할 때 염두에 두어야 하는 몇
가지 특징이다. 어른인 우리는 비슷한 상황을 마주했을 때 청소년과는
다른 태도를 취하기 때문이다.

　SF와 액션 영화팬이라면 누구나 알 만한 시리즈물 두 편이 있다. 영
화사에서 가장 많은 속편이 제작된 영화에 속하기도 하는 작품들이다.
바로 리들리 스콧 감독의 〈에일리언〉(1979)과 존 맥티어넌 감독의
〈프레데터〉(1987)다. 두 영화의 크로스오버물인 〈에일리언 vs 프레

데터〉라는 영화가 지난 2004년 폴 W.S. 앤더슨 감독의 손에서 탄생했고, 이후 해당 작품의 후속작도 나왔다. 〈에일리언 vs 프레데터〉로부터 코믹스, 팬 잡지fanzine, 컴퓨터 게임 등 여러 파생 콘텐츠도 나왔다. 내가 갑자기 이 영화를 이야기하는 이유가 궁금한가? 어른들은 종종 청소년이 마치 우리를 집어삼키는 '외계 종족' 같다고 생각한다. 앞서 언급한 영화들에 나오는 에일리언처럼 말이다. 한편 청소년은 어른들이 별 이유도 없이 자신들을 '사냥'한다고 생각한다. 사냥을 스포츠와 같이 즐기는 프레데터처럼.

그렇다고 해서 라틴어에서 온 단어 versus(약어 vs.)가 의미하는 대결 구도가 청소년과 성인의 관계를 온전히 보여주지는 못한다. 반드시 청소년을 거쳐야 어른이 될 수 있기 때문이다. 둘 사이에 마찰을 일으키는 주요 원인은 뭘까? 우리가 고려해야 하는 다양한 요소 중 하나는 외부 자극에 대해 청소년과 어른이 내리는 평가에 차이가 있다는 사실이다. 앞서 말한 것처럼 청소년은 주변으로부터 자신이 받는 반응에 상당한 중요성을 부여한다. 긍정 반응, 부정 반응 모두 마찬가지다. 그리고 이러한 반응을 자신의 학습과 경험의 중요도와 유용성을 평가하는 지표로 사용한다. 이게 의미하는 바는 우리 어른들이 별 대수롭지 않게 생각하는 상황을 상당히 심각하게 받아들이거나 감정 소모를 한다는 말이다. 청소년의 상황 인식을 과소평가해서는 안 된다. 우리에게는 중요하지 않은 것일지라도 이들에게는 몹시 중요할 수 있다. 어떠한 상황 앞에서 아이가 느끼는 감정을 깎아내리면 우리에 대한 신뢰를 잃거나 자신이 무시 받는다고 느낄 것이다. 이는 장기적으로 소통을 저해하며, 심지어 아이가 자기 자신에 대해 갖는 인식인 자아개념 self-concept도 흔들릴 수 있다.

청소년과 성인의 상황 인식 차이를 잘 보여주는 예로 음악을 들 수 있다. 어른들이 오늘날 가장 좋아하는 노래는 아마도 청소년기 때부터 줄곧 들어왔던 음악일 것이다. 내 경우를 이야기해보자면, AC/CD, 스테이터스 쿠오, 핑크 플로이드, 슈퍼트램프, ELO보다 더 내 가슴을 뛰게 하는 가수는 없다. 나는 특히 로커빌리(미국 로큰롤 초창기 스타일 중 하나로, 로큰롤과 컨트리(힐빌리)의 혼합-옮긴이) 장르를 좋아했다. 가수들 저마다의 스타일은 매우 다르지만 모두 내 청소년기를 수놓은 음악이다. 하지만 만약 내가 이 노래를 지금 나이에 처음 들었다고 가정하면, 별다른 감흥을 느끼지 않을지도 모른다. 좋다고 느낄지도 확신이 없다. 음악은 뇌의 감정 회로와 보상회로를 활성화한다. 우리가 청소년기에 듣는 음악은 우리 뇌에 깊은 흔적을 남긴다. 그 당시 우리가 심리적 보상감과 정서적 반응을 더 강렬하게 느꼈기 때문이다.

청소년과 성인의 차이 중 다른 중요한 요소는 충동 조절 방식이다. 이 또한 이미 언급했듯, 청소년이 자신의 충동을 조절하려면 성인보다 더 많은 인지적 노력이 필요하므로, 오랜 시간 이를 유지하기는 어렵다. 또한 스트레스 상황은 집행 기능의 효율을 제한하며 충동 억제 능력을 훨씬 떨어뜨린다. 그러므로 청소년 자녀와 말다툼을 하게 되면, 아이들이 통제력을 잃을 정도로 자극해서는 안 된다는 사실을 잊지 말

자. 상황이 좀 진정되고 스트레스가 가라앉을 때까지 기다려, 우리 입장을 잘 설명하고 아이의 이야기도 들어주는 게 낫다. 또한 아이들이 자신의 충동을 잠재우려 노력하는 모습은 얼굴에 드러나곤 한다. 앙다문 입술이 경련하는 것을 보면, 우리에게 대든다거나 과열된 상황에 짜증을 표한다고 생각할 수 있다. 하지만 사실은 자기통제 노력을 보이는 것뿐이다. 즉 어른은 청소년이 자신의 행동을 통제하기 위해 얼마나 큰 노력을 기울여야 할지 알지 못할 때가 많다. 우리에게는 그렇게까지 힘든 일이 아니기 때문이다. 또한 이 때문에 청소년은 무의식적으로 우리를 압박해서 우리 어른들도 통제력을 잃게 만들려 한다. 상황이 '동등'해지기를 원하기 때문이다.

외부 자극에 대한 청소년의 평가와 그들이 느끼는 감정 및 충동 조절의 어려움으로 인해, 어른들에게는 평범한 상황 앞에서 청소년은 강렬한 희열의 기쁨을 경험하기도 하지만, 한편으로 극심한 슬픔과 걱정을 느끼기도 한다. 이게 상호 몰이해와 갈등을 유발하는 또 다른 지점이다. 예를 들어, 청소년 아이가 친구나 선생님으로부터 기분 나쁜 말을 듣고 잔뜩 성이 나서 집에 돌아와서는 문을 쾅 닫고 방에 틀어박혔다고 해보자. 흔히 볼 수 있는 모습이다. 어쩌면 우리는 왜 그렇게 아이가 화가 났는지 이유를 알아내고 나서, 별것도 아닌 일이라 치부할지도 모른다. 하지만 그런 생각을 하더라도 아이에게 그렇게 말하거나, 아이가 눈치 채게 해서는 안 된다. 아이에게는 중대한 사안이고, 일생일대의 사건이라고 흔히 생각하기 때문이다. 아이들이 필요한 건 우리의 설명이 아니다. 우리를 필요로 할 때 자신의 곁에 가까이 있기를 바랄 뿐이다(비록 성이 난 상태일 때 우리가 방에 들어가면 쫓아내겠지만). 또한 우리가 곁에 있다는 사실을 아이들이 기쁘게 여기려면 어른에 대한 신뢰를 가져야 한다. 이는 최악의 순간에도 우리가 아이들에게 신뢰를 보내야 가능하다. 단순히 뭐든 다 잘했다고 하거나, 꾸짖음을 받아 마땅한 일을 눈감아주자는 말이 아니다. 아이들이 스트레스와 멀어져, 눈빛과 몸짓으로 상호신뢰와 존중을 느끼는 상태에서 함께 논리적으로 이야기를 나누어야 한다.

청소년과 어른이 서로에 대해 잘못된 이해를 하게 만드는 다른 요인을 살펴보자. 청소년 뇌의 전전두피질에 무슨 일이 일어나는지 떠올려볼 차례다. 뉴런 연결망은 청소년 시기에 광범위한 재편이 일어난다. 그래서 청소년은 가끔 구체적인 목표에 대한 자신의 바람과 동기를 집중하는 데 어려움을 겪고, 이 목표를 이루기 위한 장기 계획 수립도 힘들어한다. 우리 어른들은 청소년 자녀와 학생이 제 미래를 잘 준비할 수 있도록 우리가 제공하는 모든 것을 아이들이 제대로 활용하지 않는다고 흔히 생각한다. 또는 이들이 너무 게으른 나머지 자신의 가능성을 발휘하지 않는다고 말이다. 어쩌면 게으름 때문에 행동을 하지 않을 때도 있을 수 있다. 하지만 그건 어른도 마찬가지다. 그렇다고 해서 청소년이 게으르다고 말할 수 없다. 특별한 자극이 없으면 청소년의 뇌는 성인의 뇌보다 적은 도파민 양을 분비한다는 사실을 기억해야 한다. 여기에 뉴런 재편으로 인해 미래 계획이 더 어렵다는 사실이 더해지면, 동기부여가 없는 상태일 경우 청소년의 뇌는 성인의 뇌보다 더 '피로감'을 느끼고 기능의 효율이 떨어진다. 그러니 청소년이 지쳐 보인다면 나태함 때문이 아니라 동기가 결여돼 있기 때문임을 기억하자.

동기부여는 청소년기에 성숙한다. 따라서 청소년기를 마무리할 때쯤 이들은 장기적인 동기부여의 원천을 찾는 역량을 마땅히 갖추어야 한다. 하지만 청소년기 동안의 가장 강력한 동기는 심리적 보상감과 쾌감으로부터 나온다. 그러므로 사회정서적으로 보상을 느낄 수 있다고 예측되는 상황일 때, 청소년의 계획 수립, 성찰, 의사결정, 감정 조절이 향상된다. 이를 염두에 두고 청소년이 보상감을 느낄 수 있는 상황을 잘 예측할 수 있도록 도와야 한다. 그러기 위해서는 다시금 아이가 우리를 믿는 게 필요하고, 이는 곧 우리가 아이를 신뢰한다는 사실을 아이가 알아야 한다는 말과 같다. 신뢰 관계가 무너지면 아이들이 자신의 성장과 뇌의 발달에 결코 건강하지 못한 다른 방식으로 보상감을 찾으려 할 수 있다.

이러한 정서적 지지와 신뢰에 더해 마지막으로 이야기할 것이 있다. 우리 어른에게 발생하는 개인적인 문제에 대해 아이가 자기와 관련이 있다고 생각하지 않게 해야 한다. 인생에는 결코 장밋빛 순간만 있지 않다. 그러므로 안타깝게도 우리는 종종 어떻게 대처해야 할지 도무지 알 수 없는 버거운 순간을 맞닥뜨리고는 한다. 실직, 경제적 문제, 사랑하는 이의 죽음, 결별 등이다. 이토록 정서적으로 큰 타격을 주는 상황이 닥치더라도, 어떻게든 아이의 정서적 안정만은 지켜내야 한다.

이미 보았듯이 아이가 바르게 성장하고, 성숙하고, 자기 자신과 주변을 올바르게 인식하려면 정서적 안정이 핵심이기 때문이다. 물론 어려울 때가 많겠지만 아이의 안정을 지켜주기 위해 최선의 노력을 기울여야 한다. 우리 문제에 아이를 개입시키지 말고, 변명으로든 해결책으로든 아이를 이용하지 말라. 자녀가 몇 살이든 간에 절대 우리 문제의 변명도 해결책도 되게 하지 말라. 청소년 뇌의 가소성은 한편으로는 청소년을 강하게 하지만, 동시에 아킬레스건과 같은 최대 약점이기도 하다. 4장에서 사용한 표현을 다시 반복하겠다. 청소년은 더 강하다. 하지만 역설적으로 더 연약하다.

　이번 꼭지를 마무리하며 마지막으로 하고 싶은 말은 우리가 아이를 이해하려면 그들처럼 생각하고 느껴야 한다는 것이다. 우리가 청소년이라면, 혹은 우리가 청소년이었던 옛날 그 시절이라면 우리가 그 상황에서 어떤 감정일지 상상해보아야 한다. 하지만 전혀 쉽지 않은 일이다. 우리는 이제 청소년이 아니고, 그간 사회적 배경도 바뀌었기 때문이다. 우리가 청소년일 때 부모님과 싸웠던 이유가 친구와 공놀이를 조금 더 하거나 거리를 쏘다니고 싶었기 때문이라면, 지금 우리가 청소년 자녀와 싸우는 이유는 아이가 SNS와 온라인 게임에 시간을 더 많이 보내기 때문이다. 그러나 어쨌든 사회적 교류에 대한 멈출 수 없는 욕구는 그때나 지금이나 같다. 세상이 변한 만큼 다른 방식으로 표출할 뿐이다. 어른 뇌의 뉴런 연결 구조는 한때 청소년과 같았다 하더라도 지금은 절대 그렇지 않다. 그러니 청소년처럼 생각할 수 없다. 우리가 유일하게 할 수 있는 것은 우리가 지금까지 배운 모든 내용을 바탕으로 과연 아이가 어떻게 생각하며 느끼고 있을지 추측해보는 것이다. 그러나 이 또한 만만치 않다. 우리는 기억을 왜곡하는 습성이 있기 때문이다. 여기에 대해 다음 꼭지에서 살펴보자.

기억은 꺼내어볼 때마다 새로이 재구성된다
(그렇기에 우리는 지금의 청소년이 예전의 우리보다 별로라 믿는다)

우리는 청소년기의 많은 순간을 기억한다. 청소년 시절에서 가장 중요했다고 생각하는 순간 열 가지를 뽑아 적어보라고 하면, 금세 할 수 있을 것이다. 또한 청소년기의 가장 행복했던 기억 열 가지와 가장 심적으로 힘들었던 기억 열 가지를 적어보라고 하면, 이것 역시 그리 오래 걸리지 않을 것이다. 우리는 청소년기를 완벽히 기억한다고 생각하고는 한다. 또한 우리의 청소년 자녀와 학생을 그들의 입장에서 완벽히 이해한다고 믿는다. 우리가 아이를 이해하지 못할 때면 아이의 행동이 잘못되었기 때문이라 여긴다. 이렇게 생각하는 여러분을 실망하게 해 미안하지만, 현실은 그렇지 않다.

2장에서 설명한 내용처럼 뇌는 정보(우리의 경험, 학습, 감정 상태)를 받으면 뉴런 연결 패턴 안에 저장한다. 우리가 이따금 자율적으로 떠올리는, 의식적으로 유지하는 기억이 이런 과정에 의해 쌓여간다. 무의식적으로 저장되는 기억도 마찬가지며, 중요성 또한 의식적 기억처럼 중요하다. 우리의 행동과 태도, 자기 인식, 타인과의 교류 방법에 영향을 미친다. 한편 교육학적 측면에서 매우 유의미한 심리 현상이 있다. 바로 피그말리온 효과다. 이미 앞서 언급했던 것으로, 타인의 성취에 대해 한 사람이 갖는 기대가 미치는 영향을 보여준다.

피그말리온 효과는 삶의 다양한 영역에 적용할 수 있다. 교육, 노동, 사회 등 다양한 환경에서 관련 연구가 진행되어 이를 입증했다. 예를 들어, 근무자가 상사로부터 지속적으로 인정받고 업무에 대한 긍정적 평가를 받으면, 계속 비판을 받을 때보다 더 좋은 성과를 낸다는 사실이 관찰되었다. 분명 우리는 업무 환경에서 상사나 동료가 우리 자신이나 작업물에 대해 기분 좋은 평가를 해줌에 따라, 강한 동기부여를 느끼고 업무 능률이 향상된 경험을 해본 적 있을 것이다. 혹은 우리가 학생일 때 성적은 그다지 좋지 않았더라도, 이와 무관하게 교사로부터 과제에 대한 칭찬을 들어 기분 좋은 경험 말이다. 나는 아직도 이제 은퇴한 내 고등학교 스승님 세 분과 가끔 커피를 마신다. 이분들은 비록 내가 뜻한 대로 일이 되어가지 않을 때도 나를 지지하고 이해해주셨다. 또 내가 처음 교직 생활을 했을 때 가르쳤던 학생 몇 명은 아직도 나를 잊지 않고 가끔 메일을 보내온다. 나는 이 사실이 무척 자랑스럽다. 그중 한 학생은 내가 자기에게 자신감을 심어주어서 나를 기억한다고 했다. 1990년대 중반, 바르셀로나의 한 학교에서 과학과 지리 교사로 일할 때 가르쳤던 학생이다. 대학교수로 일하기 전, 박사 논문을 쓰고 있을 때다. 나는 성적이 출중하지 않아(이해를 돕자면 평균적으로 10점 만점에 7~8점 정도였다) 논문 작성 기간에 장학금을 받지 못했기에, 몇 년간은 교사로 일하며 벌이를 해결해야 했다. 하지만 나는 그러면서 정말 많은 것을 배웠다. 그때 내가 가르친 학생들을 포함해 알게 된 모든 이에게 감사하는 마음이 무척 크고, 귀중한 경험을 할 수 있었다.

다시 본론으로 돌아오자면, 단순한 눈빛, 미소, 몸짓 등 우리가 무의식적으로 하는 행동이 뇌에 저장돼 우리 행동 중 일부를 제약(완전히 규정하는 것은 아니다)할 수 있다. 한 번의 눈빛은 대단하지 않다고 생각할 수 있다. 하지만 이게 쌓여 오래 반복되면 강한 힘을 발휘한다. 피그말리온 효과와 연결해 생각해보면, 우리 자녀를 유년기부터 신뢰를 담아 계속 바라본다면 아이의 뇌에 우리가 남기는 흔적은 아이가 자기 자신과 우리를 더 신뢰하게끔 할 것이다. 만족을 담아 그들을 바라보면 아이는 더 만족을 느끼는 사람이 될 것이다. 인정을 담은 몸짓을 보내면 자신이 가치 있는 사람이라고 느낄 것이다. 아이가 실망할 때 이를 가볍게 여기지 않고 공감해주면 자신이 더 이해받는다고 느낄 것이다. 이러한 모습으로 뉴런 연결이 형성되어 간다. 대부분은 무의식적으로 형성되지만, 어딘가에 남는다. 우리 어른의 뇌도 마찬가지다.

이런 모든 설명을 통해 내가 하고자 하는 이야기가 무엇일까? 첫째로, 우리도 모르는 새에 자녀에게 우리가 받은 교육과, 부모로부터 받은 시선과 대우를 그대로 전하고 있다는 사실이다. 그렇지만 아이들은 우리와 다르다. 물론 우리가 청소년기였을 때와 비교해 현재 우리 자녀가 사는 사회 환경도 다르다. 우리는 스스로 인지하지 못하는 많은 기억을 뉴런 연결 속에 가지고 있다. 이런 기억은 부지불식간에 우리의 행동은 물론 우리와 청소년 자녀의 관계에도 영향을 미친다.

내가 하고 싶었던 이야기는 또 있다. 이번 꼭지 첫머리에서 나는 뇌가 정보를 받으면 뉴런 연결 패턴 안에 저장한다고 설명했다. 전기적 기억biographic memory을 포함한 모든 기억을 유지하기 위한 방식이다. 과거 우리의 삶에 대해 우리가 기억하는 모든 것이 이렇게 저장된다. 청소년기도 마찬가지다. 하지만 기억은 이미 한 번 인쇄되어 수정할 수 없는 책과 같은 게 아니다. 계속 재구성되는 역동적인 상태에 있다. 과거의 무언가를 떠올릴 때마다, 뇌는 이를 되살려내고 다른 기억이나 우리가 그 기억을 떠올릴 때의 감정 상태와 이를 '혼합'한다. 즉 우리의 청소년기를 떠올릴 때마다 무의식적으로 그 기억을 조금씩 왜곡한다는 얘기다. 이번 꼭지 첫 문단에 나는 도발적으로 들릴 수 있는 이야기를 했다. 우리가 청소년기를 완벽히 기억하는 것 같아도 현실은 전혀 다르다고 말이다. 많은 경우 우리는 청소년기의 왜곡된 모습을 기억하는 것이다. 이것도 우리가 현재의 청소년을 이해하는 데 어려움을 겪게 만드는 요소 중 하나다.

예를 들어보자. 청소년기 어느 시점에서 분명 우리는 앞으로 어떤 공부를 할지 결정을 내려야 했을 것이다. 많은 사람은 빠르고 명쾌하게 결정을 내렸겠지만, 어떤 학생들에게는 결정이 쉽지 않았을 것이다. 아니면 이건 그저 왜곡된 기억이 우리에게 말하는 바일 수도 있다. 어쩌면 우리는 진로 고민을 하느라 몇 날 며칠을 새워놓고는, 결국 최종 결정과 그에 관련된 우리의 생각만 기억에 남았을 수 있다. 나머지는 현시점에서 더는 중요하지 않기에 기억 너머로 사라진 것이다. 그러고는 자녀들이 여러 생각과 고민에 잠겨 있는 것을 볼 때면 아이가 우유부단하고 책임을 회피하려고 한다는 생각을 할 수도 있다. 사실 우리도 같은 상황을 겪었던 적이 있었던 것인지도 모르면서. 그러나 우리의 기억은 시간이 가며 모습을 달리하고, 그래서 이를 제대로 기억하지 못한다.

우리는 인생의 여정에서 내린 결정을 따라온 것을 기억한다. 하지만 그 과정에서 마주했던 많은 갈림길과, 선택을 내릴 때까지의 망설임은 기억하지 못한다. 우리는 전기적 기억을 이루는 선형적 형태로 과거를 바라본다. 하지만 과거의 사건이 일어날 당시 선형적인 것은 많지 않았다. 우리가 청소년 아이의 행동에서 발견하는 것처럼 우리 삶도 그렇게 굽이졌을 것이다. 우리는 인생의 중요한 목표를 명쾌하게 결정했다고 생각하지만, 그중 일부 혹은 많은 부분은 인생이 진행되는 방향에 따라 끼워 맞추기 위해 재편된 기억일 수 있다. 그렇게 해야 더 강한 자기 신뢰를 느끼기 때문이다. 아마 우리 또한 많이 망설였고, 갈팡질팡했을 것이다. 지금의 아이들과는 다른 사회, 역사적 환경이었어도 비슷한 감정을 느꼈을 것이다. 인생의 내재적 일관성 추구로 인해 우리는 많은 것을 잊는다. 일어날 수 있었으나 일어나지 않은 것, 할 수 있었으나 하지 않은 것 등을 잊는다. 이런 과정이 자아 형성 과정에서 거짓된 연속성을 부여한다. 즉 우리는 현재에 기반해 청소년기를 포함한 우리의 과거를 재해석한다. 이게 청소년을 이해하기 힘든 또 다른 이유다.

반드시 언급해야 한다고 생각하는 다른 요소가 있다. '확증편향 confirmation bias'이라는 심리 현상이다. 확증편향은 자신의 신념에 부합하는 정보를 선호하고, 찾고, 기억하려 하며, 신념에 반대되는 정보나 근거는 무시하거나 믿지 않는 경향을 말한다. 정서적 요소가 관여할 때 확증편향은 더욱 강하게 발현된다. 우리가 가진 전기적 기억이 내부의 일관성을 유지하기 위해 왜곡됨에 따라, 어른들이 지금 청소년보다 자신이 청소년기를 더 잘 보냈다고 믿는다고 해보자. 이 믿음에 바탕을 둔 생각에 부합하는 방향으로 청소년의 행동을 해석할 것이다. 또한 청소년이던 당시의 우리와 지금 아이들의 차이가 사실은 별로 크지 않다는 기억을 무시할 것이다. 이 때문에 우리는 자주 고대 그리스 철학자와 같이 생각한다. "오늘날의 젊은이들은 절제를 모르며 늘 뾰로통하다. 어른을 공경하지 않고 교육의 의미를 모르며 도덕성을 갖추지 못했다."(아리스토텔레스) "요즘 젊은이들에게 무슨 일이 일어나고 있는가? 어른을 공경하지 않고 부모님의 말씀을 거스른다. 법도를 무시하고 터무니없는 생각에 가득 차 반항적인 태도를 보인다. 도덕성이 무너지고 있다. 이들을 어찌해야 하는가?"(플라톤) "요즘 젊은이들은 버릇없고 권위를 깎아내리며 어른을 공경할 줄 모르고 일해야 할 시간에 잡담이나 한다."(소크라테스) "젊은이와 아이는 가장 다루기 힘든 존재다. 친근하게 대하면 버릇없이 굴고, 거리를 두면 토라진다."(공자) 시대는 변했지만 청소년이 청소년기에 찾는 본질은 그대로다.

예전과는 다른 방식으로 그 본질을 탐색할 수는 있겠지만, 결국 그 바탕은 변함이 없다.

우리가 아이들에게 바라는 일을 우리도 하자
(아이들이 하지 않았으면 하는 일은 우리도 하지 말자)

책의 끝을 향해 달려가고 있는 지금, 이제 마지막 주제가 남았다. 사실 더 말하고자 하면 끝도 없을 거다. 모든 청소년, 가족, 사회 및 문화적 배경 각각은 몹시 다르다. 지금 이 책을 읽고 있는 모든 독자 역시 자기 상황에 맞는 질문을 던지고 있으리라 생각한다. 그러므로 책 전반에 걸쳐 가장 보편적 특성을 강조하려고 했다. 그러므로 마지막으로 소개할 주제 또한 보편성에 기반한 내용으로, 내가 아주 중요하다고 생각하는 내용이다. 우리의 청소년 자녀는 청소년기 이전부터 그래왔듯이 우리를 모방한다. 비록 그렇게 보이지 않더라도 말이다. 아이에게서 우리의 말투, 몸짓, 걸음걸이, 사고방식, 태도 등이 보일 때가 있다. 어떨 때는 우리 자신이 스스로 인정하고 싶지 않은 모습을 비추기에 아이가 우리를 따라 한다는 사실을 알아채지 못할 때도 있지만. 물론 모든 청소년은 자기만의 고유한 특성이 있다. 하지만 주의 깊게 살펴보면 그중 많은 부분은 우리의 습관을 따라 하며 형성한다. 친구의 딸이나 조카에게서 이런 모습을 본 적이 있을 것이다. 물론 우리의 친구나 가족도 우리 아이에게서 우리를 따라 하는 모습을 볼 테다. 자기 자녀가 우리 자신을 모방하는 모습을 알아채는 게 더 어렵지만, 사실은 마찬가지로 일어나고 있다. 왜 청소년은 우리를 따라 하며, 이것은 무슨 결과를 낳을까?

이유는 간단하다. 새로운 지식 습득을 위해 타고난 학습 방식 중 하나가 모방이다. 무의식적으로 뇌는 이렇게 판단한다. "우리를 먹이고 보호하는 사람이 성인이 될 때까지 이렇게 생존했다면, 저 사람의 행동 방식과 태도는 생존에 적합하겠지. 그러니 나도 똑같이 하면 생존 확률이 올라갈 거야." 물론 이건 완전히 생물학적 설명이다. 하지만 책의 초반에서 설명했듯, 우리의 모든 본능적 행동은 어떤 방식으로든 생존과 연관되어 있음을 기억하자. 우리는 본능적으로 모방한다. 자녀는 우리를 본능적으로 모방하는 경향이 있다. 그렇게 해야 조금이라도 더 그들의 생존이 보장되기 때문이다. 그러므로 뇌에는 모방을 위한 특정 기제도 있다.

그것은 바로 '거울 뉴런'이다. 거울 뉴런을 발견하게 된 일화는 매우 흥미롭다. 20세기 말, 한 연구팀이 침팬지의 뉴런 활동을 관찰하던 중 뜻밖의 발견을 했다. 이들은 침팬지가 특정 동작을 할 때 어떤 뉴런이 반응하는지 살피고 있었다. 침팬지가 정확한 동작을 하면 보상으로 침팬지가 좋아하는 보상을 주며 동기부여를 했다. 그러다가 휴식 시간이 되어 연구자 한 명이 바나나를 집어 껍질을 까먹기 시작했다. 그러자 놀랍게도 침팬지의 뉴런 활동을 추적하는 센서가 데이터를 기록하기 시작했다. 그러나 침팬지의 반응은 "이봐, 바나나 내놔. 내 거란 말이야!" 따위의 불만으로 해석할 수 없었다. 침팬지가 직접 바나나를 까서 먹을 때와 같은 뉴런 활동이 일어나고 있었기 때문이다.

침팬지 뇌 안의 자율 운동을 계획, 통제, 집행하는 부위인 운동피질에서 발견된 뉴런들은 다른 침팬지나 사람의 동작을 볼 때, 마치 자신이 움직일 때와 같이 활성화되었다. 일종의 머릿속의 거울처럼 타인의 행동을 비추는 모습이었다. 이로써 다른 침팬지들의 행동을 모방하는 것이 침팬지 학습 과정의 일부를 이룬다.

인간에게도 거울 뉴런이 있다. 연구된 바로는 우리는 침팬지보다 더 많은 거울 뉴런을 가지고 있다. 인간의 거울 뉴런은 집행 기능을 관장하는 전전두피질을 포함해 뇌의 여러 부위에 분포하고 있다. 사실 학계에서는 모방을 담당하는 특정 뉴런이 존재하는지 아니면 뇌 전체가 커다란 거울처럼 타인의 행동을 모방하는 역할을 하는지 의견이 분분하다. 무엇이 참인지 가리는 것은 뇌과학적으로 매우 중요하겠지만, 이 책의 집필 의도로 보면 크게 중요한 부분은 아니다. 아이들은 태어나는 순간부터 뇌의 명령에 따라 우리를 모방한다. 원한다면 시험을 해봐도 좋다. 아니면 자녀가 아직 아기였을 때를 생각해보라. 아기와 놀아주며, 아기가 웃게 하려고 얼굴을 찡그려 우스꽝스러운 표정을 짓곤 했을 거다. 그러다 보면 눈을 동그랗게 뜬 아기가 갑자기 미소를 짓는 대신 우리를 따라 얼굴을 찡그릴 때가 있다. 거울 뉴런의 활동 개시다. 물론 어린이와 청소년은 우리만 따라 하는 게 아니다. 자기도 모르게 친구의 옷차림, 어휘, 표정, 몸짓 등을 따라 하곤 한다.

다른 모든 학습 과정과 마찬가지로, 거울 뉴런의 반응을 통해 뉴런 연결이 형성되어 간다. 모방하는 내용에 맞추어 뇌의 모습과 일부 행동 패턴이 갖추어진다. 무엇을 따라하느냐에 의해 특정 뉴런 연결이 형성되고 강화되며, 이후 성인이 되었을 때 행동을 제약한다. 보면 행한다. 그러니 흔히 말하듯이 모범을 보이기 위해 우리가 솔선수범해야 한다.

따라서 아이와 함께 있을 때 운전을 하다가 길을 막는 다른 운전자를 향해 욕을 하는 모습을 보이고는, 늘 남을 존중하라고 가르치는 것은 어불성설이다. 그렇게 해서 아이가 배우는 건 타인에게 무례하게 구는 것과 위선뿐이다. 그러니 아이에게 존중과 신뢰를 보인다면 아이도 우리에게 존중과 신뢰를 돌려줄 것이다. 사소한 일로 아이를 다그치거나 분노, 좌절 등 부정적 감정을 내비친다면 서서히 이런 행동 양식을 아이의 뇌에 '이식'하는 것과 같다. 다시금 강조하지만 거울 뉴런은 태어나고부터 기능한다. 그러니 청소년기 모습의 형성은 유아기 때 시작된다는 말이 참임을 다시 확인할 수 있다.

또한, 퇴근하고 지친 모습으로 돌아와, 근무 시간이 지나고도 15분 넘게 자리를 지켜야 했다는 등 지나친 불평을 아이 앞에서 한다고 해 보자. 그러면 방과 후에도 집에서 자율적으로 공부와 과제를 해야 한다는 말이 설득력을 잃을 것이다. 물론 아이에게 이런 말을 할 수 있다. 하지만 여러 차례 얘기했듯 가장 효과적인 방식은 우리가 모범을 보인 후 제안하는 말하기 방식을 택하는 것이다. 이는 저번 장에서 이야기했던 청소년 음주 사례와도 관련이 깊다. 아이들은 자기보다 조금 나이가 많은 학교 선배가 술을 마시는 모습을 보고 이를 따라 하고는 한다. 하지만 집에서도 이런 모습을 본다. 과음의 경우를 이야기하는 게 아니다. 축하와 기념을 하는 곳에는 술을 마시는 게 사회적으로 용인되고 심지어 부추기기까지 하는 모습을 말하는 것이다. 술을 입에 대지 않고 이런 자리를 마련하는 게 불가능해 보이기까지 한다. 성인인 우리가 술을 마실 수도 있다. 하지만 음주를 즐거움과 기념에 늘 결부하는 것은 청소년이 즐거움을 위해 음주를 하도록 부추기는 결과를 낳을 수 있다. 청소년기 특유의 신진대사로 인해 술에 비교적 덜 빠르게 취할 수 있고, 여기에 집행 기능의 효율이 떨어진 탓에 통제력을 잃고 지나친 음주를 할 수 있다. 과음은 뇌에 나쁜 영향을 주며, 청소년의 경우 특히 큰 타격을 받는다. 흡연이나 기타 약물 복용도 마찬가지다. 우리가 죄책감에 사로잡혀야 한다는 뜻에서 이야기하는 게 아니다. 다만 모방의 강력한 효과에 대해 경각심을 가지자는 거다.

　다른 예로 들 수 있는 건 성차별주의나 성다양성sexual diversity에 대한 태도다. 우리는 이러한 주제에 대한 태도를 무의식적으로 행동, 발언, 태도 등을 통해 아이에게 전달한다. 자신이 어떤 태도를 보이는지 본인조차 모르면서도 이런 일이 벌어진다. 우리 또한 유년기와 청소년기를 지나며 주변으로부터 지대한 영향을 받아 이런 생각이 고착화되었기에, 편향적 생각을 뿌리 뽑기란 너무나 어렵다. 아이들에게 평등과 존중의 중요성을 가르치려 백날 노력한들, 우리 태도에서 다른 모습을 보여준다면 소용없다.

우리는 모방을 활용해 일상에서 많은 모범 사례를 제공할 수 있다. 역경이 닥쳤을 때 회복탄력성, 타인에 대한 공감, 다양성에 대한 존중, 갈등 해결법(무력으로 혹은 대화로) 등에서 말이다. 회복탄력적인 모습, 다양성을 존중하는 모습을 보여주면 아이도 이를 따라할 것이다. 지금까지 말한 내용을 바탕으로 독자들이 솔선수범의 중요성을 깨달았으리라 생각한다. 또한 청소년이 교우 관계나 SNS로부터 받아들이는 모습도 매우 중요하다. 당연히 아이들은 존엄한 삶의 정반대를 보이는 사례를 보게 될 수밖에 없다. 거식증(불안, 스트레스와 깊게 관련된 심각한 문제다)을 부르는 챌린지를 하는 일부 인플루언서들의 부적절한 식이 습관 조장이 그 예다. 또한 이념적, 성적 다양성에 대한 혐오도 마찬가지다. 성차별에 기인한 폭력을 담은 콘텐츠에 노출되기도 한다. 연인 관계에서 상대를 통제하려고 한다거나 사회적 고정관념에 따른 성역할 부여 등의 내용이다. 사실 이는 현실에서 너무나 흔하게 볼 수 있는 사례다. 예를 들자면 특정 음악 장르는 특정 성별의 전유물이라고 생각하는 등의 사고다. 아이들이 이러한 콘텐츠를 접하지 못하게 완전히 차단할 수는 없다. 하지만 이런 행동을 모방하면 자기 자신과 타인에게 어떠한 결과를 불러올지 스스로 좋은 질문을 던질 수 있도록 도울 수는 있다. 스스로 좋은 질문을 하는 것의 중요성을 상기해보자. 하지만 질문에 대한 답은 아이들이 직접 찾도록 해야 한다. 그 과정에서 보상감을 느낄 수 있다.

아이가 접하는 이 모든 것은 뉴런 연결을 통해 서서히 뇌에 저장된다. 그리고 어떤 방식으로든 미래 행동과 자기 인식, 타인과의 관계에 영향을 미친다. 기억하자. 빗방울 하나가 거센 빗줄기와 같지는 않듯이, 나쁜 사례 하나도 영구적인 영향을 남기지는 않는다. 반복을 거듭할 때 비로소 영구적으로 남는다.

모방이라는 능력은 분명 우리 인간의 학습 과정에서 너무나 유용하다. 하지만 한편으로 사회, 문화, 집단의 고정관념을 무의식적으로 고착화하기도 한다. 성차별, 인종차별, 계급주의가 그래서 존재한다. 그러니 모방이 발휘하는 힘에 유의하자. 아이에게 주는 본보기와 주변으로부터 매일같이 접하는 사례들이 올바른 것인지 자문해보자. 만약 폭력, 마초이즘, 인종차별, 다른 생각에 대한 혐오가 만연한 환경에서 아이를 교육한다면, 아이는 그런 모습을 따라 할 것이다. 한편 사회에서 불가피한 갈등을 합리적이고 평화로운 방법으로 해결하는 환경에서 아이를 교육하면, 아이도 그에 맞춰 행동하게 된다. 그런 행동을 장려하는 정신적, 사회적 과정을 모방하면서 말이다. 그러니 가장 효과적인 자녀 양육 방식은 솔선수범이다.

우리 또한 청소년기를 거쳤다. 그 덕에 지금 어른이 되었다. 청소년 자녀나 학생을 대할 때 이 사실을 잊지 말자. 아이가 하는 모든 행동을 이해할 수는 없다. 우리 부모님이 우리를, 조부모님이 부모님을 이해하지 못했던 것과 마찬가지다. 뇌의 작동 원리는 우리의 청소년기를 있는 그대로 기억하지 못한다. 그러니 정서적 지지와 상호신뢰가 더욱 중요하다.

요약

청소년기 동안 아이들은 자기 삶의 감독으로 거듭나 이후 청년기로 나아가야 한다. 하지만 필연적으로 일어나는 생물학적 성숙을 넘어, 청소년이 비로소 청년다운 모습을 보이는 때는 주위의 어른들이 이들을 동등한 권리와 책임을 지닌 사람으로 대해 줄 때다. 이 과정에서 오해가 생기는 일이 잦다. 다양한 이유가 있다. 한편으로는 청소년이 어른들보다 훨씬 더 주변으로부터 받는 반응을 민감하게 받아들이고 중요하게 평가한다. 어른들이 평이하다고 느끼는 상황조차도 그렇다. 이로 인해 상호 몰이해가 생긴다. 또한 청소년 각각의 충동 조절 능력이 다르기는 하지만, 그것을 발휘하려면 어른에 비해 많은 인지적 노력을 쏟아야 한다. 우리 어른들은 청소년이 기울여야 하는 노력을 알지 못한 채 아이들을 몰아붙여 통제력을 잃게 할 때가 많다. 그릇된 행동을 해서 바른 방향으로 교정이 필요한 경우를 묵인하자는 게 아니다. 스트레스가 없는 상황에서, 서로 눈빛과 몸짓을 통해 신뢰와 존중을 주고받으며 차분하고 논리적으로 말하자는 거다. 스트레스는 충동을 조절하는 뇌 부위 기능의 효율을 저하해, 자기통제 능력을 더욱 떨어뜨린다.

한편 우리는 매번 청소년기를 떠올릴 때마다 자기도 모르게 조금씩 기억을 바꾼다. 그래서 실제보다 훨씬 더 선형적으로 왜곡된 전기적 기억을 가지게 된다. 이렇게 왜곡된 기억을 바탕으로 당시의 우리 모습과 지금 청소년의 모습을 비교한다. 자신의 과거에 대한 거듭되는 재해석으로 우리는 내적 일관성을 얻을 수 있다. 하지만 이와 동시에 현실에 잘 맞지 않는 비교를 하면서 청소년 자녀가 우리에게서 멀어질 수도 있다.

마지막으로, 자녀가 주위에서 보는 태도와 행동을 모방하는 타고난 경향이 있음을 기억하자. 자기 친구들은 물론 어른의 행동도 따라 한다. 그러므로 인간관계, 우정, 노력, 자기통제, 신뢰 등의 좋은 사례를 만들어주는 것이 중요하다. 간단히 말하면, 솔선수범하자.

에필로그

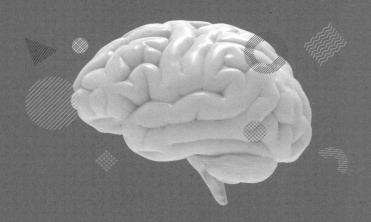

이 책 전체에 걸쳐 설명한 내용을 몇 단락으로 요약하기란 쉽지 않다. 청소년기는 어쩌면 인생의 가장 복잡한 시기고, 모두에게 적용되는 왕도란 결코 없으니까. 내가 강조하고 싶은 내용은 이거다. 모든 청소년은 다르다. 우리 어른들도 저마다 다르듯이. 우리가 맺는 수많은 인간관계도 각각 천차만별이다. 청소년 자녀나 학생과의 관계를 조율하기 위한 만국 공통의 해법은 없다. 청소년기의 기본 특징을 바르게 이해하고, 이를 길잡이로 삼아 청소년기에 나타나는 불가피하고도 생산적인 모순을 좀 더 잘 이해해보는 게 중요하다. 청소년기 없이는 인간도 없다.

이 책을 읽고 여러분이 청소년을 조금이나마 잘 이해했으면 하는 바람이다. 청소년은 우리에게 맞서는 외계 생명체가 아니다. 그저 결정적인 삶의 발달 단계를 지나고 있고, 그 성숙 과정이 부조화로 점철돼 있을 뿐이다. 또한 이 책이 독자 여러분 자신에 대한 이해를 조금이나마 도왔으면 하고 기대한다. 우리의 청소년기를 돌아보고, 왜 때로는 우리 청소년 자녀를 이해하기가 그리도 힘든지 알아보며 말이다. 우리에게 흥미를 불러일으키는 것과, 아이가 흥미를 가질 것이라고 우리가 믿는 것을 아이에게 강요하지 말아야 한다. 또한 아이들이 우리 인내심의 한계를 시험하거나 이를 넘어서려 한다고 해서 아연실색할 일이 아니다.

요약이 어렵다고 했으니, 우리 아이들이 한창 혼란과 성장의 청소년기를 지나고 있을 때 내가 되새기고는 했던 내용을 적어보겠다. 불가피한 모순과 마찰에도 불구하고, 우리가 자녀의 청소년기를 즐기는 법을 배운다면 청소년기는 혼란보다는 성장을 가져다주리라고 믿는다.

- 뇌는 유아기, 심지어는 그 이전 태아 때부터 형성되어 간다. 유전적 체계를 따르지만 환경도 상당한 영향을 미친다. 우리가 조성하는 환경에서 생겨나는 뉴런 연결은 청소년의 자기 인식과 관계 형성에 영향을 미친다. 그러니 청소년기 교육은 사실 훨씬 이전에 시작한다. 적어도 유아기 때부터다.

- 우리가 싫어하는 행동을 해도 인내심을 갖자. 무조건적 수용을 말하는 건 아니다. 아이가 잘못을 하면 그에 대해 차분하게 이야기하자. 하지만 늘 스트레스가 과도하지 않은 상황에서, 제안하는 말하기 방식을 택해야 함을 명심하자. 신뢰도 빠질 수 없다. 이렇게 하지 않으면 그저 상황이 악화될 뿐이다.

- 청소년은 어른이 보기에 이상한 행동을 할 수 있고, 왜 그런 행동을 했는지 설명하는 데 어려움을 겪기도 한다. 철이 들고, 얌전하고, 감정을 잘 다스리는 것 같은 청소년마저도 청소년기 동안 돌발행동 하나쯤은 보일 것이다. 피할 수 없는 것임을 받아들이자. 대화를 나눌 때는 앞서 말했듯 차분하게, 아이도 우리도 스트레스에 시달리지 않는 상황을 택하자. 재차 강조하지만 그렇지 않으면 상황이 더 나빠질 뿐이다. 아이의 행동에 거부 반응을 보이지 말자. 필요한 부분에서 함께 심사숙고는 하되, 우리가 보내는 정서적 지지를 아이가 느껴야 한다. 아이를 방치한다거나 거부한다는 느낌을 받게 해서는 안 된다.

- 아이가 감정 기복을 겪는 모습을 보면, 청소년기에 나타나는 자

연스럽고 전형적인 현상이라고 설명해주자. 뇌의 '청소년의 삼각
형'도 설명해주자. 편도체와 감정, 전전두피질과 집행 기능, 선조
체와 도전, 보상감을 이야기하며 아이들이 자신을 더 잘 이해할
수 있도록 돕자. 그러더라도 감정의 격변이 계속될 수는 있다. 하
지만 아이들에게 신뢰를 보냄으로써 성숙을 돕고 유능감을 심어
줄 것이다. 다른 방식으로 시도해보고, 유연한 사고를 하도록 격
려하자. 그래야 해로운 생각에 멈춰 있지 않는다. 아이의 태도를
바로잡을 때는 늘 제안하는 방식을 택하자.

• 자녀의 청소년기를 두려움으로 대하지 말라. 희망과 기대를 가
지고, 안온한 마음으로 아이와 함께 청소년기를 만끽하자. 이 또
한 삶의 피할 수 없는 단계이며, 이 시기를 잘 보내면 매우 귀중
한 시간이 되리란 걸 잊지 말자. 청소년기의 끝에는 자기 확신
과 유능감으로 자기의 운명을 이끄는 어른이 있을 것이다. 아이
의 청소년기를 우리가 두려움과 불신으로 보내면, 아이도 우리
와 똑같이 그 시기를 보내게 된다. 우리가 신뢰와 존중, 정서적
지지를 보내며, 강제하지 않는 길잡이 역할을 할 때 청소년은 더
쉽게 자기 자신에 대한 확신과 주변에 대한 존중을 가질 수 있다.

• 아이에게 계속 자극과 동기부여를 주며, 불필요하게 아이의 스
트레스 지수를 높이지 말자. 아이가 자유롭다고 느끼게 여유를
주자. 동시에 어느 정도의 한계를 정해 보호받고 있다고 느끼
게 하되, 이 한계를 아이가 어느 순간 넘어서려 하리라는 사실을

염두에 두자. 무방비함, 스트레스, 지나친 불안(청소년의 뇌는 이런 상태를 증폭한다는 사실을 기억하자)은 동기 및 자극 부족이 합쳐질 때 약물 복용으로 빠지기 쉽고, 이는 뇌의 조화로운 성숙을 어렵게 한다.

- 언제나 신뢰를 보이자. 그러면 아이들이 우리를 믿고, 자기 자신을 믿는 법도 배울 것이다. 그럴 때 먼저 자기 삶에 대해 계속 알려주고, 우리가 필요할 때 우리를 찾아올 것이다. 이런 상호신뢰는 아이가 태어날 때부터 형성되며, 유아기에 강화됨을 명심하자. 청소년기가 성인기로 향하기 위한 전 단계이듯, 유년기도 청소년기로 향하기 전 반드시 거쳐야 하는 단계다.
- 솔선수범하자. 우리 자신의 청소년기에 대한 왜곡된 기억이 청소년기 자녀에 대한 바른 이해를 가로막는다는 사실을 명심하자.

책을 마치며, 마지막으로 여러분에게 내가 생각하는 '마법의 단어' 세 가지를 소개한다. 이 세 단어를 가슴에 품고, 청소년과 우리 어른들이 그 질풍노도의 시기를 함께 만끽한다면 청소년기는 마법처럼 환상적인 시간이 되리라 믿는다.

자극·본보기·지지

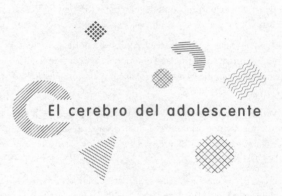

El cerebro del adolescente

참고 문헌

Almeida, D. M.; Charles, S. T.; Mogle, J.; Drewelies, J.; Aldwin, C. M.; Spiro, A., y Gerstorf, D., «Charting adult development through (historically changing) daily stress processes», en *American Psychologist*, 2020, 75(4): 511-524.

Asarnow, L. D.; McGlinchey, E., y Harvey, A. G., «The effects of bedtime and sleep duration on academic and emotional outcomes in a nationally representative sample of adolescents», en *J Adolesc Health*, 2014, 54(3): 350-356.

Barbosa, M.; Vences, M.; Rodrigues, P. M., y Rodrigues, H., «Babies' engagement in music theater performances: A microanalytical study of the aesthetic experiences in early childhood», en *Psychology of Aesthetics, Creativity, and the Arts* (en prensa), 2021.

Barkley-Levenson, E., y Galván, A., «Neural representation of expected value in the adolescent brain», en *Proc Natl Acad Sci USA*, 2014, 111(4): 1646-1651.

Bjork, J. M.; Knutson, B.; Fong, G. W.; Caggiano, D. M.; Bennett, S. M., y Hommer, D. W., «Incentive-elicited brain activation in adolescents: similarities and differences from young adults», en *J Neurosci*, 2004, 24(8): 1793-1802.

Blackiston, D. J.; Casey, E. S., y Weiss, M. R., «Retention of memory through metamorphosis: can a moth remember what it learned as a caterpillar?», en *PLoS One*, 2008, 3(3): 1736.

Blakemore, S. J., «The social brain in adolescence», en *Nat Rev Neurosci*, 2008, 9(4): 267-277.

_____, y Robbins, T. W., «Decision-making in the adolescent brain», en *Nat Neurosci*, 2012, 15(9): 1184-1191.

Blumenthal, H.; Leen-Feldner, E. W.; Babson, K. A.; Gahr, J. L.; Trainor, C. D., y

Frala, J. L., «Elevated social anxiety among early maturing girls», en *Dev Psychol*, 2011, 47(4): 1133-1140.

Bueno, D., «Aggressivity, violence, sociability and conflict resolution: What genes can tell us», en *Conflictology*, 2010, 1(2): 1-9.

_____, «Epigenetics and learning. How the environment shapes gene expression, and the possible consequences for learning and behaviour», en *IBRO/IBE-Unesco Science of Learning Briefings*, 2021.

_____, «Growth in learning, academic attainment, and well-being», en *IBRO7IBE-Unesco Science of Learning Briefings*, 2021.

_____, «Resilience for lifelong learning and well-being», en *IBRO7IBE-Unesco Science of Learning Briefings*, 2021.

_____; «Exams as a source of stress: How assessments may affect learning, through stress», en *IBRO7IBE-Unesco Science of Learning Briefings*, 2021.

_____, *Cerebroflexia*, Barcelona, Plataforma Editorial, 2016.

_____, *Epigenoma*, Barcelona, Plataforma Editorial, 2018.

_____, «Genetics and Learning: How the Genes Influence Educational Attainment», en *Front Psychol*, 2019, 10: 1622.

_____, *Neurociencia aplicada a la educación*, Madrid, Síntesis, 2019.

_____, *Neurociencia para educadores*, Barcelona, Octaedro, 2017.

_____, y Forés, A., «5 principios de la neuroeducación que la familia debería saber y poner en práctica», en Revista Iberoamericana de Educación, 2018, 78(1): 13-25.

Burguet, M., y Bueno, D., *Educació per a una cultura de pau. Una proposta des de la pedagogia i la neurociència*, Barcelona, Edicions UB, 2014.

Comité de los Derechos del Niño de las Naciones Unidas, «General comment No. 20 (2016) on the implementation of the rights of the child during adolescence», 2016, <https://www.refworld.org/docid/589dad3d4.html>.

Cordoni, G., y Palagi, E., «Ontogenetic Trajectories of Chimpanzee Social Play: Similarities with Humans», en *PloS One*, 2011, 6(11): e27344.

Davidow, J. Y.; Foerde, K.; Galván, A., y Shohamy, D., «An Upside to Reward Sensitivity: The Hippocampus Supports Enhanced Reinforcement Learning in Adolescence», en *Neuron*, 2016, 92(1): 93-99.

Doremus-Fitzwater, T. L.; Varlinskaya, E. I., y Spear, L. P., «Motivational systems in adolescence: possible implications for age differences in substance abuse and other risk-taking behaviors», en *Brain Cogn*, 2010, 72(1): 114-123.

Eipstein, R., *The Case Against Adolescence: Rediscovering the Adult in Every Teen*, Fresno (CA), Quill Driver Books, 2007.

Fondo de las Naciones Unidas para la Infancia, «The State of the World's Children 2021: On my mind – Promoting, protecting and caring for children's mental health», Nueva York, Unicef, 2021.

Franks, N. R., y Richardson, T., «Teaching in tandem-running ants», en Nature, 2006, 439(7073): 153.

Galván, A., *The Neuroscience of Adolescence*, Cambridge, Cambridge University Press, 2017.

Garcés, M., *Nueva ilustración radical*, Barcelona, Anagrama, 2017.

_____, *Escuela de aprendices*, Barcelona, Galaxia Gutenberg, 2020.

Gómez-Robles, A., y Sherwood, C. C., «Human brain evolution: How the increase of brain plasticity made us a cultural species», *Mètode Science Studies*

Journal: Annual Review, 2016, 35-43.

Grospietsch, F., y Mayer, J., «Pre-service Science Teachers' Neuroscience Literacy: Neuromyths and a Professional Understanding of Learning and Memory», en *Front Hum Neurosci*, 2019, 13: 20.

Grossmann, T., y Johnson, M. H., «The development of the social brain in human infancy», en *Eur J Neurosci*, 2007, 25(4): 909-919.

Hein, S.; Thomas, T.; Yu Naumova, O.; Luthar, S. S., y Grigorenko, E. L., «Negative parent-ing modulates the association between mother's DNA methylation profiles and adult offspring depression», en *Dev Psychobiol*, 2019, 61: 304-310.

Hochberg, Z., y Belsky, J., «Evo-devo of human adolescence: beyond disease models of early puberty», en *BMC Med.*, 2013, 11:113.

Hussain, M., y Anzar, M., «Parental negligence, improper parenting and enforcement of parents lead to child aggressiveness: A study», en *International Journal of Interdisciplinary Research and Innovations*, 2019, 7(1): 165-171.

Jetha, M. K., y Segalowitz, S. J., *Adolescent Brain Development. Implications for Behavior*, Oxford, Academic Press, 2012.

Jiang, N.; Xu, J.; Li, X.; Wang, Y.; Zhuang, L., y Qin, S., «Negative Parenting Affects Adolescent Internalizing Symptoms Through Alterations in Amygdala-Prefrontal Circuitry: A Longitudinal Twin Study», en *Biol Psychiatry*, 2021, 89(6): 560-569.

Konopka, G.; Friedrich, T.; Davis-Turak, J.; Winden, K.; Oldham, M. C.; Gao, F.; Chen, L.; Wang, G. Z.; Luo, R.; Preuss, T. M., y Geschwind, D. H., «Human-specific transcriptional networks in the brain», en *Neuron*, 2012,

75(4): 601-617.

Kundakovic, M., y Champagne, F. A., «Early-life experience, epigenetics, and the developing brain», en *Neuropsychoparmacology*, 2015, 40(1): 141-153.

Ladouceur, C. D.; Peper, J. S.; Crone, E. A., y Dahl, R. E., «White matter development in adolescence: the influence of puberty and implications for affective disorders», en *Dev Cogn Neurosci*, 2012, 2(1): 36-54.

Lukas, M.; Bredewold, R.; Neumann, I. D., y Veenema, A. H., «Maternal separation interferes with developmental changes in brain vasopressin and oxytocin receptor binding in male rats», en *Neuropharmacology*, 2010, 58(1): 78-87.

Luna, B.; Garver, K. E.; Urban, T. A.; Lazar, N. A., y Sweeney, J. A., «Maturation of cognitive processes from late childhood to adulthood», en *Child Dev*, 2004, 75(5): 1357-1372.

Lupien, S. J.; McEwen, B. S.; Gunnar, M. R., y Heim, C., «Effects of stress throughout the lifespan on the brain, behaviour and cognition», en *Nat Rev Neurosci*, 2009, 10(6): 434-445.

Martín, D.; Chafino, S., y Franch-Marro, X., «How stage identity is established in insects: the role of the Metamorphic Gene Network», en *Curr Opin Insect Sci.*, 2020, 43: 29-38.

Masten, C. L.; Eisenberger, N. I.; Pfeifer, J. H., y Dapretto, M., «Witnessing peer rejection during early adolescence: neural correlates of empathy for experiences of social exclusion», en *Soc Neurosci*, 2010, 5(5-6): 496-507.

McEwen, B. S., «Effects of Stress on the Developing Brain», en *Cerebrum*, 2011, 14.

Meinhardt-Injac, B.; Daum, M. M., y Meinhardt, G., «Theory of mind development from adolescence to adulthood: Testing the two-component model», en *Br J Dev Psychol*, 2020, 38(2): 289-303.

Mendle, J.; Leve, L. D.; Van Ryzin, M.; Natsuaki, M. N., y Ge, X., «Associations Between Early Life Stress, Child Maltreatment, and Pubertal Development Among Girls in Foster Care», en *J Res Adolesc*, 2011, 21(4): 871-880.

Pfeifer, J. H.; Masten, C. L.; Moore, W. E. (III); Oswald, T. M.; Mazziotta, J. C.; Iacoboni, M., y Dapretto, M., «Entering adolescence: resistance to peer influence, risky behavior, and neural changes in emotion reactivity», en *Neuron*, 2011, 69(5): 1029-1036.

Pozzi, E.; Simmons, J. G.; Bousman, C. A.; Vijayakumar, N.; Bray, K. O.; Dandash, O.; Richmond, S.; Schwartz, O.; Seal, M.; Sheeber, L.; Yap, M. B. H.; Allen, N. B., y Whittle, S. L., «The Influence of Maternal Parenting Style on the Neural Correlates of Emotion Processing in Children», en J *Am Acad Child Adolesc Psychiatry*, 2019, 59(2): 274-282.

_____; Bousman, C. A.; Simmons, J. G.; Vijayakumar, N.; Schwartz, O.; Seal, M.; Yap, M. B. H.; Allen, N. B., y Whittle, S. L., «Interaction between hypothalamic-pituitary-adrenal axis genetic variation and maternal behavior in the prediction of amygdala connectivity in children», en *Neuroimage*, 2019, 197: 493-501.

Redolar D. (ed.), *Neurociencia cognitiva*, Madrid, Médica Panamericana, 2015.

_____ (ed.), *Psicobiología*, Madrid, Médica Panamericana, 2018.

Sánchez, X.; Redolar, D.; Bufill, E.; Colom, F.; Vieta, E., y Bueno, D., *¿Somos una especie violenta?*, Barcelona, Edicions UB, 2014.

Scherf, K. S.; Smyth, J. M., y Delgado, M. R., «The amygdala: an agent of change in adolescent neural networks», en *Horm Behav*, 2013, 64(2): 298-313.

Smaers, J. B.; Gómez-Robles, A.; Parks, A. N., y Sherwood, C. C., «Exceptional evolutionary expansion of prefrontal cortex in great apes and humans», en *Curr Biol*, 2017, 27(5): 714-720.

Somel, M.; Franz, H.; Yan, Z.; Lorenc, A.; Guo, S.; Giger, T.; Kelso, J.; Nickel, B.; Dannemann, M.; Bahn, S.; Webster, M. J.; Weickert, C. S.; Lachmann, M.; Pääbo, S., y Khaitovich, P., «Transcriptional neoteny in the human brain», en *Proc Natl Acad Sci USA*, 2009, 106(14): 5743-5748.

Somerville, L. H., «The teenage brain: Sensitivity to social evaluation», en *Curr Dir Psychol Sci*, 2013, 22(2): 121-127.

_____, y Casey, B. J., «Developmental neurobiology of cognitive control and motivational systems», en *Curr Opin Neurobiol*, 2010, 20(2): 236-241.

_____; Jones, R. M.; Ruberry, E. J.; Dyke, J. P.; Glover, G., y Casey, B. J., «The medial prefrontal cortex and the emergence of self-conscious emotion in adolescence», en *Psychol Sci*, 2013, 24(8): 1554-1562.

Suffren, S.; La Buissonnière-Ariza, V.; Tucholka, A.; Nassim, M.; Séguin, J.; Boivin, M.; Singh, M. K.; Foland-Ross, L. C.; Lepore, F.; Gotlib, I. H.; Tremblay, R. E., y Maheu, F., refrontal cortex and amygdala anatomy in youth with persistent levels of harsh parenting practices and subclinical anxiety symptoms over time during childhood», en *Dev Psychopathol*, 2021, 1-12.

Twenge, J., «Teens have less face time with their friends – and are lonelier than ever», en *The Conversation*, 2019, <theconversation.com/teens-have-less-face-time-with-their-friends-and-arelonelier-than-ever-113240>.

Vijayakumar, N.; Allen, N. B.; Dennison, M.; Byrne, M. L.; Simmons, J. G., y

Whittle, S., «Cortico-amygdalar maturational coupling is associated with depressive symptom trajectories during adolescence», en *Neuroimage*, 2017, 156: 403-411.

Wagensberg, J., El gozo intelectual, Barcelona, Tusquets, 2007.

Wald, C., «Neuroscience: The aesthetic brain», en *Nature*, 2015, 526(7572): 1476-4687.

Weaver, I. C.; Cervoni, N.; Champagne, F. A.; D'Alessio, A. C.; Sarma, S.; Seckl, J. R.; Dymov, S.; Szyf, M., y Meaney, M. J., «Epigenetic programming by maternal behavior», en *Nat Neurosci*, 2004, 7(8): 847-854.

Whittle, S.; Vijayakumar, N.; Dennison, M.; Schwartz, O.; Simmons, J. G.; Sheeber, L., y Allen, N. B., «Observed Measures of Negative Parenting Predict Brain Development during Adolescence», en *PLoS One*, 2016, 11(1): e0147774.

_____; Simmons, J. G.; Hendriksma, S.; Vijayakumar, N.; Byrne, M. L.; Dennison, M., y Allen, N. B., «Childhood maltreatment, psychopathology, and the development of hippocampal subregions during adolescence», en *Brain Behav*, 2016, 7(2): e00607.

Wilson, E. O., *La conquista social de la Tierra*, Barcelona, Debate, 2020.

Xu, S.; Liu, P.; Chen, Y.; Zhang, W.; Zhao, H.; Cao, Y.; Wang, F.; Jiang, N.; Lin, S.; Li, B.; Zhang, Z.; Wei, Z.; Fan, Y.; Jin, Y.; He, L.; Zhou, R.; Dekker, J. D.; Tucker, H. O.; Fisher, S. E.; Yao, Z.; Liu, Q.; Xia, X., y Guo, X., «Foxp2 regulates anatomical features that may be relevant for vocal behaviors and bipedal locomotion», en *Proc Natl Acad Sci USA*, 2018, 115(35): 8799-8804.

옮긴이 이진아

한국외국어대학교 스페인어과, 중국외교통상학과와 한국외대 통번역대학원 한서과를 졸업하고, 한국문학번역원 특별과정을 수료했다. 그 후 건설 회사 해외법인에서 근무하며 스페인어 통·번역을 포함한 대발주처 업무를 담당했다. 현재는 엔터스코리아 스페인어 전문 번역가로 활동하며 양질의 콘텐츠를 소개하는 데 힘쓰고 있다.

아이를 사랑하고 싶을 때 하는 뇌과학 공부
말랑말랑 청소년의 뇌

2023년 6월 12일 초판 1쇄 발행

지은이 다비드 부에노 David Bueno · **옮긴이** 이진아
펴낸이 류지호
편집 이상근, 김희중, 곽명진 · **디자인** 쿠담디자인

펴낸곳 원더박스 (03169) 서울시 종로구 사직로10길 17, 인왕빌딩 301호
전화 02-720-1202 · **팩시밀리** 0303-3448-1202
출판등록 제2022-000212호(2012. 6. 27.)

ISBN 979-11-92953-08-3 (03510)
가격 19,800원